Der Bauchfett-weg-Trick

Die revolutionäre Stomach-Vacuum-Methode
für einen flachen Bauch und einen starken Core

Anouk Hamel

Der Bauchfett-weg-Trick

Die revolutionäre Stomach-Vacuum-Methode für einen flachen Bauch und einen starken Core

Fotos:
Nathalie Carnet

Stomach Vacuum, Atmung und Pilates

südwest

Inhalt

Einführung ... 7

Was ist Stomach Vacuum?

Die Ursprünge von Stomach Vacuum ... 12
- Uddiyana Bandha ... 12
- So funktioniert Stomach Vacuum ... 13
- Wie du die Intensität erhöhst ... 14
- Die wichtigsten Vorteile ... 16
- Vom Yoga zum Stomach Vacuum ... 18
- Neue Trainingskonzepte ... 19

Stomach Vacuum für einen flachen Bauch! ... 20
- Stomach Vacuum in der Praxis ... 21
- Stomach Vacuum auf dem Vormarsch ... 23
- Der Schlüssel zum Erfolg: Regelmäßigkeit ... 23
- Die schrägen Bauchmuskeln ... 23
- Ein kraftvolles Zentrum für eine gute Haltung ... 25
- Positive Effekte auf die Verdauung ... 25
- Die wichtige Rolle der Atmung ... 27

Stressbewältigung mit Stomach Vacuum ... 28
- Das Nervensystem verstehen ... 29
- Die Atmung als natürlicher Stressregulator ... 29
- Die ideale Anti-Stress-Routine ... 31
- Entschleunigung ... 33
- Selbstfürsorge ... 33

Hormone: Die Rolle des Cortisols ... 35
- Cortisol im Fokus ... 35
- Welcher Zusammenhang besteht zwischen Cortisol und einem hormonellen Ungleichgewicht? ... 36
- Wo Cortisol noch eine Rolle spielt ... 36
- Auf die richtige Regulierung kommt es an ... 37
- Anzeichen für einen erhöhten Cortisolspiegel ... 39
- Unsere Hormone im Fokus ... 39
- So senkst du deinen Cortisolspiegel ... 40

Stomach Vacuum und die weibliche Gesundheit ... 42
Ein gesunder Beckenboden ... 42
Linderung von Regelschmerzen und PMS ... 42
Nach der Geburt ... 42
Hilfe bei Endometriose und dem Polyzystischen Ovarialsyndrom (PCOS) ... 43
Ein ganzheitlicher Ansatz für die Gesundheit der Frauen ... 43

Dein Workout-Plan

Die Stomach-Vacuum-Varianten im Test ... 46
Das Kraftzentrum bewusst wahrnehmen ... 46
Stomach Vacuum im Stehen ... 49
Stomach Vacuum im Liegen ... 50
Stomach Vacuum auf den Knien ... 51

In einem Monat zur richtigen Atemtechnik und zum Muskelaufbau! ... 52
Tägliches Training in nur 7 Minuten! ... 52

Tag 1 ... 54
Tag 2 ... 58
Tag 3 ... 62
Tag 4 ... 66
Tag 5 ... 72
Tag 6 ... 76
Tag 7 ... 80
Tag 8 ... 86
Tag 9 ... 92
Tag 10 ... 96
Tag 11 ... 100
Tag 12 ... 104
Tag 13 ... 108
Tag 14 ... 112
Tag 15 ... 118
Tag 16 ... 126
Tag 17 ... 132
Tag 18 ... 138
Tag 19 ... 144
Tag 20 ... 148
Tag 21 ... 156
Tag 22 ... 160
Tag 23 ... 166
Tag 24 ... 170
Tag 25 ... 176
Tag 26 ... 182
Tag 27 ... 188
Tag 28 ... 194
Tag 29 ... 200
Tag 30 ... 208

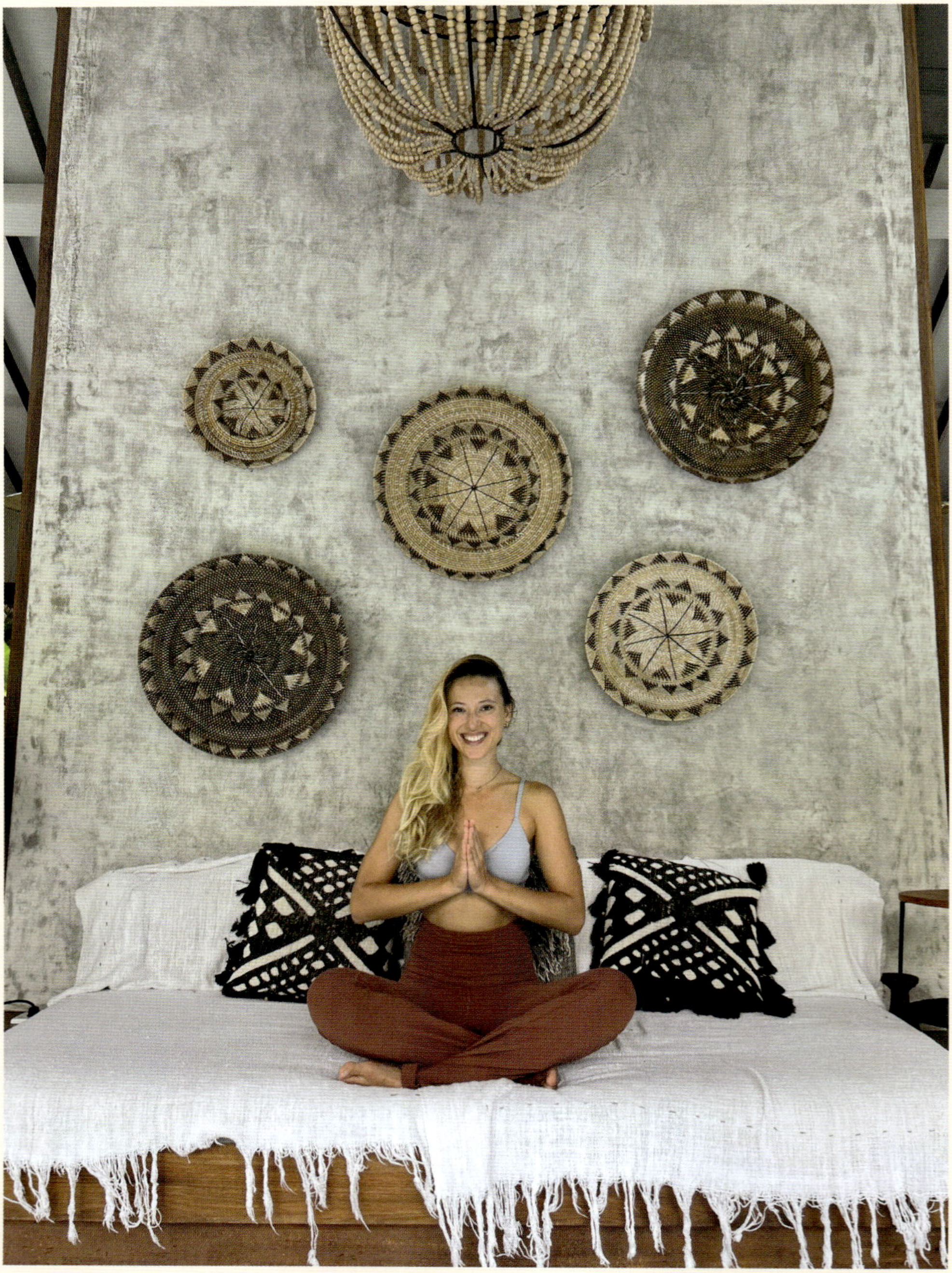

Einführung

Ich hatte das Glück, in einer sehr sportlichen Familie aufzuwachsen. Angefangen hat es für mich mit Ballett und Reiten, Sportarten, die ich quasi auf Profi-Niveau betrieb – ich habe Stunden damit verbracht, mich auf die Aufnahmeprüfungen renommierter Ballettschulen vorzubereiten und bin am Wochenende um 4 Uhr nachts aufgestanden, um an Reitturnieren teilnehmen zu können. Es war eine bereichernde Zeit, die meine Leidenschaft für Sport entfachte und mich gelehrt hat, dass Bewegung für Leben und Ausgewogenheit steht sowie zum körperlichen, seelischen und mentalen Wohlbefinden beiträgt.

In den darauffolgenden Jahren probierte ich Verschiedenes aus: Muskelaufbau, Pilates, Yoga, Barre, Stretching und so weiter. Da ich mich in meinem Studium nicht verwirklichen konnte, brauchte ich einen Ausgleich und fand durch meine Besuche im Fitnessstudio wieder ins Gleichgewicht. Mir wurde bewusst, dass die Gesundheit mit abwechslungsreichen Bewegungsabläufen zusammenhängt, und dass es nicht guttut, sich auf eine einzige Form der Aktivität zu beschränken. Genau das Gegenteil ist der Fall, wenn man fit bleiben will. So verband ich im Fitnessstudio mein Muskeltraining mit schweren Gewichten und sehr intensivem Cardio-Training. Zu meinem Glück habe ich es mit dem Sport aber nie übertrieben.

Während eines Yoga-Kurses vor etwa zehn Jahren bin ich dann auf das *Stomach Vacuum* gestoßen (*Uddîyana Bandha* auf Sanskrit). Ich fand sogleich Gefallen daran, da man diese Übung in quasi jeder Situation ausführen kann, sie einen flachen Bauch macht und sofort ein Gefühl von Körperspannung erzeugt. Außerdem wirkt sie durch das bewusste Atmen sehr entspannend.

Kommen wir wieder zurück zu meinem Werdegang: Während meines Studiums der Kommunikationswissenschaften (das mir heute letzten Endes doch zugutekommt!) verbrachte ich sehr viel Zeit mit sportlichen Aktivitäten und beschäftigte mich mit dem allgemeinen Wohlbefinden, der Ernährung und vielem mehr. Ich lernte interessante Menschen kennen und entschied mich schließlich dafür, Sportcoach zu werden. Daraufhin absolvierte ich eine Ausbildung in Fitnesslehre mit Schwerpunkt Muskel- und Krafttraining für Gruppenunterricht. Mit diesem staatlich anerkannten Abschluss darf ich im Fitnessstudio, zu Hause und online unterrichten. Während meiner Ausbildung eignete ich mir außerdem wesentliche Grundlagen in den Bereichen Anatomie, Hormonsystem, Krafttrainingsmethoden, Sporternährung und anderen an.

In Hunderten von Praxisstunden, sowohl im Gruppen- als auch im Privatunterricht, verfeinerte ich meine Methode anhand meiner eigenen Erfahrungen. Zu dieser Zeit verspürte ich in meinem Körper eine Unausgewogenheit, ich lag ständig im Kampf mit mir selbst und machte Phasen extremer Müdigkeit durch. Obwohl ich viel lernte und meine Tätigkeit liebte, wusste ich bereits, dass ich stärker im Einklang mit meinem Frauenkörper leben wollte.

Also besann ich mich auf meine früheren Leidenschaften: Tanzen, Barre, Low Impact und – allen voran – Pilates. Ich wollte die Symptome meiner Schülerinnen verstehen und Zusammenhänge erkennen können: Extremsport und äußerst schmerzhafte oder ausbleibende Perioden, hohes Stressniveau und Endometriose ... Ich stellte fest, dass diesen Mädchen und Frauen Atemübungen, Übungen mit unterschiedlicher Intensität und die Rückbesinnung auf sich selbst durch Übungen wie Stomach Vacuum guttaten.

Wenn das Nervensystem zu stark belastet wird, geraten das Hormonsystem und die Produktion von Cortisol (des Stresshormons) durcheinander. Dies führt zu gesundheitlichen und ästhetischen Problemen: ein aufgeblähter Bauch, Schwierigkeiten beim Abnehmen, Wassereinlagerungen, ein geschwollenes Gesicht, dunkle Augenringe, Heißhungerattacken und Zuckergelüste, Schlafprobleme ... Eine sehr extreme (und häufige) sportliche Betätigung kann dem bereits entzündeten System also schaden! Hier sind Bewegung und eine gesunde Ernährung sowie die Kenntnis des eigenen Hormonsystems und Körpers echte Gamechanger. Das gelingt durch abwechslungsreiche Bewegungsabläufe, kluge Ernährungsentscheidungen und Gewohnheiten, die auf das eigene Wohlbefinden ausgerichtet sind. Wie sich später herausstellen sollte, war ich zu diesem Zeitpunkt schon dabei, meine BBA-Methode *(Body by Anouk)* zu entwickeln.

Nach der Ausbildung begann ich meine 600-stündige Pilates-Weiterbildung und tauchte wieder in jene Disziplin ein, die mir schon in meinen jungen Jahren als Basis und Ausgleich diente. Pilates stärkt den Körper, die Tiefenmuskulatur wie den Bauch, das Becken und den Damm, und nicht zuletzt auch die weibliche Energie. Es handelt sich um eine Low-Impact-Methode, die aber durchaus intensiv sein kann, Entzündungen im Körper reduziert, Stress abbaut und uns wieder mit uns selbst in Harmonie bringt. Die Pilates-Grundlagen der Atmung, Ausrichtung und Haltung haben mich derart überzeugt, dass ich sie zur Grundlage meiner eigenen Methode gemacht habe.

Als im März 2020 der Lockdown in Kraft trat, startete ich meine Tätigkeit online mit täglichen *Lives*, die zu Beginn von rund zehn Teilnehmer*innen und schließlich Woche für Woche von Tausenden verfolgt wurden! Eine verrückte Zeit, die den offiziellen Start meiner BBA-Methode bedeutete: eine Ganzjahres-Wellness-Methode, die auf einem Mix aus Dynamic Pilates und anderen sportlichen Aktivitäten basiert und auf optimale Gesundheit sowie sichtbare und nachhaltige Ergebnisse abzielt.

Es folgten Onlinekurse über mein Studio, eine App, Retreats, Masterclasses ... und eine unglaubliche Community, die mir folgt. Zu diesem Zeitpunkt wusste ich schon, dass ich meine Bestimmung gefunden hatte: Menschen dabei helfen, ihren Alltag zu verbessern. Denn jeder Mensch hat das Recht darauf, die Formel für ein gesundes Leben zu kennen!

Über mein Studio biete ich ein ganzes Spektrum von verschiedenen Kursen an, die der Methode *Body by Anouk* folgen: Pilates Flow, Barre Flow, Pilates inspi Yoga, Spicy Bauch-Po-Workout, Cardio Dance, Cardio Boxing, Stretch Flow ... Schon im vierten Jahr in Folge gibt es von mir nun auch ein Programm zu Stomach Vacuum, das ein hypopressives Bauchtraining mit dynamischer Kräftigung und Pilates in sich vereint.

Mit diesem Buch möchte ich dir die Wirkungen von Stomach Vacuum auf die Gesundheit und das Wohlbefinden aufzeigen und dich mit einem einmonatigen Trainingsplan davon profitieren lassen. Ich wünsche mir, dass Stomach Vacuum für dich eine tolle Entdeckung und der erste Schritt in ein gesünderes und erfüllteres Leben ist!

Anouk Hamel

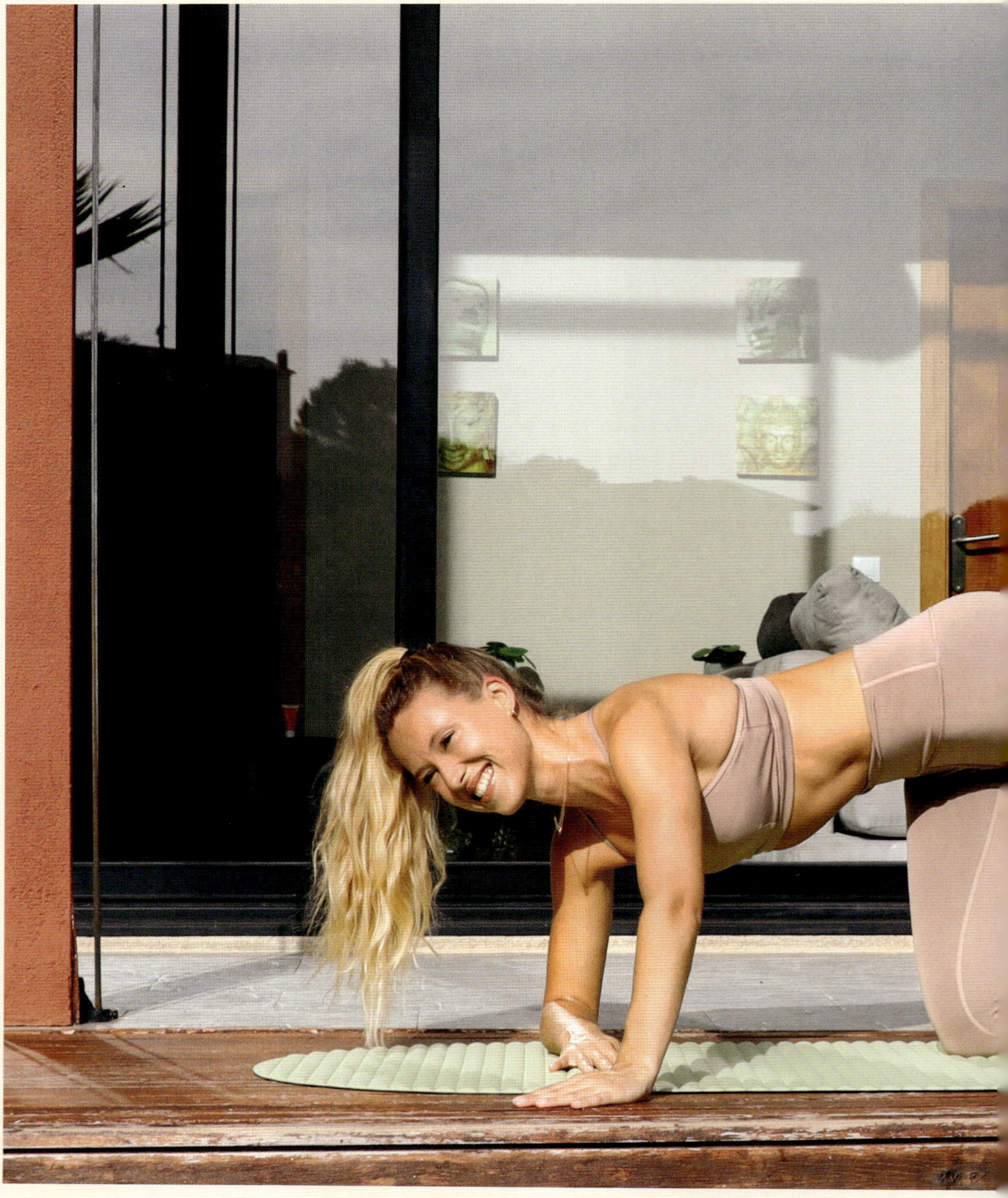

Teil 1

Was ist Stomach Vacuum?

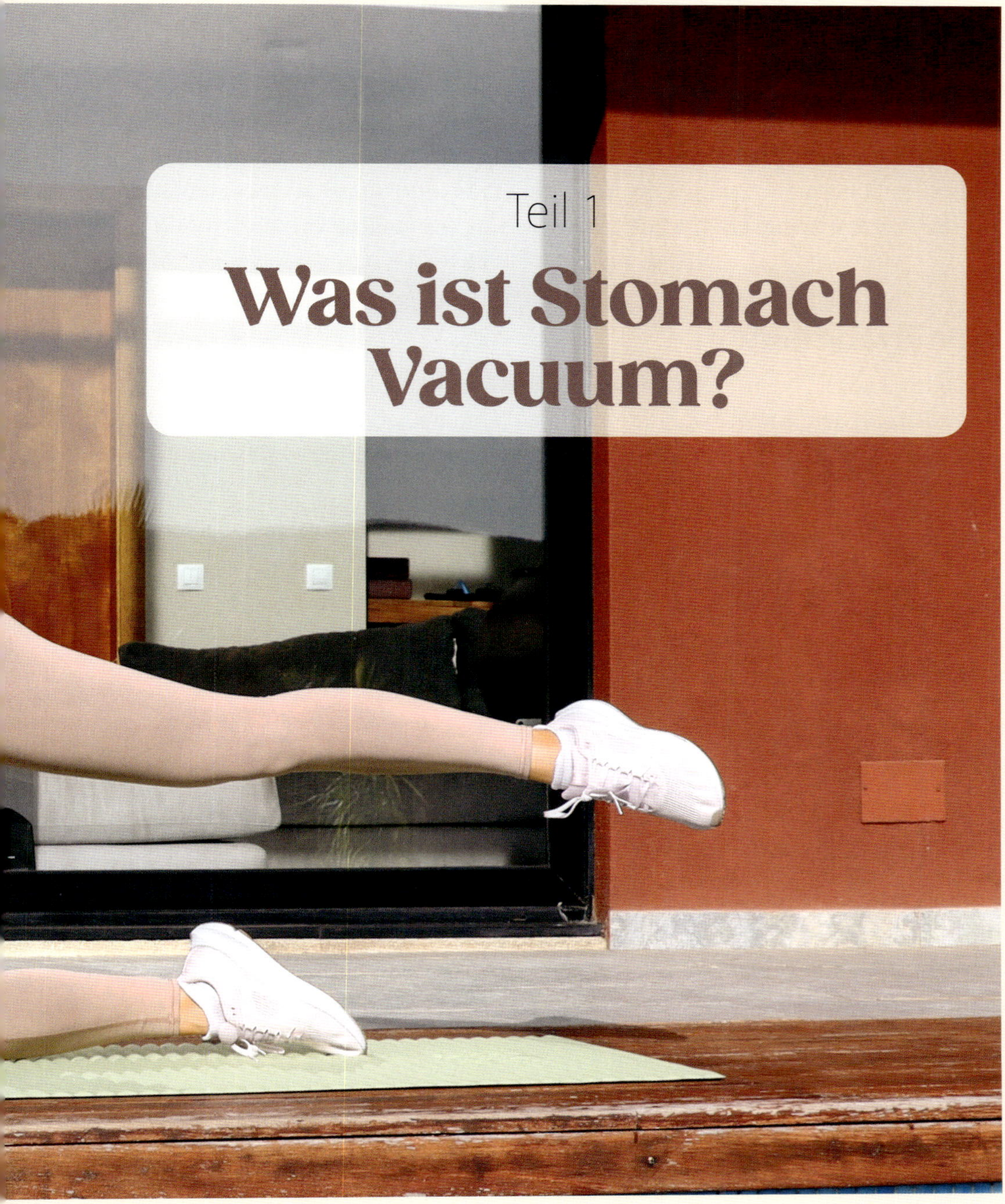

Die Ursprünge von Stomach Vacuum

Man kann davon ausgehen, dass Stomach Vacuum und Yoga gemeinsame geschichtliche Wurzeln haben, und zwar in einer Zeit vor mehr als 8000 Jahren. Die Übung beruht auf dem *Uddiyana Bandha*, einer Methode der tiefen Atmung, die eine intensive Massage der inneren Organe bewirkt und die Energie aufsteigen lässt.

⊙ Uddiyana Bandha

Uddiyana Bandha, auch »Zwerchfellverschluss« oder »Bauchkontraktion« genannt, leitet sich von dem Sanskritwort *ud-di* her und bedeutet wörtlich »emporfliegen«. Es handelt sich dabei um eine grundlegende Yoga-Übung, die in vielen Basistexten der Lehre erwähnt wird.

»Ziehen Sie den Bauch nach hinten ein, ziehen Sie dabei den Teil oberhalb des Nabels gleichzeitig nach oben. Durch diese Kontraktion nehmen die »großen Vögel« (der Lebensatem) immer wieder Fahrt auf. Uddîyana Bandha ist wie ein Löwe, der den Elefanten des Todes bändigt. Von allen Kontraktionen ist Uddîyana die beste; ihre regelmäßige Praxis führt zur Befreiung, die dann zum natürlichen Zustand wird.«[1]

Dieses Bandha wird von den Yogis auch als *Kriya* verstanden, eine Übung zur Reinigung von Körper und Geist, die durch die Feuerreinigung die Energie nach oben lenkt.

Der Bauch wird nach hinten und oben eingesogen, wodurch die schräge Bauchmuskulatur, der Beckenboden und der Damm (auch *Perineum* genannt) angespannt werden und die Energie nach oben steigt.

DAS SOLLTEST DU BEI UDDIYANA BANDHA UNBEDINGT BEACHTEN

- Mit leerem Magen praktizieren.
- Zunächst müssen die grundlegenden Atemtechniken beherrscht werden.
- Nicht praktizieren bei Geschwüren, Bluthochdruck, Herzproblemen, Leistenbruch, Glaukom oder auch in der Schwangerschaft (evtl. auch nicht während der Menstruation).

1 Gheranda Samhita, *Le Yoga du corps*, Almora, 2013; Anm.: auf Deutsch nicht erschienen

⊙ So funktioniert Stomach Vacuum

Für den Einstieg empfiehlt es sich, die Übung im Stehen zu machen:

- Die Füße etwas mehr als schulterbreit aufstellen und die Beine leicht beugen.
- Die Hände über den Knien platzieren, dabei möglichst zur Innenseite des Oberschenkels ausrichten. Der Rücken sollte so gerade wie möglich bleiben. Der Blick ist auf den Boden oder die Flamme einer Kerze fokussiert.
- *Mula Bandha* praktizieren: eine Kontraktion der Damm- und Schließmuskulatur, auch »Wurzelverschluss« genannt, benannt nach dem Muladhara- oder Wurzel-Chakra (siehe S. 15). Diese Kontraktion muss während der gesamten Ausführung gehalten werden.
- Mehrmals vollständig tief ein- und ausatmen.

Dann wird *Uddiyana Bandha* ausgeführt:

- Vollständig ausatmen und den Atem bei leerer Lunge anhalten. Dabei werden die Lungen geleert und der Atem angehalten, ohne noch einmal einzuatmen.
- Den Bauch so weit wie möglich einsaugen und den Hals zusammenziehen (*Jalandhara Bandha*).

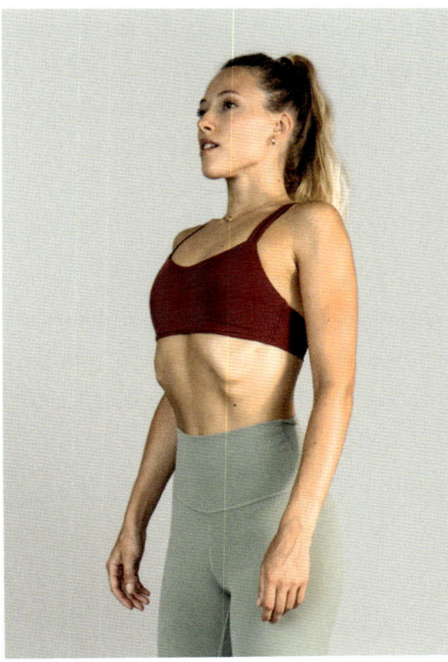

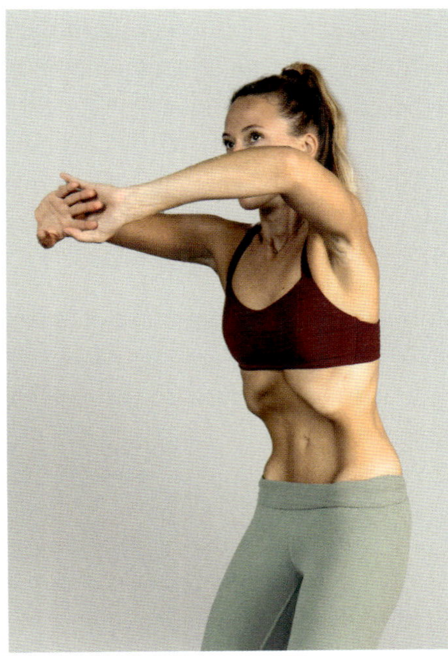

- Eine Einatmung simulieren, der Atem wird weiterhin angehalten und die Lungen sind nach wie vor leer. Es entsteht ein Sog, und das Zwerchfell wird nach oben gezogen. Die Bauchdecke in Richtung der Wirbelsäule einsaugen.
- Diese Position so lange wie möglich halten (zwischen 10 und 30 Sekunden), dann langsam einatmen und dabei sanft Bauch und Hals entspannen.
- Die Übung 10 bis 20 Mal wiederholen, dabei zwischen den einzelnen Bauchkontraktionen *nicht* in den ruhigen Atemrhythmus zurückkehren.

Um anfängliche körperliche Probleme zu überwinden (unangenehmes Gefühl des Luftanhaltens bei leeren Lungen, starkes Hitzegefühl bis hin zu Schweißausbrüchen, Darmbeschwerden), legen wir den Schwerpunkt auf den Augenfokus und den Verschluss des Wurzel-Chakras (siehe gegenüberliegende Seite). Dadurch wird die Konzentration verbessert, und es findet eine Verschiebung hin zu einem energetischen Ansatz der Übung statt.

Wer die Übung im Stehen geschafft hat, kann sich an der Variante im Sitzen mit geschlossenen Augen versuchen, wobei der Blick zwischen den Augenbrauen zusammenläuft (*Bhrumadhya Drishti* auf Sanskrit, »auf einen Punkt blicken«).

⊙ Wie du die Intensität erhöhst

Die Intensität der Übung kannst du allmählich steigern, indem du die Dauer des Luftanhaltens und die Übungszeit erhöhst. Dabei lassen sich Zeiten bis zu 25 Minuten erreichen (was einem *Gatika* entspricht). Wichtig ist hier, die *Bandhas* mit größerer Intensität auszuführen (Wurzel und Hals anspannen, Augen konvergieren [also bewusst auf ein Objekt in der Nähe blicken], Bauch einziehen) sowie die Hände fester gegen die Knie drücken, während die Arme durchgestreckt sind und die Wirbelsäule gestreckt wird.

Auf fortgeschrittenem Niveau kann *Uddiyana Bandha* regelrecht die Energie im Körper erwecken und eine Bewusstseinserweiterung bewirken. Damit die neu gewonnene Energie richtig gelenkt wird, ist eine regelmäßige und progressive Ausübung der Technik entscheidend.

DAS WURZEL-CHAKRA IM ÜBERBLICK

Die Chakren (Sanskrit für »Rad«) sind Energiezentren, die auf einer Linie vom unteren Ende der Wirbelsäule bis zur Kopfkrone liegen. Mithilfe der Chakren lassen sich körperliche und seelische Ungleichgewichte erkennen, verstehen und beheben.

Die Energiezentren werden bestimmten Körperregionen zugeordnet und sind alle miteinander verbunden. Insgesamt gibt es 7 Hauptchakren:

- das Kronen-Chakra (am Scheitel);
- das Dritte Auge (zwischen den Augenbrauen);
- das Hals-Chakra;
- das Herz-Chakra (im oberen Brustbereich);
- das Solarplexus-Chakra;
- das Sakral-Chakra (auf Bauchhöhe);
- das Wurzel-Chakra (am unteren Ende der Wirbelsäule, auf Höhe von Steißbein und Damm).

Das Wurzel-Chakra symbolisiert Fundamente, Wurzeln, Erdung, Sicherheit und Vitalität. Es ist mit unseren Beinen gleichzusetzen und entspricht einer Art Grundpfeiler für uns. Das Wurzel-Chakra steht für unser Wesen und all das, was unsere Identität ausmacht. Es steht in Verbindung mit der Erde und nährenden Mutter und dreht sich um die Befriedigung der eigenen Bedürfnisse. Dieses Chakra ist mit dem Element Erde verbunden, woher wir kommen und wohin wir zurückkehren.

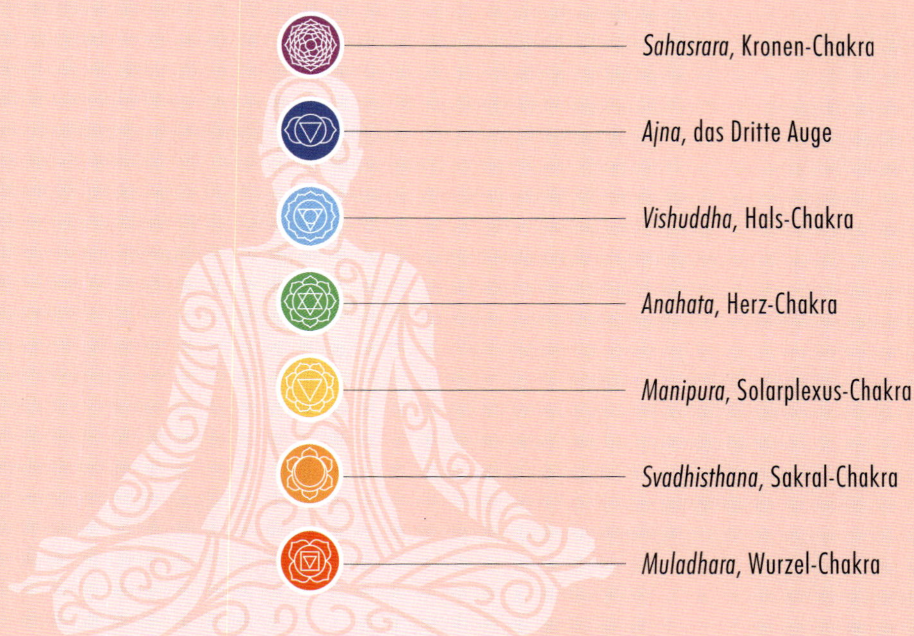
Sahasrara, Kronen-Chakra
Ajna, das Dritte Auge
Vishuddha, Hals-Chakra
Anahata, Herz-Chakra
Manipura, Solarplexus-Chakra
Svadhisthana, Sakral-Chakra
Muladhara, Wurzel-Chakra

⊙ Die wichtigsten Vorteile

Uddiyana Bandha hat viele positive Auswirkungen auf die körperliche und seelische Gesundheit. Dieses *Bandha*

- verleiht viel Energie und ermöglicht eine kürzere Schlafzeit.
- macht schnell wach, wenn es nach dem Aufstehen auf nüchternen Magen praktiziert wird.
- kurbelt den Stoffwechsel an und wärmt den Körper.
- ermöglicht es, verbliebene Luft aus dem unteren Teil der Lunge auszustoßen.
- bewahrt die Elastizität des Lungengewebes und der Rippenknorpel.
- fördert die Darmfunktion und hilft bei Blähungen und Verstopfung.
- stärkt die Bauchmuskulatur.
- massiert intensiv die inneren Organe.
- regt Milz und Bauchspeicheldrüse an.
- wirkt durch seine Ausstrahlung auf die Nebennieren energetisierend und bei Angstzuständen beruhigend.
- hilft bei Depression(en).
- stärkt die Willenskraft, emotionale Ausgeglichenheit, Vitalität und Lebenslust.

Einige dieser Vorteile bringt auch das Stomach Vacuum mit sich.

WAS IM YOGA ÜBER UDDIYANA BANDHA GESAGT WIRD

- Es aktiviert das *Manipura-Chakra* (siehe S. 15), das Energiezentrum im Bauch, das für eine bessere Gesundheit und ein allgemein stabileres Gleichgewicht sorgt.
- Es stärkt *Agni*, das innere Feuer der Transformation und der Verdauung.
- Es bringt die Lebensenergie *Apana* (Energie des Ausströmens, Verdünnens, Verbreitens) vom unteren Bauchbereich nach oben in den Nabelbereich, wo die Lebensenergie *Samana* sitzt (Energie des Zusammenhalts, der Aufnahme).

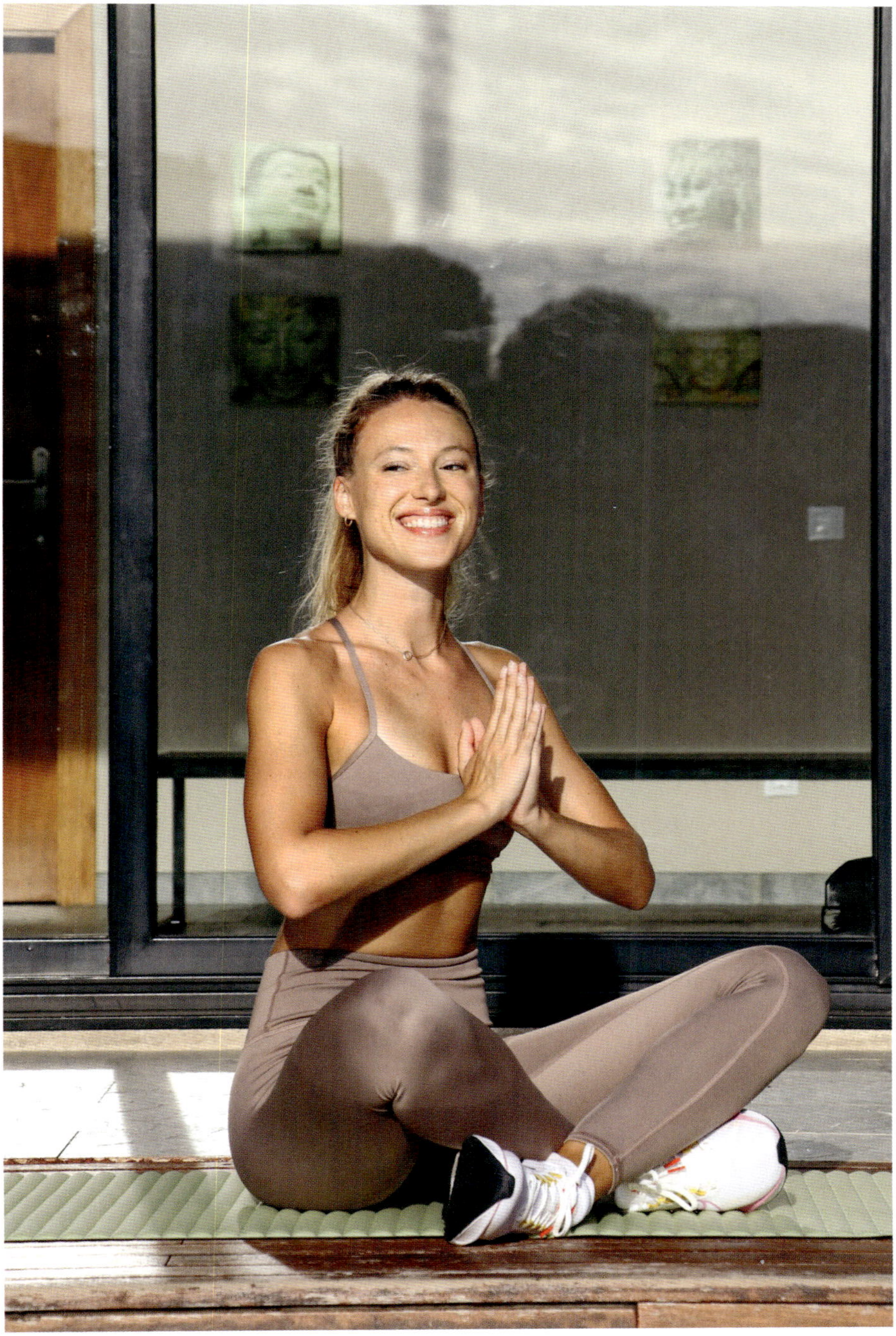

⊙ Vom Yoga zum Stomach Vacuum

Die Geschichte des Stomach Vacuum ist mit den Ursprüngen des Yoga verknüpft und hat ebenso Verbindungen zu Fitnesspraktiken wie sogar, überraschenderweise, zum Bodybuilding.

Das Goldene Zeitalter des Bodybuildings

In den 1970er- und 1980er-Jahren, der Blütezeit dieser Disziplin in den USA, haben Stars wie Arnold Schwarzenegger, der damals Bodybuilding betrieb, die Methode des Stomach Vacuum sowohl auf der Bühne wie auch beim Training praktiziert, um die erfolgreich erarbeitete Mikromuskulatur und die damit einhergehende möglichst schmale Taille optisch in Szene zu setzen. Dadurch entstand der Eindruck einer noch stärkeren Ausprägung der V-Form des Rückens, der in der damaligen Bodybuilder-Szene ein Maßstab für Erfolg war.

Die Bauchmuskulatur unter Druck!

In den 1980er-Jahren kamen Aerobic und die berühmten *Crunches* auf: Dabei werden Sit-ups in hohem Tempo aneinandergereiht, ohne nachzudenken und auf eine saubere Ausführung zu achten, mit dem Argument »es brennt, also passiert etwas«.

Zur Erklärung: Beim Crunch geht es um das Training der geraden Bauchmuskeln, des berühmten »Waschbrettbauchs«. Dabei bist du in der Rückenlage, hebst deinen Oberkörper minimal vom Boden ab und ziehst deinen Rumpf mit der Kraft deiner Bauchmuskeln in Richtung der Beine – jedoch ohne dich vollständig aufzurichten.

Wir wollen diese Übung nicht gleich als schlecht abqualifizieren. Doch sie kann bei falscher Ausführung Druck auf die Wirbelsäule und den Nacken ausüben, die Organe nach außen und unten drücken sowie einige Probleme verursachen, wie etwa einen nach vorne austretenden Bauch, eine schlechte Körperhaltung bis hin zu Leistenbrüchen oder Blasenschwäche.

Umgekehrt gilt: Wenn Bauchmuskeln, Körperhaltung und Atmung bewusst eingesetzt werden, ist ein korrekt ausgeführter Crunch effektiv und hat keine schädlichen Folgen!

Im Pilates gibt es übrigens zahlreiche Übungen, bei denen der Oberkörper hochgezogen wird. Die Bewegung wird jedoch erst ausgeführt, nachdem die querlaufenden Bauchmuskeln und der Beckenboden aktiviert wurden. Die richtige Atemtechnik fungiert als zusätzliche Stütze.

⊙ Neue Trainingskonzepte

In den 1980er-Jahren wurden im Zuge der Popularisierung von Sport in Amerika viele neue Sportarten eingeführt, die eine schonendere Praktik für den Körper anstrebten, wie beispielsweise Pilates. Zeitgleich betrieb man in Frankreich erste Forschungen zu Bauch- und Beckenbodenmuskulatur, aus denen Methoden wie die der Ärztin Bernadette de Gasquet hervorgingen.

Diese Entwicklungen stecken noch in den Kinderschuhen, und nur wenige Menschen sind sich ihres Beckenbodens oder der Wichtigkeit ihrer Atmung während der Bauchmuskelübungen und der korrekten Körperhaltung bewusst. Seit ein paar Jahren ist jedoch eine regelrechte Bewegung im Gange, vor allem in den sozialen Medien, die eine bewusste und achtsame Einstellung zum Körper in den Vordergrund rückt.

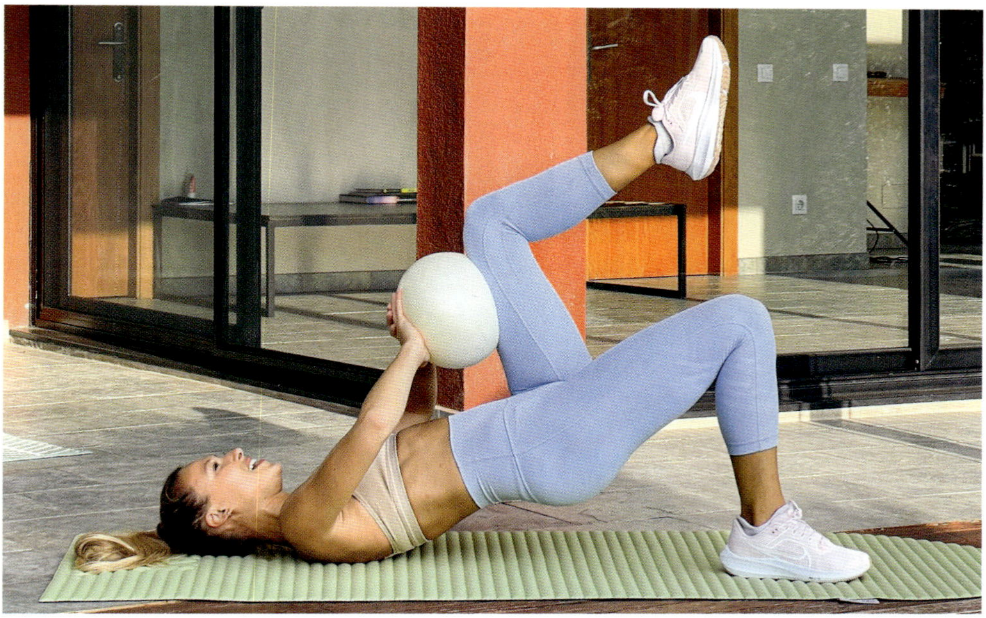

PILATES

Diese Trainingsmethode wurde in den 1920er-Jahren von Joseph H. Pilates entwickelt und dient dem Aufbau der Tiefenmuskulatur und der Flexibilität. Sie verbessert zugleich die Körperhaltung und das Gleichgewicht. Bei den Einheiten, es sind meistens Bodenübungen, spielt die Atmung eine zentrale Rolle.

Stomach Vacuum für einen flachen Bauch!

Den wünschen sich die meisten! Doch was genau passiert während der Übung in unserem Organismus, damit sie diese Wirkung erzielt?

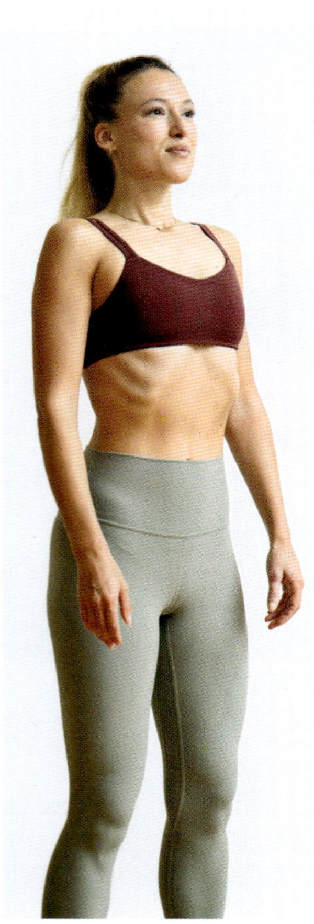

1. Beginne die Übung mit einer tiefen Einatmung und mache dich dabei groß.

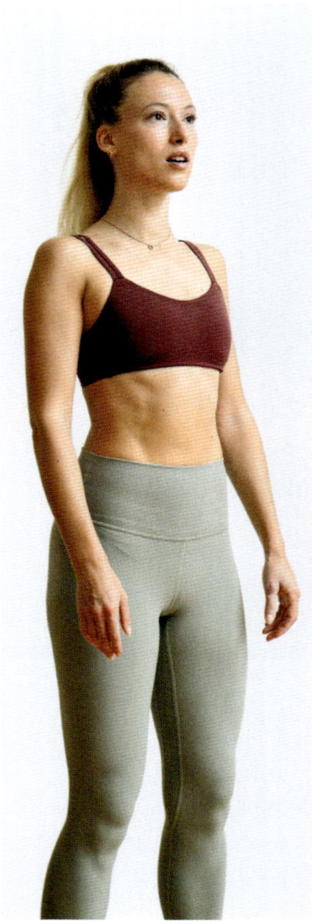

2. Atme locker durch den Mund aus, bis deine Lungen leer sind.

Das hier ist kein Hexenwerk, sondern eine extreme Anspannung der querliegenden Bauchmuskeln, also der tiefen Bauchmuskulatur, sowie des Beckenbodens und der Schließmuskeln.

⊙ Stomach Vacuum in der Praxis

Stomach Vacuum kann im Liegen, im Stehen, im Sitzen, im Vierfüßlerstand oder in der Brückenposition ausgeübt werden. Es gibt viele Varianten, wo du dich durchprobieren darfst, sobald du die grundlegenden Praktiken draufhast. Das Prinzip ist immer das gleiche, ganz egal in welcher Position:

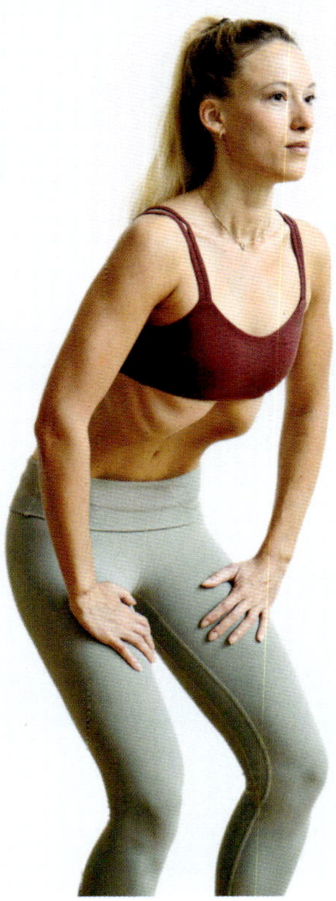

3. Spanne nun bewusst deinen Beckenboden an. Führe dann eine »falsche Einatmung« aus, indem du den Brustkorb aufbläst, als würdest du einatmen, jedoch ohne dabei Luft in die Lungen aufzunehmen. Dies führt dazu, dass der Bauch zur Wirbelsäule eingesogen wird. Für eine wirksame Ausübung musst du gleichzeitig deinen Bauchnabel nach innen und nach oben ziehen, also quasi zwischen die Rippen.

DIE AUSFÜHRUNG DIESER ÜBUNG IST WEDER GEFÄHRLICH NOCH UNMÖGLICH. ES KANN ABER SEIN, DASS DU EIN PAAR ANLÄUFE BENÖTIGST, UM ZU VERSTEHEN, WAS DABEI IN DEINEM KÖRPER VOR SICH GEHT. KEINE SORGE, MIT ETWAS DURCHHALTEVERMÖGEN UND ACHTSAMKEIT SCHAFFST DU DAS SCHON!

STOMACH VACUUM IN VERSCHIEDENEN KÖRPERHALTUNGEN AUSPROBIEREN

auf den Knien

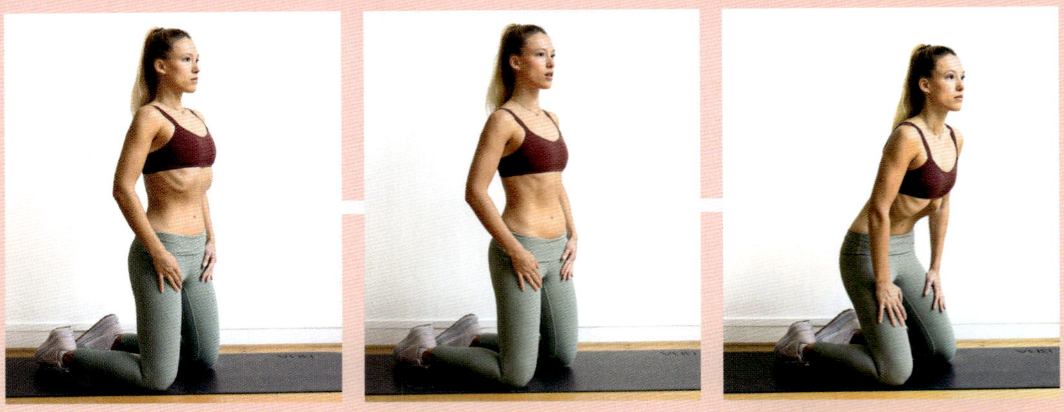

im Liegen

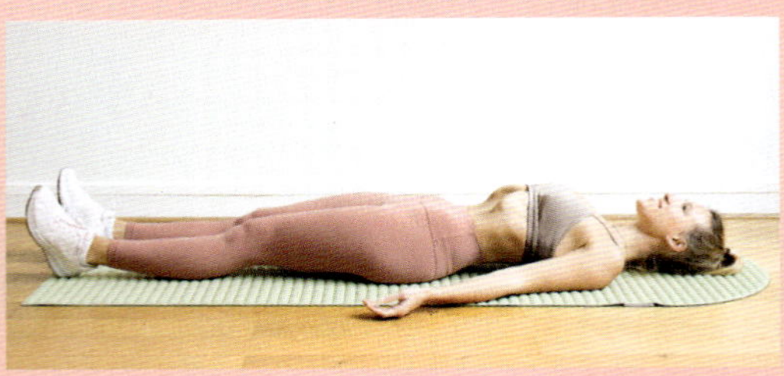

im Liegen mit angewinkelten Beinen

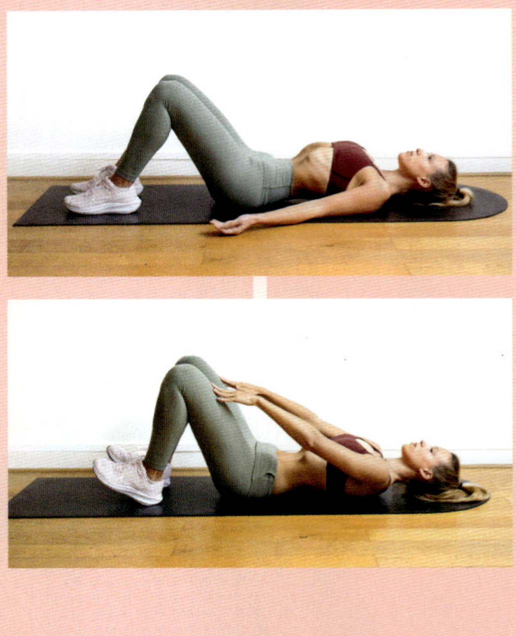

im Vierfüßlerstand

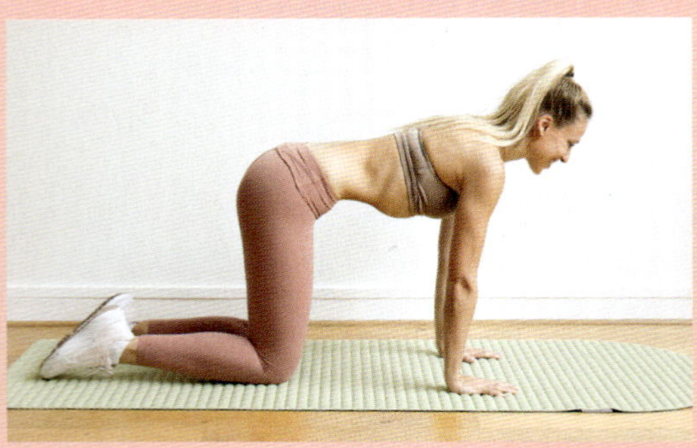

⊙ Stomach Vacuum auf dem Vormarsch

Stomach Vacuum – der Begriff bedeutet wörtlich übersetzt so viel wie »luftleerer Magen« – ist im Grunde genommen eine falsche Einatmung in den Brustkorb, die erstmals vor etwa zehn Jahren bei bestimmten Übungen gezielt angewendet wurde. Als Erste führten einige Professoren Stomach Vacuum im Rahmen von Sportseminaren ein, bis die Methode schließlich von Physiotherapeuten, Gynäkologen und auch Hebammen übernommen wurde, sie machen die Übung mit jungen Müttern nach der Geburt. Danach eroberte die Methode zunehmend auch die Fitness- und Wellness-Welt.

In den letzten Jahren gewann Stomach Vacuum in den sozialen Netzwerken und den Medien immer mehr Aufmerksamkeit. Oftmals wird Stomach Vacuum als Wundermittel für einen flachen Bauch angepriesen und zieht dadurch Menschen ebenso an, wie es sie herausfordert. Doch sind die optisch-ästhetischen Ergebnisse bei Weitem nicht der einzige Vorteil dieser Methode.

Ich selbst biete Stomach Vacuum meinen Schülerinnen und Schülern seit Jahren als Teil einer umfassenden Einheit an, teilweise sogar als Einzelübung.

⊙ Der Schlüssel zum Erfolg: Regelmäßigkeit

Im Idealfall praktizierst du die Übung einen Monat lang jeden Morgen auf nüchternen Magen (trinke aber vorher ausreichend Wasser!). So lange dauert es, bis du die Übung beherrschst, die Routine sich in deinem Alltag etabliert hat und erste Ergebnisse sichtbar werden.

Die schräge Bauchmuskulatur wird straffer, und das bringt dir wiederum einen »flachen Bauch« und eine definierte Taille ein. Diese Ergebnisse kann jeder Mensch erreichen, vorausgesetzt man ist konsequent und bleibt bei der Stange. Das gilt für alle Sportarten – und für jede Lebensweise.

⊙ Die schrägen Bauchmuskeln

Die regelmäßige Ausübung von Stomach Vacuum wirkt sich sowohl auf die Ästhetik als auch auf die Gesundheit aus, da die Tiefenmuskulatur im gesamten Bereich gestärkt und die querverlaufende Bauchmuskulatur trainiert wird, auf Englisch und im Pilates auch *Powerhouse* oder *Core* genannt.

Stell es dir vor wie eine Art Schürze, die alles von unten nach oben, vom Beckenboden bis unter die Rippen, unter die Brust einhüllt (siehe die Grafik auf der nächsten Seite).

DIE BAUCHMUSKULATUR

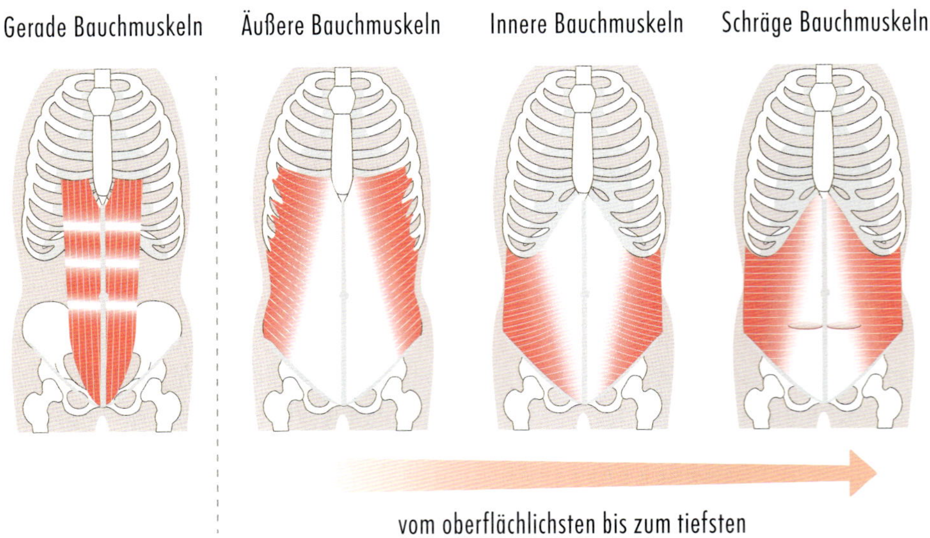

Die Bauchmuskeln sind paarig angeordnet und bilden die Vorder- und Seitenwände des Bauchs.

Die Anatomie veranschaulicht diese Vorstellung gut: Je mehr die »Schürze« mit der Atmung und bewussten Übungen wie Stomach Vacuum gestärkt wird, desto effektiver das Zusammenspiel, das heißt, flacher Bauch und definierte Taille, ein besserer Muskeltonus und mehr Flexibilität in Beckenboden und Schließmuskel (und viele weitere Vorteile!) und als »Draufgabe« eine bessere Körperhaltung!

Neben der Bauchmuskulatur trainiert Stomach Vacuum auch die Tiefenmuskulatur, was eine aufrechte Körperhaltung sowie eine leichtere und bessere Durchführung von Bewegungen im Alltag fördert: So werden etwa das Treppensteigen, das Heben schwerer Gegenstände, das Tragen von Einkäufen weniger anstrengend.

⊙ Ein kraftvolles Zentrum für eine gute Haltung

Ein starkes Zentrum begünstigt die bewusste Wahrnehmung der Bauchmuskeln und ihrer Aktivierung durch Stomach Vacuum (oder ein anderes Bauchmuskeltraining). Indem wir uns der Verbindung zwischen Atmung und Muskelanspannung bewusst werden, entwickeln wir ein besseres Gefühl für unsere Bauchmuskulatur in alltäglichen Situationen (so auch beim Sport und insbesondere in meinem Trainingsprogramm).

Je stärker unser Zentrum, desto kontrollierter und flüssiger unsere Bewegungen. Mit zunehmendem Halt wird die Kraftübertragung zwischen den unteren und oberen Gliedmaßen flüssiger, und das Gleichgewicht verbessert sich. Die gesteigerte Wahrnehmung unseres Körpers und unserer Selbst führt zu präziseren Bewegungen, feineren, schärferen Empfindungen und einem geringeren Verletzungsrisiko. Hinzu kommen weitere Ergebnisse, zu denen wir sicherlich nicht Nein sagen werden...

Wichtig im Rennen um Resultate ist jedoch, dass das Bewusstsein von uns selbst, unserer Muskeln zunimmt und neuromuskuläre Verbindungen (dort wird das Aktionspotenzial vom Nerv zum Muskel übertragen) geschaffen werden. So lautet auch eines der Grundprinzipien von Pilates, das in meiner Methode immer wieder Anwendung findet. Jede Bewegung wird bewusst ausgeführt, damit die Übung korrekt praktiziert wird und dadurch effektiv ist.

⊙ Positive Effekte auf die Verdauung

Langes Sitzen führt zu einem krummen Rücken und staucht den Bauch. Dieser ungesunde Lebensstil beeinträchtigt auch die Verdauung. Stomach Vacuum unterstützt die Zersetzung der Nahrung und die Nährstoffaufnahme und ist dadurch ein echter Gewinn für das Verdauungssystem.

Auf der rein mechanischen Ebene wird durch die kräftige und intensive Massage die Leber entlastet und die Gallenblase, die Bauchspeicheldrüse sowie der gesamte Verdauungs- und Darmbereich massiert. Dies reguliert wiederum die Sekretion von Enzymen im Dünndarm, die eine Verbesserung der Fettverdauung bewirken.

Außerdem wird durch diese Methode der Abtransport von Abfallstoffen aus dem Körper wesentlich angeregt.

Die körperlichen Folgen einer chronischen Verstopfung sind wohlbekannt: Eine schlechte Ausscheidung führt zu einer frühzeitigen Alterung des Organismus. Das

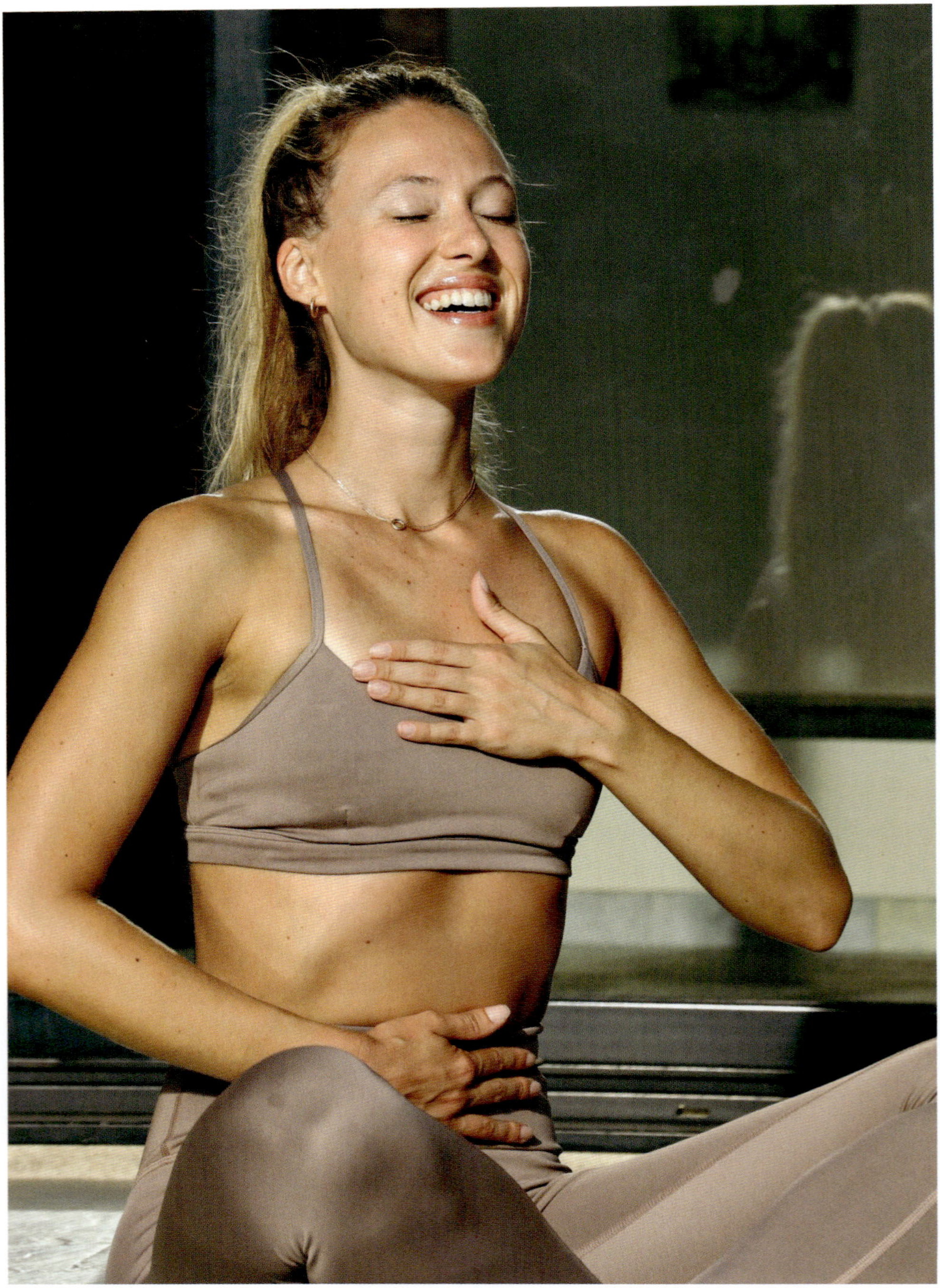

regelmäßige Praktizieren von Stomach Vacuum auf nüchternen Magen wird also schnell zu deiner Trumpfkarte für Verdauung und Stuhlgang, was Verstopfung, Blähungen oder auch Ausscheidungsprobleme reguliert und so zu einem sichtbar flacheren Bauch beiträgt.

DAS VERDAUUNGSFEUER

Mit Blick auf die Energie entfacht Stomach Vacuum als *Uddiyana Bandha* das »Verdauungsfeuer«, das sich im Bereich des Nabels befindet, dem Sitz des *Manipura-Chakras*. Das auch Solarplexus-Chakra genannte Energiezentrum liegt in der Bauchmitte, hinter dem Nabel. Es steht in Verbindung mit den Verdauungsorganen, so auch mit der Bauchspeicheldrüse.

⊙ Die wichtige Rolle der Atmung

Stomach Vacuum ist in Wirklichkeit eine Art von Meditation, ein Moment des vollen Bewusstseins.

Wenn wir es praktizieren, verlieren wir uns in dieser sehr tiefen Atmung, in der intensiven Anspannung des Beckenbodens und der schrägen Bauchmuskeln, die mit keiner anderen sportlichen Übung vergleichbar ist.

Wer seine Bauchmuskeln beim Ausatmen aktivieren und nach innen und oben einsaugen kann, indem er das Pilates-Konzept des Bauchsogs (*Scoop*) umsetzt – das ich persönlich in allen meinen Kursen anwende –, der geht dabei vom angespannten Beckenboden aus. Darauf aufbauend folgt die gesamte Bauchmuskulatur: die schrägen Muskeln, die inneren und äußeren Muskeln und natürlich der gerade Bauchmuskel. Das ist ein oberflächlicher Muskel, über den wenig gesprochen wird, der aber ebenfalls eine wichtige Funktion erfüllt, indem er Beckenboden, Damm und Bauchmuskulatur bei allen sportlichen Aktivitäten mit großer oder geringer Belastung schützt.

Die richtige Aktivierung der schrägen Bauchmuskulatur schützt also die Organe und den gesamten Bereich sowie den Rücken und verhindert, dass Eingeweide oder Organe durch ungewollten Druck nach außen gedrückt werden.

Stressbewältigung mit Stomach Vacuum

Neben den beschriebenen Vorteilen hilft Stomach Vacuum beim Stressabbau. Was steckt dahinter?

Beim Stomach Vacuum geht es nicht nur um die Stärkung der Bauchmuskulatur, sondern auch um das bewusste Atmen. Die Übung steigert die Lungenkapazität, reduziert Stress und massiert innere Organe wie Leber, Darm, Bauchspeicheldrüse und das Herz. Die zahlreichen positiven Effekte reichen tief und unterstützen insgesamt die Revitalisierung von Körper und Geist.

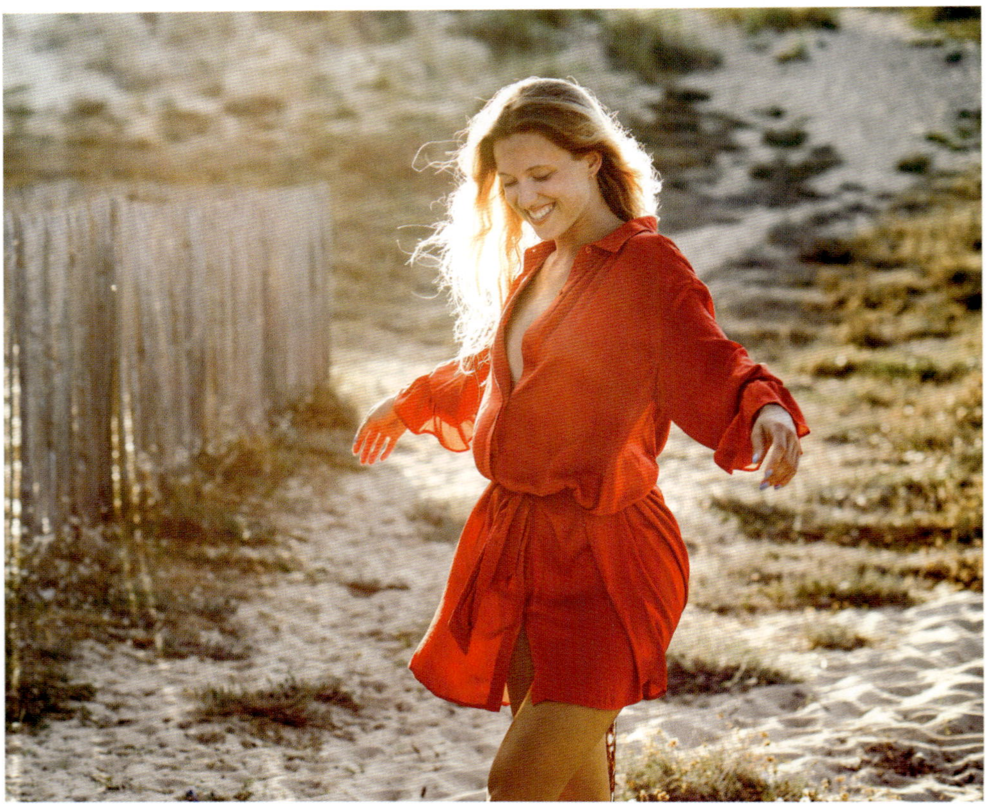

⊙ Das Nervensystem verstehen

Unser Nervensystem gleicht einem Straßennetz mit Autobahnen, Kreuzungen und Richtungswechseln. Immer wenn im Körper eine Ampel aufleuchtet, sendet das Gehirn eine Nachricht in Form von Nervenimpulsen an den Körper, die eine Reaktion auslöst. So spannt sich beispielsweise als Antwort auf eine drohende Gefahr ein Muskel an, damit wir handlungsbereit sind. Je flüssiger der Verkehr, desto harmonischer, präziser und reibungsloser verläuft die Kommunikation zwischen allen Netzen. Ein ausgeglichenes Nervensystem reagiert normal auf Stressreize (überlebenswichtig). Es bleibt wachsam, wird aber dank des fließenden Verkehrs nicht andauernd stimuliert.

Das tiefe Atmen unterstützt den Verkehrsfluss, vermittelt präzisere Informationen und hilft dem Körper, effizient zu agieren und zu unterscheiden, ob es sich um eine echte Gefahr oder einen Fehlalarm handelt, der keinen Stress verursachen muss. Unser Alltag bringt viele stressige Situationen mit sich. Dadurch wird das Nervensystem ständig stimuliert (»gereizt«), und das kann in Dauerstress oder sogar Hypervigilanz (erhöhte Wachsamkeit) ausarten, was wiederum Hormonstörungen, Blähungen und/ oder Völlegefühl, Verdauungs- und Darmstörungen usw. hervorrufen kann. Doch all diese Symptome lassen sich ganz einfach durch Stomach Vacuum, eine sportliche Betätigung mit geringer körperlicher Belastung oder durch Meditation reduzieren, da all diese Techniken zum Ausgleich des Nervensystems beitragen!

⊙ Die Atmung als natürlicher Stressregulator

Die tiefen Atemzüge beim Stomach Vacuum sind eines der besten natürlichen Hilfsmittel gegen Stress: Ein kompletter und kontrollierter Atemzug wirkt sich positiv und beruhigend auf das Nervensystem aus.

Zahlreiche Übungen aus der Sophrologie (Bewusstseinsschulung zur Aktivierung von Körper und Geist), dem Yoga sowie körperliche Aktivitäten, die das Wohlbefinden steigern, zielen darauf ab, die oft vernachlässigte Atmung bewusst zu machen – Stomach Vacuum gilt dabei als eine der wirksamsten Methoden.

Es ist also sehr empfehlenswert, mehrmals am Tag tief durchzuatmen, insbesondere direkt nach dem Aufstehen oder wenn du einfach »einen Gang runterschalten« und dich besser konzentrieren möchtest. In Stress- oder Angstsituationen können bewusste Atemzüge unterstützend wirken, wobei du die Luft durch die Nase einströmen und durch den Mund wieder austreten lassen solltest. Dies hilft dir, dich zu entspannen und die volle Kontrolle über die Situation wiederzuerlangen.

Im täglichen Leben atmen wir »eingeschränkt« und nutzen beim Atmen nur etwa ein Drittel der Kapazität unserer Lungenbläschen (Alveolen), sodass die Lunge nie vollständig ausgelastet wird.

Beim Stomach Vacuum folgen auf das Anhalten des Atems zwei bis drei tiefe Atemzüge, um sich mit Sauerstoff »vollzutanken«. Diese intensive Atmung regt die Gesamtheit der Lungenbläschen an, insbesondere jene im mittleren und unteren Bereich der Lunge. Dabei entfalten sich die Alveolen kraftvoll und öffnen sich wie Fallschirme. Das wahrgenommene Gefühl ist intensiv und vitalisierend.

Die regelmäßige Ausübung von Stomach Vacuum stärkt zudem die Atemmuskulatur beim Einatmen und fördert die Beweglichkeit des Zwerchfells, unseres wichtigsten Atemmuskels.

DIE PHYSIOLOGIE DER ATMUNG

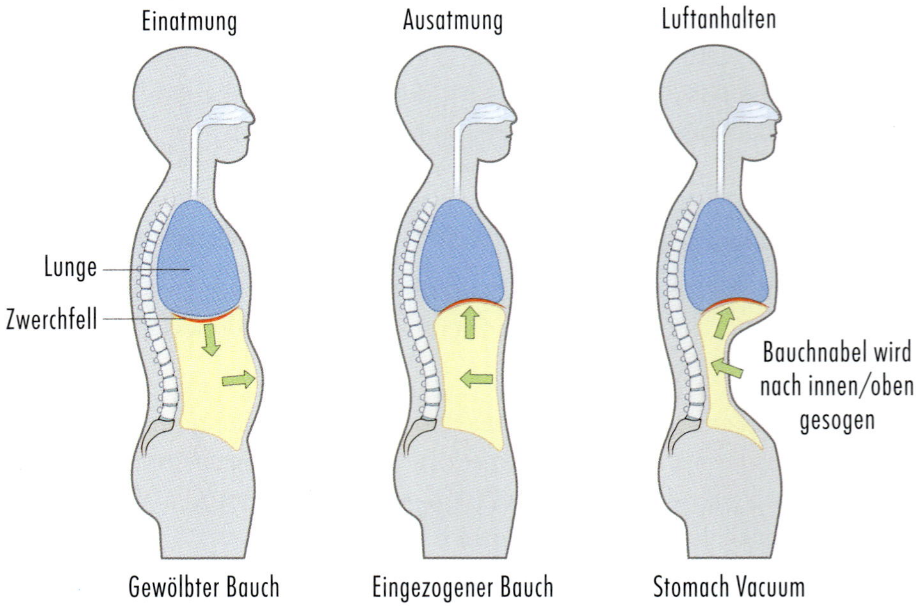

Das Zwerchfell senkt sich beim Einatmen und hebt sich beim Ausatmen. Es arbeitet eng mit dem Beckenboden zusammen.

WICHTIGES ZUM LUFTANHALTEN

Das Anhalten der Luft spielt eine wichtige Rolle bei Atemübungen, sollte aber mit Bedacht und idealerweise unter der fachlichen Anleitung einer dazu ausgebildeten Person ausgeführt werden. Es spielt keine Rolle, ob das Anhalten der Luft mit vollen Lungen (nach dem Einatmen) oder mit leeren Lungen (nach dem Ausatmen) praktiziert wird: Es bedeutet eine Unterbrechung der fortwährenden Wechselbewegung beim Atmen. So füllt sich der Körper zum einen mit Lebensenergie, zum anderen befreit er sich von allem, was ihn belastet.

⊙ Die ideale Anti-Stress-Routine

Hier findest du ein paar einfache und wirksame Tipps, um deinen täglichen Stress zu reduzieren:

- ➡ Mindestens eine Stunde vor dem Schlafengehen kein Bildschirm-Gucken mehr! Es gilt auch, deine Bildschirmzeit beim Aufwachen zu begrenzen: Nimm dir erst Zeit für dich, bevor du dich von der Außenwelt, Benachrichtigungen, Nachrichten … erfassen lässt. Zögere den Stress- und Adrenalinschub möglichst hinaus oder nimm ihn zumindest möglichst entspannt an!
- ➡ Beginne den Tag noch vor dem Aufstehen mit tiefen Atemzügen und Dehnübungen, um deinen Organismus sanft und bewusst in Schwung zu bringen.
- ➡ Trinke ein großes Glas lauwarmes Wasser nach dem Aufwachen: Nach dem natürlichen nächtlichen Fasten ist der Organismus dehydriert. Deine Organe, und auch die Haut, brauchen Wasser. Der Griff zum Wasserglas muss zugunsten von Gesundheit, Wohlbefinden und Schönheit dein erster Reflex werden.
- ➡ Praktiziere Stomach Vacuum für maximal 5 bis 10 Minuten. Nimm dir Zeit für dich selbst. Wecke während dieser bewussten Meditation in Bewegung deinen ganzen Körper sanft und tiefenwirksam auf. Danach fühlst du dich entspannt, positiv und gleichzeitig voller Energie!
- ➡ Wenn du ein bisschen Zeit hast, kannst du auch mit einer Einheit Pilates, Kardio- oder Muskelaufbautraining, Barre, Yoga, Stretching usw. weitermachen. Zeitaufwand und Intensität sind dabei nebensächlich. Hauptsache, die sportliche Aktivität passt zu dir.
- ➡ Weiter geht es mit dem Frühstück: proteinreich, herzhaft – oder auch nicht! Eier, Joghurt, Nüsse, Obst … Je proteinhaltiger dein Frühstück (ca. 30 g), desto stabiler dein Blutzuckerspiegel und damit auch dein Energielevel, deine Stimmung, dein Hormonhaushalt, dein Stresslevel, dein Appetit … Wenn du möchtest, kannst du dir nun auch einen Kaffee gönnen!

WISSENSWERTES ÜBER KAFFEE

Neueste Untersuchungen zu Hormonen, Stressbewältigung und Lebensweisen zeigen, dass ein Zusammenhang zwischen dem Konsum von Kaffee (oder anderen aufputschenden Getränken auf nüchternen Magen) und einer sprunghaften Zunahme des Stresshormons Cortisol besteht (siehe S. 35). Der Cortisolspiegel ist morgens naturgemäß am höchsten (Spitzenwert direkt beim Aufwachen). Daher kann der Konsum eines aufputschenden Getränks ohne vorherige Aufnahme einer anderen Flüssigkeit (Wasser!) und wichtiger Nährstoffe (Proteine, Fette, Kohlenhydrate) und ohne entspannende Übungen wie Stomach Vacuum den ohnehin erhöhten Cortisolspiegel sehr wohl noch weiter ansteigen lassen. Das trägt wiederum zur Verschlechterung der Stressbewältigung sowie zu Entzündungen im Körper bei.

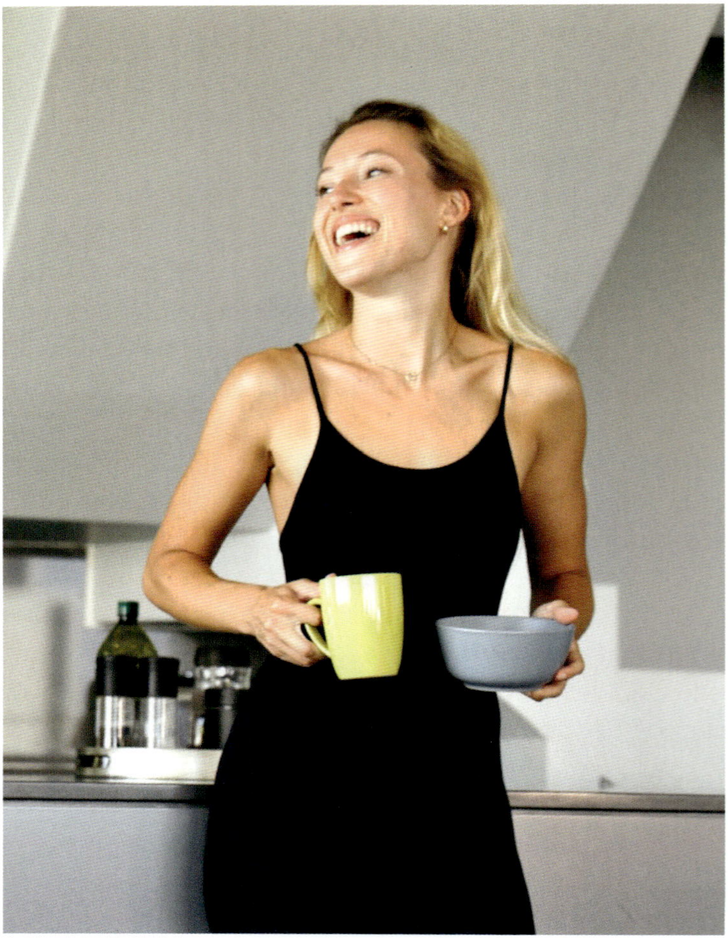

⊙ Entschleunigung

Viele Frauen, die sich um ihr Aussehen sorgen, kombinieren Intervallfasten, schwarzen Kaffee auf nüchternen Magen, regelmäßigen Intensivsport und ein hektisches Tempo am Morgen. Doch manchmal tritt das Gegenteil der erhofften Wirkung ein: Blähbauch, Müdigkeit, Stimmungsschwankungen, ein aufgedunsenes Gesicht, dunkle Augenringe, Pickel, Akne, fleckige oder gespannte Haut, Gewichtszunahme ... Denn mit so einer »Morgenroutine« versetzen die Frauen ihren Organismus in den Überlebensmodus und erhöhen ihr Stress- und Entzündungslevel, was den Körper belastet und gesundheitliche Probleme hervorrufen kann.

Häufig lautet hier die Lösung: entschleunigen. Integriere entspannende Übungen wie Stomach Vacuum in deinen Alltag, wechsle zwischen intensiven und sanften Sportarten ab (der Effekt bleibt bestehen!), trinke weniger Kaffee oder probiere Alternativen aus (Matcha-Tee, Zichorien-Ersatzkaffee ...), achte auf eine proteinreiche Ernährung und nimm dir Zeit für dich selbst.

⊙ Selbstfürsorge

Es ist kein Geheimnis, dass viele Frauen (deutlich mehr als Männer) unter chronischem Stress leiden. Wenn man so viele Lebensbereiche zu managen hat (Familie, Beruf, Ehe, Freundschaften ...), ist es eine echte »Mission Impossible«, immer ruhig und gelassen zu bleiben ... Daher musst du dich also nicht schuldig fühlen, wenn du gestresst bist!

Auch wenn es leichter gesagt als getan ist, sollten wir dennoch versuchen, uns ein paar Minuten für uns selbst zu nehmen. Und das ist keineswegs egoistisch, sondern lebensnotwendig: Wenn der Stress mal wieder überhandnimmt, lasst uns mit Stomach Vacuum Achtsamkeit in unserem Wohnzimmer praktizieren (so sparen wir uns den zusätzlichen Stress, aus dem Haus und in ein Fitnessstudio gehen zu müssen)!

Stress ist zwar notwendig für das (Über-)Leben, aber zu viel davon schadet der Gesundheit. Die hormonelle Gesundheit von Frauen, die in bestimmten Phasen starken Schwankungen unterliegt, leidet ganz besonders darunter: Pubertät, Schwangerschaft, Menopause, aber auch Menstruationszyklen, ausbleibende Zyklen, Verhütung ... Diese »Abenteuer« im Leben können große Herausforderungen für Frauen darstellen.

Dabei gibt es viele Möglichkeiten, mit diesen hormonellen Schwankungen besser zurechtzukommen, etwa durch natürliche Methoden wie Atmung, Bewegung, Ernährung, Nahrungsergänzungsmittel und anderes. Ich selbst bin von dem ganzheitlichen Ansatz überzeugt und lebe auch in meinem Alltag danach.

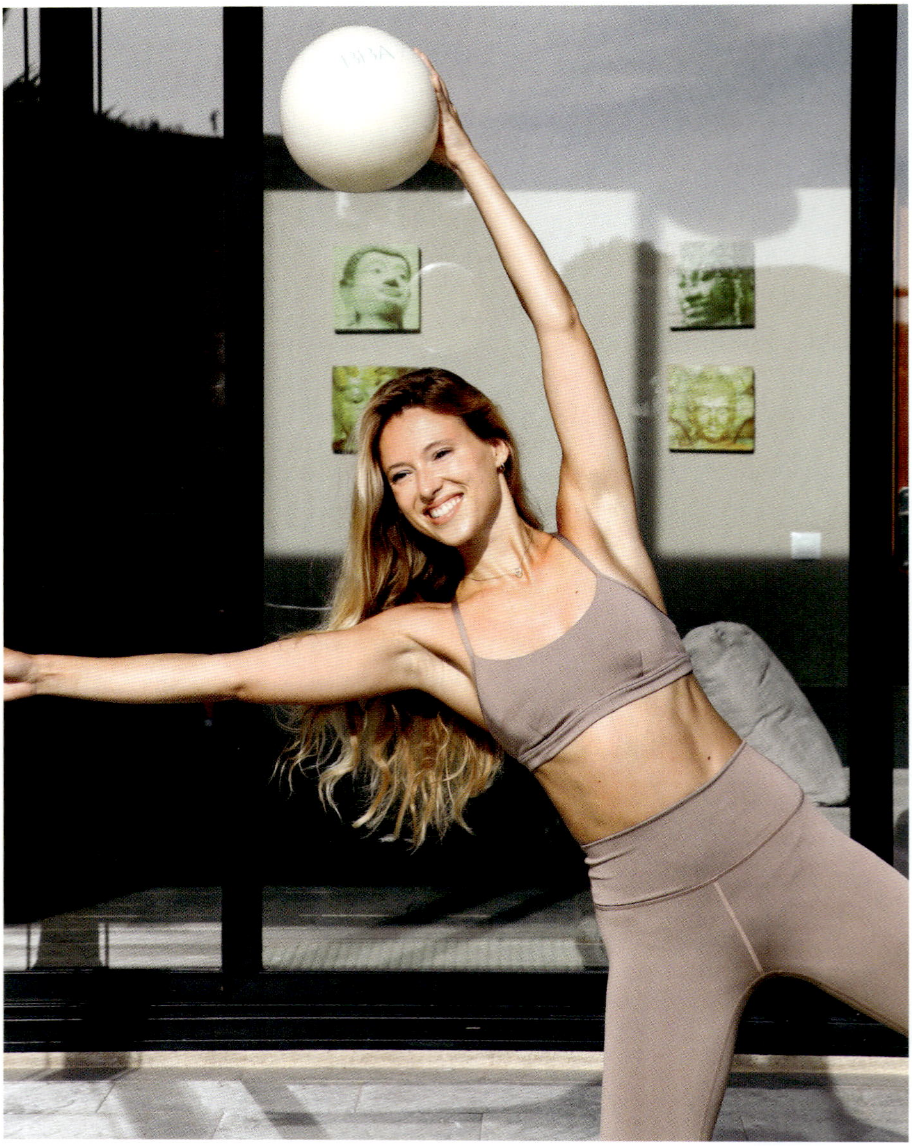

Hormone: Die Rolle des Cortisols

Stomach Vacuum trägt mit seinen tiefen Atemzügen im Wechsel zwischen Luftanhalten und völliger Entspannung maßgeblich zur Regulierung von Stress und damit auch von Hormonen wie Cortisol bei. Dadurch wirkt sich diese Übung auf das Gleichgewicht des Hormonhaushalts aus.

⊙ Cortisol im Fokus

Der wichtigste biologische Indikator für Stress ist das berühmte Cortisol. Wir wollen wissen: Wie wirkt das Hormon auf unseren Körper? Wie bekommt man die Ausschüttung und negativen Effekte von Cortisol in den Griff?

Cortisol, allgemein auch als »Stresshormon« bekannt, wird in der Nebennierenrinde produziert. Es spielt eine entscheidende Rolle bei der Regulierung des Stoffwechsels von Kohlenhydraten, Fetten, Proteinen, Ionen sowie beim Wasser- und Salzhaushalt und schützt somit vor großen Schwankungen des physiologischen Gleichgewichts im Körper. Dauerstress oder »chronischer Stress« treibt die Cortisolausschüttung in die Höhe, belastet die Nebennieren und wirkt sich negativ auf die Funktion der anderen Hormone aus.

GUT ZU WISSEN

Die Nebennieren sind dreieckig geformte endokrine Drüsen, die am oberen Ende der Nieren liegen, aus zwei Teilen (Nebennierenrinde und -rindenmark) bestehen und lebenswichtige Hormone wie Cortisol produzieren. Eine Beeinträchtigung der Nebennieren sollte unbedingt ernst genommen werden, da sie schwerwiegende Erkrankungen hervorrufen kann.

⊙ Welcher Zusammenhang besteht zwischen Cortisol und einem hormonellen Ungleichgewicht?

Cortisol ist ein Steroidhormon, das vom Körper selbst aus Cholesterin gebildet werden muss. Die Sexualhormone Östrogen und Progesteron (»Gelbkörperhormon«) werden vom Gelbkörper produziert, der im Eierstock heranreift. Sie alle teilen sich eine Vorläufersubstanz: das Pregnenolon. Bei übermäßigem und kontinuierlichem Stress wird diese Substanz vorrangig für die Cortisolproduktion verwendet, das geht auf Kosten der Sexualhormone, was wiederum zu einer Dysbalance zwischen Östrogen und Progesteron führt…

Die Zyklen geraten aus dem Gleichgewicht, ein prämenstruelles Syndrom oder eine Endometriose werden stärker spürbar, die Symptome der Menopause bzw. der Prämenopause stellen eine deutlich größere Belastung dar… Deshalb ist es so wichtig, dass wir unseren Stress besser kontrollieren lernen und ihn nicht etwa als Dauergast willkommen heißen.

⊙ Wo Cortisol noch eine Rolle spielt

Der Cortisolspiegel ist eng mit unserem Schlaf-Wach-Rhythmus verknüpft, denn er hält uns munter und aktiv. Ein ausgeglichenes Verhältnis sorgt dafür, dass wir morgens energiegeladen und abends entspannt sind. Anschließend setzt die Produktion des »Schlafhormons« Melatonin ein und signalisiert dem Körper, dass es Zeit fürs Bett ist. Doch Achtung: Durch einen hohen Cortisolwert wird die Melatonin-Ausschüttung behindert.

UNSER ZIRKADIANER RHYTHMUS

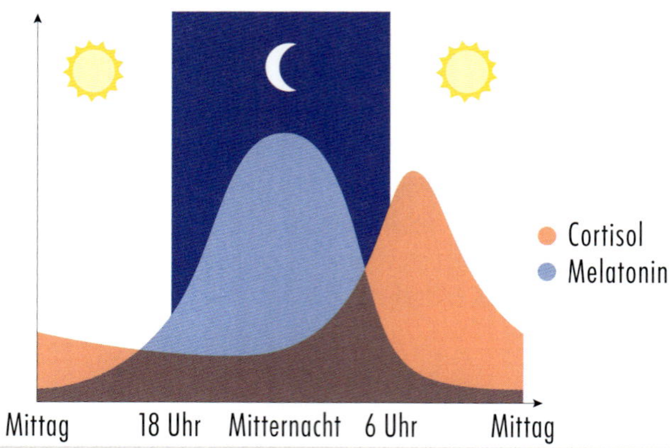

24-Stunden-Verlauf des Cortisol- und Melatoninspiegels

Bei akut auftretendem Stress ist Cortisol durchaus nützlich: Bei »Gefahr« mobilisiert es unsere Reserven und stellt sie für die erforderlichen Funktionsabläufe bereit. Auf diese Weise werden Zucker- und Fettreserven verfügbar gemacht und ins Gehirn sowie in Muskeln wie den Herzmuskel geleitet. Das Hormon erhöht den Blutdruck, damit die Nährstoffe als Stressreaktion schneller die Organe erreichen.

Cortisol wirkt in Maßen und kurzfristig entzündungshemmend. Zu diesem Zweck wird es als Arzneimittel unter den Namen »Kortison« und »Kortikoide« eingesetzt.

⊙ Auf die richtige Regulierung kommt es an

Wir könnten nicht ohne Cortisol leben, doch ist es wichtig, dass wir nicht zu viel davon produzieren und unseren Organismus nicht unnötig belasten. Im Übrigen kann ein zu niedriger Cortisolspiegel ebenfalls Probleme bereiten, auch wenn dieser Fall seltener auftritt. Bei einem Cortisol-Überschuss und/oder einer längeren Ausschüttung des Hormons, beispielsweise bei chronischem Stress, sind die Nebenwirkungen – wie bereits dargestellt – gesundheitsschädlich. Zusammenfassend lässt sich festhalten:

- Der Kohlenhydratstoffwechsel wird gestört, was Heißhungerattacken und eine Gewichtszunahme zur Folge hat.
- Die Immunantwort ist geschwächt und damit auch der Körper.
- Osteoporose wird begünstigt. Dabei nimmt die Dichte der Knochen ab, sie werden porös und instabil, die Bruchgefahr wächst.
- Das Herz wird überstrapaziert.
- Ab einem bestimmten Schwellenwert wirkt Cortisol entzündungsfördernd und bewirkt Schmerzen, Müdigkeit und eine gestörte Darmflora.
- Wenn die Nebennieren durch chronischen Stress erschöpft sind, wird die Cortisolproduktion durch den Abbau von Progesteron aufrechterhalten. Folge: Es liegt ein Progesteronmangel vor.

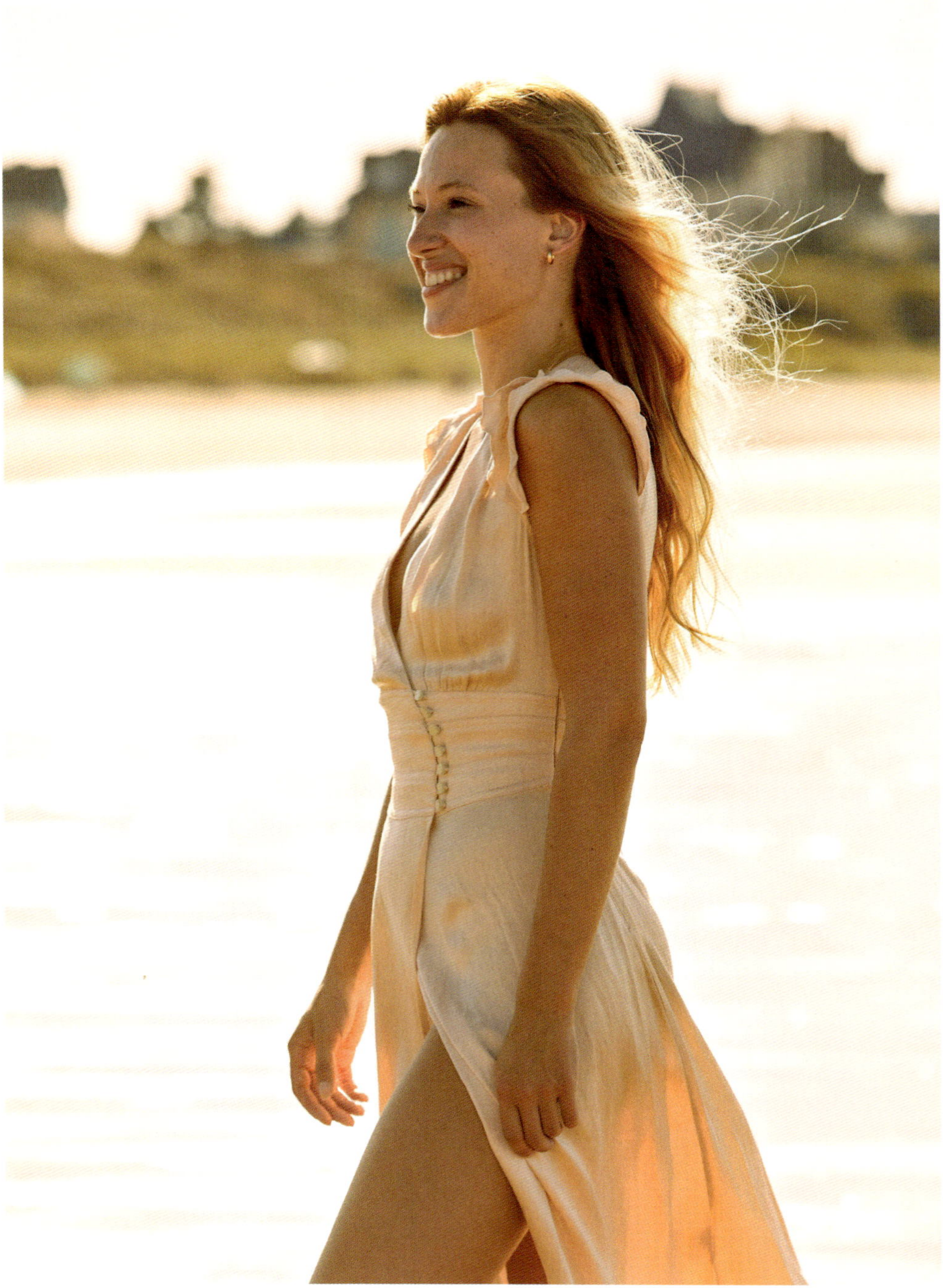

⊙ Anzeichen für einen erhöhten Cortisolspiegel

Es gibt eine Vielzahl an Symptomen, die auf einen zu hohen Cortisolspiegel hinweisen: Stimmungsschwankungen, Müdigkeit, Konzentrations- oder Gedächtnisschwäche, Bluthochdruck, Heißhunger auf Süßes, Gewichtszunahme (insbesondere im Bauchbereich), Einschlafprobleme usw.

Diese Symptome können gelindert, zum Teil sogar beseitigt werden, wenn die Cortisolwerte im Normbereich sind und bleiben.

⊙ Unsere Hormone im Fokus

Zwar sprechen wir beim Thema Stress primär von Cortisol, doch ist es nicht das einzige Hormon, das unsere Stimmung beeinflusst. Adrenalin, Oxytocin und Vasopressin sind ebenso wichtig. Nun könnte man meinen, dass diese Substanzen uns schaden wollen, dabei ist das Gegenteil der Fall! Wenn uns die Hormone in schwierigen oder verwirrenden Situationen überschwemmen, dann deshalb, weil sie uns alarmieren, also auf Gefahren aufmerksam machen sollen. Das ermöglicht es uns, unser Verhalten anzupassen und entsprechend mit »fight«, »flight« oder »freeze« (Kampf, Flucht oder Erstarren) zu reagieren.

ZEIT FÜR EINEN CHECK-UP

Zusätzlich zu deinen eigenen Beobachtungen und Maßnahmen – mit Stomach Vacuum, Bewegung, Selbstmassage usw. stellst du die Verbindung zu deinen Gefühlen, deinem Hormonsystem und deiner Intuition wieder her, was das Stressniveau senkt – kannst du dir mithilfe verschiedener Laboruntersuchungen Klarheit verschaffen: Es gibt Blut-, Urin- oder Speicheltests.

Diese Untersuchungen geben dir Aufschluss über deinen Cortisolspiegel sowie dessen Entwicklung im Tagesverlauf: Er sollte morgens zwischen ca. 6 und 8 Uhr am höchsten sein (individuelle Schwankungen sind möglich) und im Laufe des Tages sinken, um gegen Mitternacht seinen Tiefststand zu erreichen (siehe S. 36).

⊙ So senkst du deinen Cortisolspiegel

Wenn du deinen Cortisolspiegel senken willst, musst du zunächst lernen, deinen Stress zu reduzieren, zu bewältigen und abzubauen – zum Beispiel durch Sport, regelmäßige Pausen, Atemübungen, Meditieren, Aufgaben delegieren, Organisation, Schreiben und dadurch, dass du Zeit im Freien beziehungsweise in der Natur verbringst. Zudem solltest du dich jeden Tag mindestens 15 Minuten lang dem natürlichen Licht der Sonne aussetzen (am besten morgens oder mittags), um insbesondere die Vitamin-D-Produktion zu steigern.

Auch Pflanzen haben sich bewährt:

- ➡ Ashwagandha: Die sogenannte Schlafbeere soll revitalisierend und stärkend wirken und die Stressresistenz erhöhen, sie soll durch die Senkung des Cortisolspiegels die Hormonsynthese fördern.
- ➡ Melisse: Sie soll beruhigend auf das Nervensystem und den Verdauungstrakt wirken und auch beim Einschlafen helfen.
- ➡ Rhodiola: Sie wirkt anregend und hilft, stressinduzierte Müdigkeit zu bekämpfen. Zudem unterstützt sie den Körper bei der Bewältigung von emotionalem Stress.
- ➡ Safran: Er gilt als Angstlöser, Entspannungsmittel und Antidepressivum und hilft, das emotionale Gleichgewicht zu regulieren und Schlaflosigkeit zu bekämpfen.
- ➡ Griffonia (afrikanische Schwarzbohne): Aufgrund ihrer angeblichen Wirkung auf den Serotoninspiegel (das sogenannte Glückshormon) werden ihr regulierende und angstlösende Kräfte nachgesagt.

Du kannst auch Magnesium als Nahrungsergänzung einnehmen. Es handelt sich um einen lebensnotwendigen Mineralstoff, der von Natur aus in unseren Körperzellen (u. a. Knochen, Muskeln) vorkommt und unser Nervensystem maßgeblich unterstützt. Da unser Körper Magnesium nicht selbst produzieren kann, müssen wir es täglich in ausreichender Menge über eine ausgewogene Nahrung aufnehmen.

VORSICHT!

Für die Behandlung mit pflanzlichen Wirkstoffen und Magnesium gelten einige Kontraindikationen. Deshalb solltest du vor der Einnahme unbedingt den Rat deines Arztes einholen.

Du kannst dich außerdem an eine Fachärztin oder einen Facharzt (Ernährungsmedizin, Gynäkologie, Endokrinologie usw.) oder eine*n Naturheilpraktiker*in wenden.

Bei deiner Ernährung solltest du bevorzugt zu »guten« Fetten, also Omega-3-Fettsäuren, greifen. Diese finden sich in fettreichen Fischsorten (wähle dabei kleine Fische, weil sie weniger Schwermetalle enthalten, wie Sardine, Makrele, Sardelle usw.), Chiasamen, Raps-, Lein- und Hanföl... Obst und Gemüse sollten grundsätzlich Bestandteil jeder Mahlzeit sein, um deine Antioxidantien (»Radikalfänger«) aufzustocken. Meide hingegen Süßigkeiten, rotes Fleisch, Fertiggerichte und andere stark verarbeitete Nahrungsmittel (wie Wurstwaren oder Snacks) sowie Milchprodukte.

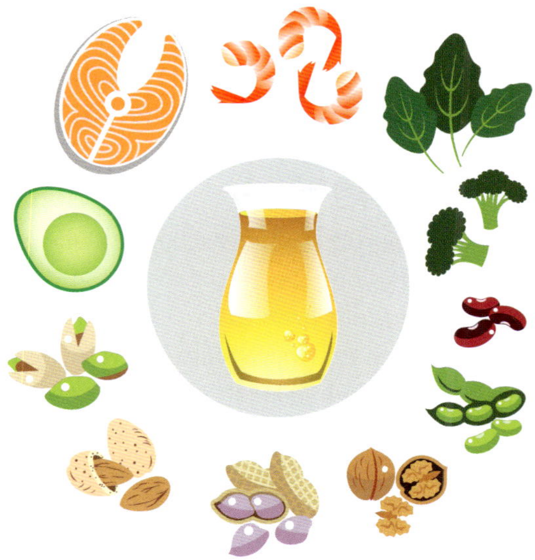

Eine erfolgreiche Stressbewältigung ist für unsere Gesundheit und unser hormonelles Gleichgewicht essenziell. Die kurz- und langfristigen negativen Folgen von Stress haben Auswirkungen auf alle Körperbereiche und -funktionen. Stress ist der Auslöser zahlreicher Krankheiten und kann Krankheitsverläufe verschlimmern. Auch wenn sich Stress im modernen Leben kaum vermeiden lässt, so müssen wir zumindest lernen, ihn in erträglichen Grenzen zu halten und seine schädlichen Auswirkungen auf unseren Körper zu minimieren!

Stomach Vacuum und die weibliche Gesundheit

Stomach Vacuum ist weit mehr als ein gutes Bauchmuskeltraining – es hat darüber hinaus viele nicht zu unterschätzende Vorzüge für die Gesundheit von uns Frauen. Seine Einbindung in ein ganzheitliches Lebenskonzept trägt wesentlich zur Förderung des weiblichen Wohlbefindens bei.

Im Folgenden gebe ich dir einen Überblick der Vorteile von Stomach Vacuum für den weiblichen Körper, allerdings ohne Anspruch auf Vollständigkeit.

⊙ Ein gesunder Beckenboden

Der Beckenboden ist eine Muskelgruppe, die zwischen Scham- und Steißbein liegt und die Beckenorgane stützt. Die Stärkung des Beckenbodens ist äußerst wichtig, insbesondere nach einer Entbindung, um Problemen wie Blasenschwäche oder Organsenkungen vorzubeugen. Beim Stomach Vacuum wird der Beckenboden durch die Aktivierung der tief liegenden Bauchmuskulatur indirekt gestärkt.

⊙ Linderung von Regelschmerzen und PMS

Stomach Vacuum fördert die Durchblutung in der Bauchregion durch eine gezielte Muskelanspannung. Dadurch wird die Verengung der Blutgefäße verringert und somit Menstruationsschmerzen gelindert. Darüber hinaus trägt die Stimulation der Muskeln dazu bei, PMS-Symptome wie Reizbarkeit und Wassereinlagerungen zu reduzieren.

⊙ Nach der Geburt

Während der Schwangerschaft und nach der Geburt verändert sich die Bauchmuskulatur erheblich. Stomach Vacuum ist auf die Tiefenmuskulatur ausgerichtet und bietet sich als sanftes Training zur Reaktivierung dieser Muskeln an, ohne sie übermäßig zu belasten. Dadurch wird der Bauch gestrafft und das Risiko einer sogenannten Diastase (»Auseinanderweichen«) verringert, die nach der Schwangerschaft in Form eines Spalts zwischen den Bauchmuskeln auftreten kann.

⊙ Hilfe bei Endometriose und dem Polyzystischen Ovarialsyndrom (PCOS)

Endometriose und PCOS werden mit einer Entzündung des Unterbauchs und/oder des gesamten Körpers in Verbindung gebracht. Durch die Entlastung der Bauchregion kann Stomach Vacuum diese Entzündungen lindern, was für betroffene Frauen eine Befreiung sein kann. Es ist jedoch kein Ersatz für eine medizinische Behandlung!

⊙ Ein ganzheitlicher Ansatz für die Gesundheit der Frauen

Indem wir Stomach Vacuum in einen ganzheitlichen Ansatz für die weibliche Gesundheit einbinden, erkennen wir die Zusammenhänge zwischen Bauchgesundheit, Hormonregulierung und Stressbewältigung an. Die Methode wird so zu einem Teil einer ganzheitlichen Routine, die die physische und psychische Realität der Frau berücksichtigt. Stomach Vacuum erlaubt es Frauen, eine positive Beziehung zu ihrem Körper zu pflegen und gleichzeitig die wichtigsten Gesundheitsthemen anzugehen.

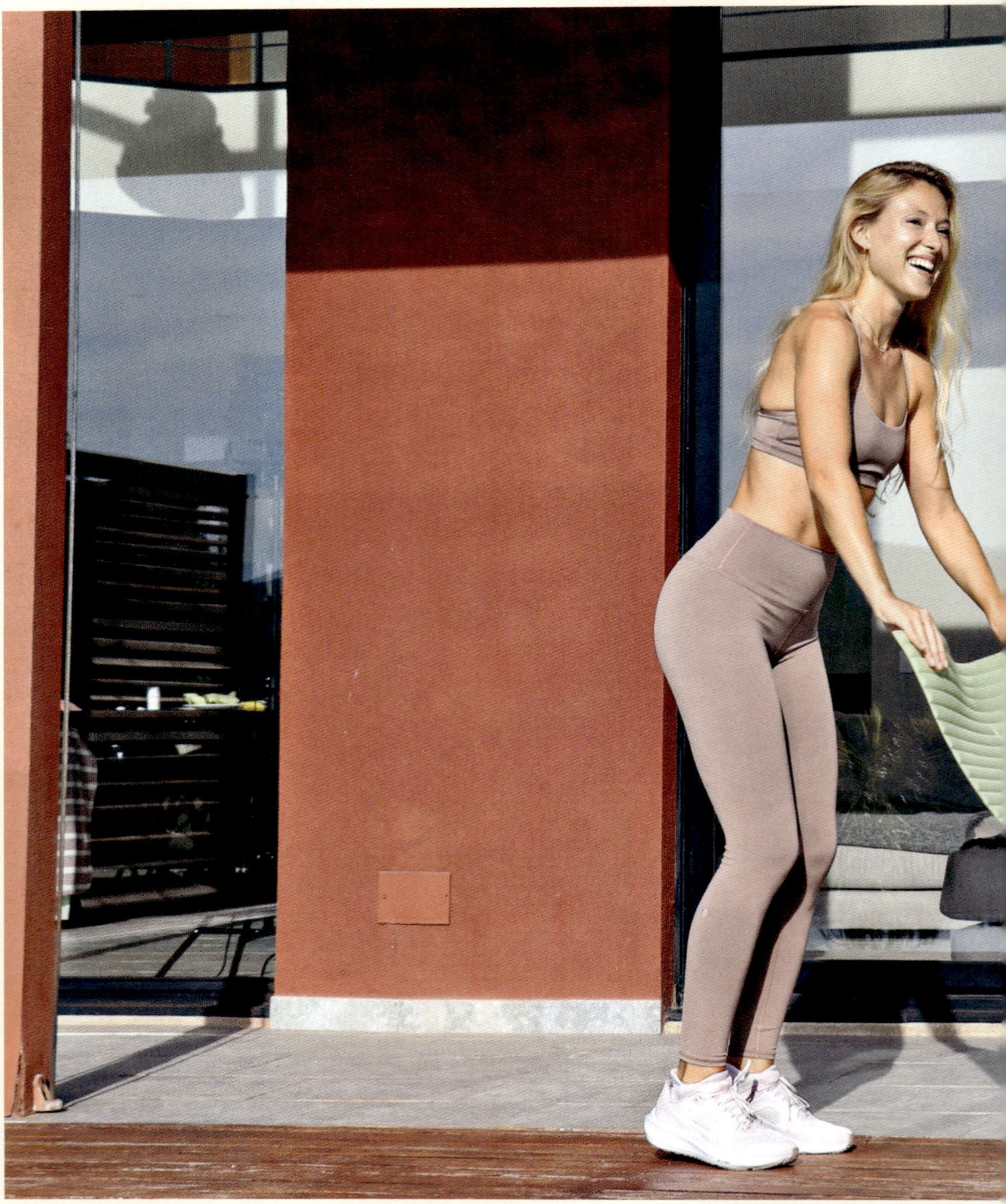

Teil 2

Dein Workout-Plan

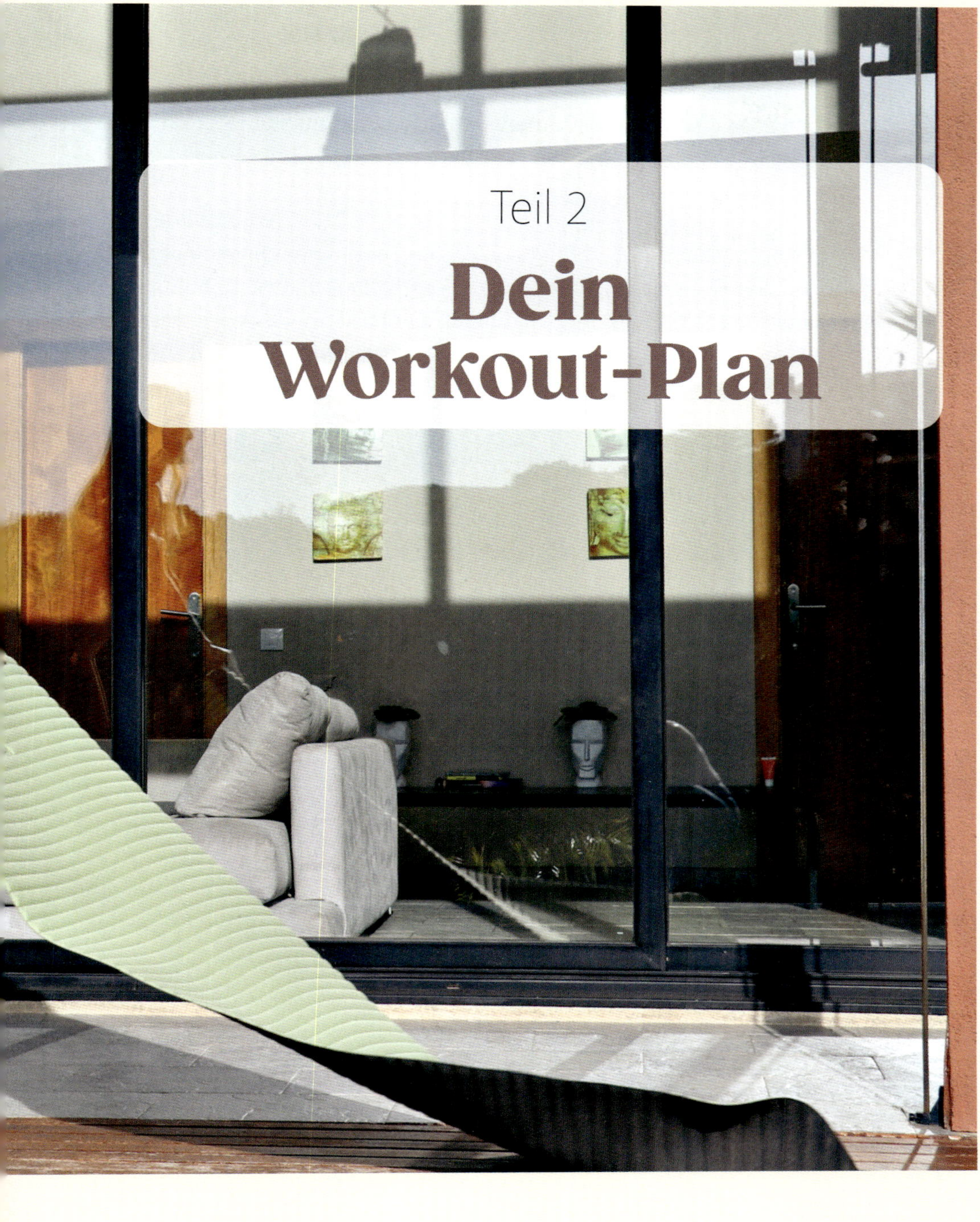

Die Stomach-Vacuum-Varianten im Test

Nachdem ich dir die theoretischen Grundlagen und Vorteile von Stomach Vacuum dargestellt und erklärt habe, wollen wir uns das Ganze in der Praxis ansehen.

Wie bereits gesagt simuliert Stomach Vacuum eine Einatmungsbewegung beim Luftanhalten mit leerer Lunge. Diese Technik kannst du auf unterschiedliche Arten ausführen. Ich möchte dir drei Methoden vorstellen, die du ausprobieren kannst, bevor du dann deinen Favoriten wählst. Doch ehe wir loslegen, müssen wir uns unbedingt noch mit dem Kraftzentrum beschäftigen.

WAS IST DAS KRAFTZENTRUM?

Mit diesem Begriff ist schlicht und einfach die Mitte des Körpers gemeint: Sie umfasst die Muskulatur im Bauch- und unteren Rückenbereich, die Gesäßmuskeln, das Becken, den Beckenboden, das Zwerchfell sowie die Tiefenmuskulatur, die die Wirbelsäule umschließt.

Ein starkes Zentrum verbessert das Gleichgewicht und die Körperhaltung, verringert außerdem das Verletzungsrisiko und lindert etwaige Rückenschmerzen.

Daher ist es besonders wichtig, dass wir unser Kraftzentrum nicht vernachlässigen!

⊙ Das Kraftzentrum bewusst wahrnehmen

- Lege dich auf den Rücken und lege deine Hände auf das Zentrum.
- Atme tief ein.
- Atme langsam aus und spanne dabei die Schließmuskeln an, als würdest du den Drang, auf die Toilette zu gehen, zurückhalten (»verheben«). Gleichzeitig spannst du die Bauchmuskeln an und saugst dabei den Bauch nach innen und nach oben. Finde deinen *Scoop*: Stelle dir einen breiten Gurt vor, der deine gesamte Mitte umschließt und den du nun aktivierst.
- Wiederhole die Übung mehrmals in aller Ruhe.

Dabei führst du eine »hypopressive« Bauchübung aus, das heißt, du lässt deine Muskeln arbeiten, ohne dabei Druck auf Organe, Eingeweide, Beckenboden, Wirbelsäule usw. auszuüben.

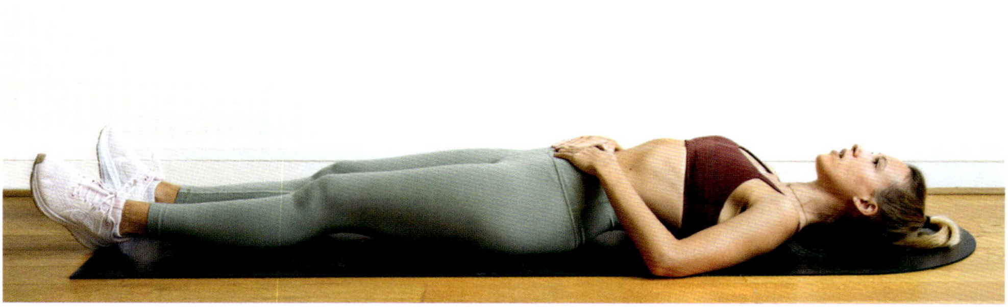

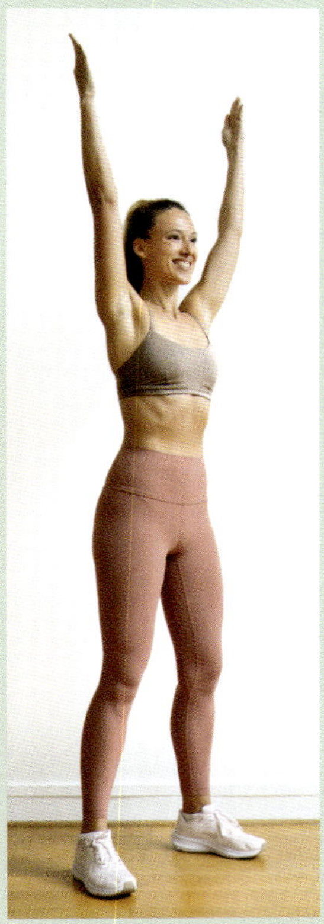

DER SCOOP

Der *Scoop* ist ein Basiskonzept, eine Schlüsselbewegung im Pilates, bei der die Bauchmuskulatur beim Ausatmen einen Sog nach innen und nach oben erfährt und dadurch aktiviert wird. Stell dir vor, du versuchst eine High-Waist-Hose zu schließen, die dir ein bisschen zu klein ist!
Die Anspannung beginnt im Beckenboden und breitet sich anschließend in der gesamten Bauchmuskulatur aus.

Die Übung fällt dir schwer und du bist bei den Bewegungen unsicher? Versuche es im Vierfüßlerstand:

- Bringe deinen Rücken in eine neutrale Stellung – mach weder einen Rundrücken, noch falle ins Hohlkreuz. Dein Nacken ist lang, die Haltung entspannt.
- Atme ruhig und natürlich in den Bauch ein. Spüre, wie dein Bauch sich wölbt und die Rippen auseinandergehen.
- Atme tief durch den Mund aus und ziehe dabei den Bauch ein. Dein Beckenboden ist aktiviert. Die Rippen ziehen sich wieder zusammen.
- Wiederhole die Bewegung mehrmals in aller Ruhe.

Es handelt sich um eine Variante der hypopressiven Bauchübung, deren Ausführung während der Schwangerschaft, nach der Geburt sowie bei einer Diastase (Auseinanderweichen der geraden Bauchmuskeln, häufig nach der Schwangerschaft) leichter fällt.

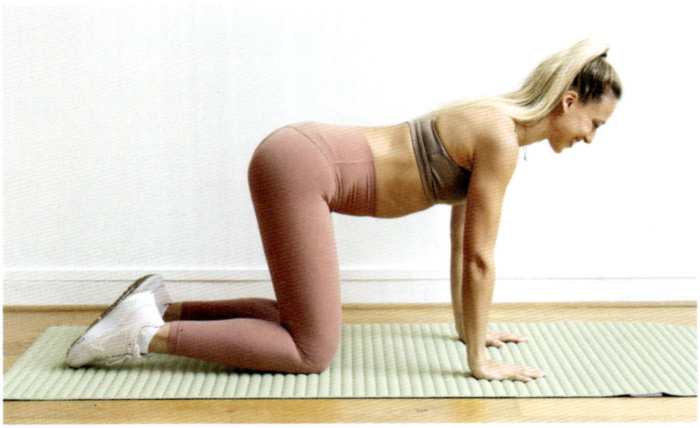

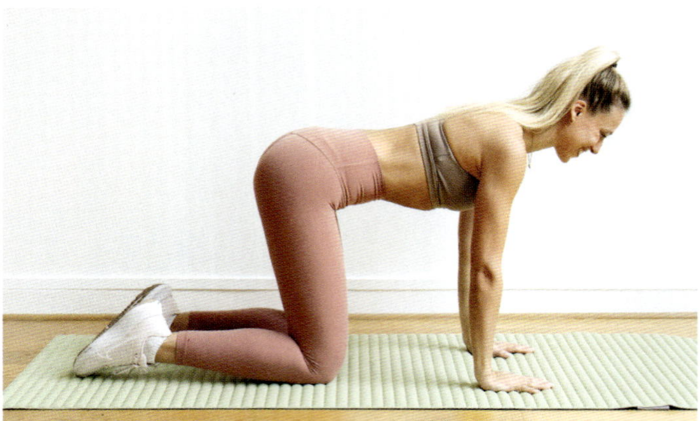

⊙ Stomach Vacuum im Stehen

- Deine Füße stehen hüftbreit auseinander und sind fest im Boden verankert. Atme tief ein.
- Mache dich groß, gib deinem Körper Raum.
- Atme die gesamte Luft durch den Mund wieder aus.
- Kippe das Becken bei Bedarf nach innen und aktiviere deinen Beckenboden.
- Presse die Bauchdecke gegen die Rückenwand, sauge dabei deinen Nabel möglichst nach innen und nach oben ein. Möglicherweise spürst du es sogar bis in den Hals.
- Drücke in leicht gebeugter Stellung mit den Händen kräftig gegen deine Oberschenkel. Führe nun die falsche Einatmung aus (also ohne tatsächlich Luft zu holen).
- Bleibe möglichst lange in dieser Haltung, ohne etwas zu erzwingen. Löse nun die Spannung.
- Nimm mehrere ruhige und tiefe Atemzüge, um in deinen Atemrhythmus zurückzufinden.

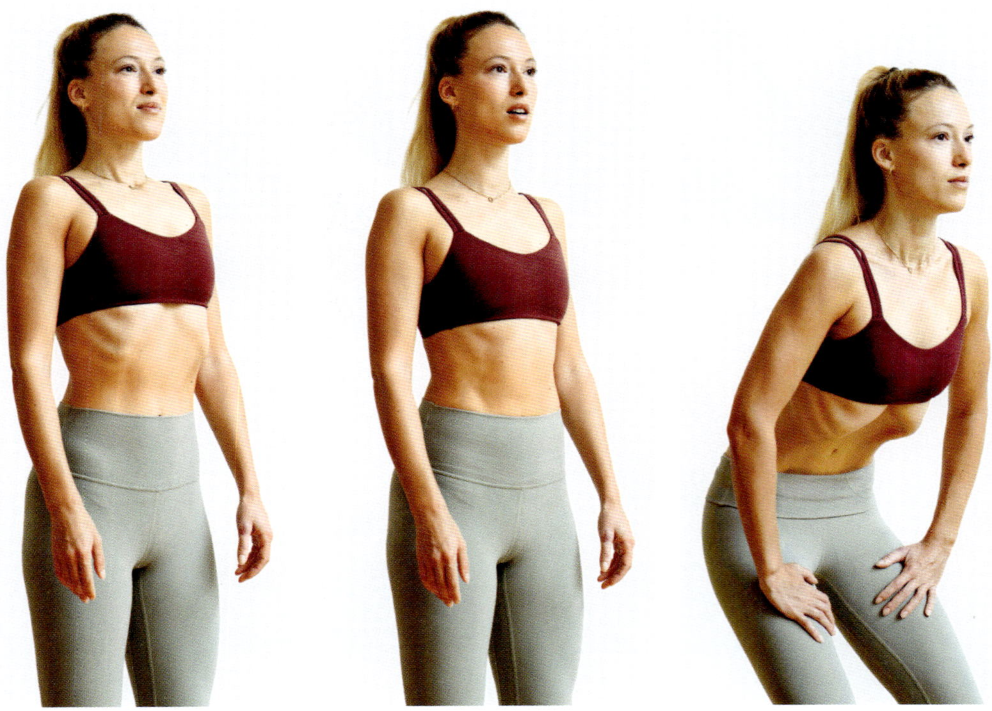

⊙ Stomach Vacuum im Liegen

Manchen Menschen mag es leichter fallen, Stomach Vacuum im Liegen zu erlernen und zu spüren.

- ➡ Lege dich mit dem Rücken auf die Matte. Deine Beine sind gestreckt oder angewinkelt.
- ➡ Atme tief ein, mache dich dabei möglichst groß.
- ➡ Atme die gesamte Luft durch den Mund wieder aus und kippe das Becken bei Bedarf nach innen.
- ➡ Das Luftanhalten fällt dir möglicherweise leichter, wenn du mit beiden Händen gegen deine Oberschenkel drückst.
- ➡ Führe die Übung Stomach Vacuum im Atemstillstand aus. Der Bauch wird zwischen die Rippen eingesogen. Spüre dabei in dich hinein.
- ➡ Löse die Spannung und finde ruhig in deinen Atemrhythmus zurück.

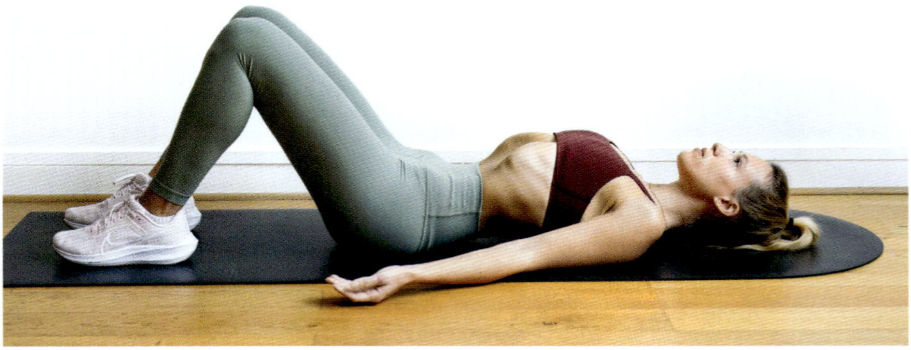

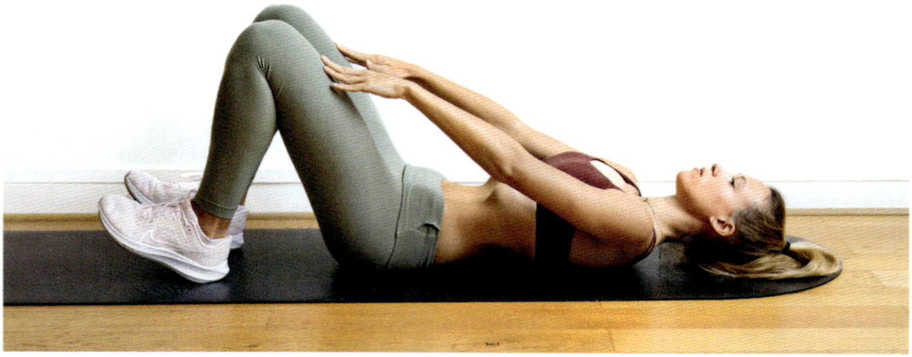

⊙ Stomach Vacuum auf den Knien

Eine weitere Variante ist Stomach Vacuum auf den Knien.

- → Deine Knie sind hüftbreit auseinander und fest im Boden verankert. Für eine etwas größere Bequemlichkeit können die Knie auf einem kleinen Kissen ruhen. Atme tief ein und mache dich groß.
- → Atme die gesamte Luft durch den Mund wieder aus.
- → Kippe das Becken nach innen, drücke mit beiden Händen kräftig gegen deine Oberschenkel. Aktiviere deinen Beckenboden und führe die falsche Einatmung aus, bleibe dabei im Atemstillstand. Sauge den Bauch möglichst nach innen und nach oben ein. Stelle dir vor, wie dein Bauchnabel zwischen die Rippen wandert. Bei Bedarf kannst du auch deinen Rücken ein wenig runden.
- → Löse die Spannung und finde in deinen Atemrhythmus zurück.

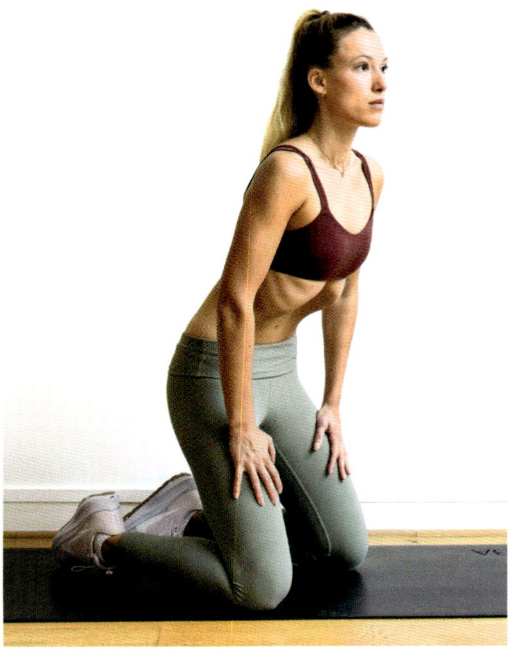

TIPP

Du kannst dir nicht vorstellen, einzuatmen, ohne dabei Luft zu holen? Führe die Übung in deiner Lieblingsposition aus und halte dir dabei die Nase zu.

Atme tief ein und durch den Mund wieder aus. Halte dir dann mit einer Hand die Nase zu, mit der anderen drückst du auf deinen Oberschenkel. Versuche dann, mit zugehaltener Nase und geschlossenem Mund einzuatmen. Spüre, wie dein Zwerchfell nach oben wandert und dein Bauch dadurch mehr Raum hat, um unter die Rippen eingesogen zu werden.

Lass dich nicht entmutigen! Aller Anfang ist schwer, doch mit der Zeit wird dir die Übung immer leichter fallen. Bleib dran, es lohnt sich!

In einem Monat zur richtigen Atemtechnik und zum Muskelaufbau!

Das 30-tägige Trainingsprogramm basiert auf der Stomach-Vacuum-Methode und umfasst abwechslungsreiche Übungen zum Stressabbau – und für einen durchtrainierten, flachen Bauch!

Unser Stomach-Vacuum-Training beinhaltet auch ergänzende Einheiten wie Bauchmuskeltraining, dynamisches Krafttraining, Pilates und andere, die für ein rundum bestes Erlebnis und Ergebnis sorgen.

KLEINE ANMERKUNG AM RANDE

Gemäß Gesundheits- und Sportexperten werden hypopressive Bauchübungen ohne Druck nach unten oder nach außen auf die Organe, den Beckenboden, den Bauch usw. ausgeführt. Die Methode der Hypopressiven Bauchgymnastik (GAH) wurde von Dr. Marcel Caufriez entwickelt, der sich viele Jahre mit der postnatalen Therapie befasste. Die Übungen in meinem Trainingsprogramm mögen mit dieser Methode Ähnlichkeiten aufweisen, unterscheiden sich aber dennoch davon.

⊙ Tägliches Training in nur 7 Minuten!

Das Programm sieht für jeden Tag eine besonders effektive Einheit von ca. 7 Minuten Dauer vor, die du am besten nach dem Aufstehen auf nüchternen Magen ausführst, aber erst nachdem du ausreichend getrunken hast.

Die Trainingseinheiten beinhalten alle eine Stomach-Vacuum-Übung, die dich dazu ermutigt, mit der Zeit länger durchzuhalten, außerdem hypopressive und »normopressive« Bauchübungen (Letztere werden im Pilates praktiziert und sollen weder Druck mindern noch erhöhen), verschiedene Formen des Krafttrainings sowie Pilates-Varianten. Das Training soll alle im Buch genannten Aspekte in sich vereinen: tiefe Atmung, Streckung der Wirbelsäule, dreidimensionale Atmung (siehe Seite 62), Aktivierung der schrägen Bauchmuskulatur und des Beckenbodens, interne Massage und Entwässerung, wohltuende Wirkung auf Verdauung und Blähbauch …

ERST MAL AUFWÄRMEN!

Nimm dir die Zeit für Aufwärmübungen, bevor du mit deinem Tagestraining beginnst, damit dein Körper langsam in Schwung kommt.

Strecke dich in die Länge, neige den Kopf nach rechts und links, um die Halswirbel zu aktivieren, kreise deine Schultern, massiere deine Handgelenke …

Dabei die tiefe Atmung nicht vergessen!

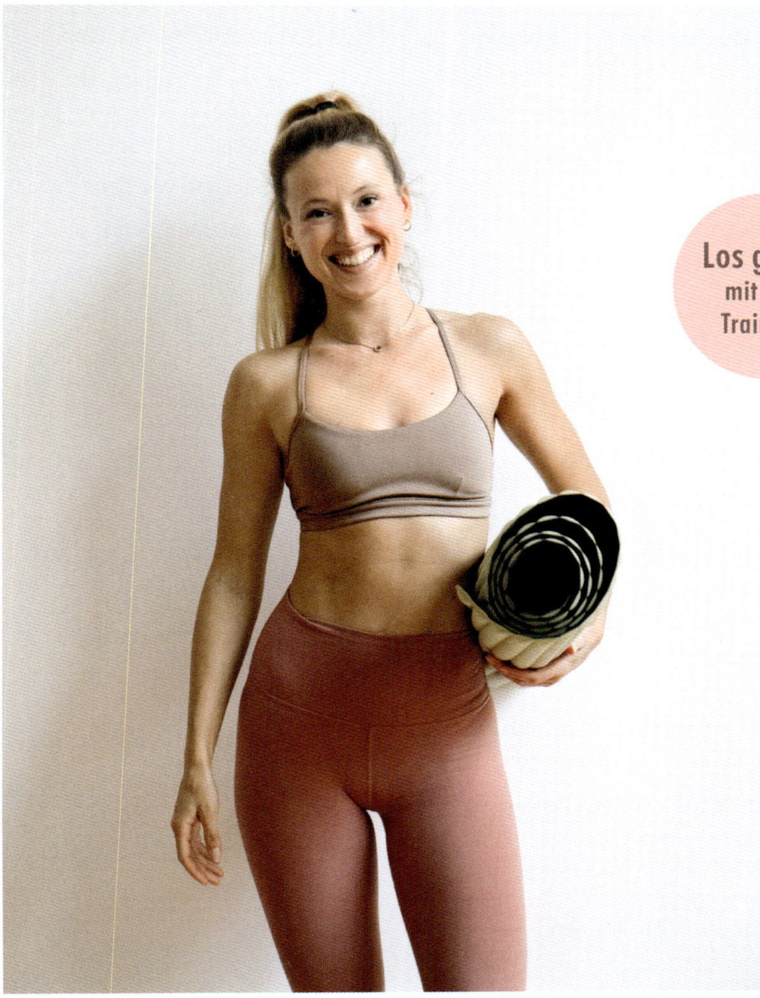

Los geht's mit dem Training!

1. Stomach Vacuum

in Rückenlage

5 ×

- Lege dich auf den Rücken, deine Schultern sind locker, der Nacken ist lang und die Wirbelsäule gestreckt, das Becken liegt in Neutralstellung auf dem Boden. Deine Beine sind entweder ausgestreckt oder angewinkelt.
- Beginne mit ein paar tiefen Atemzügen, um dich auf die Übung einzustimmen.
- Atme tief ein, strecke dabei deine Wirbelsäule. Die Rippen gehen auseinander.
- Atme durch den Mund wieder aus.
- Am Ende der Ausatmung aktivierst du deinen Beckenboden und startest mit dem Stomach Vacuum. Sauge deinen Bauchnabel möglichst nach innen und nach oben ein.
- Als Stütze kannst du deine Hände gegen die Oberschenkel drücken (wie ich auf dem Foto) und dein Becken leicht nach innen kippen.
- Halte die Position und den Atem für ca. 10 Sekunden, dann löse die Spannung.
- Atme ein paar Mal tief durch.
- Führe die Übung 5 Mal aus.

Tag 1

2. Die hypopressive Bauchübung

im Vierfüßlerstand

5 ×

- Gehe in den Vierfüßlerstand, deine Hände stehen unter den Schultern und die Knie unter den Hüftgelenken, der Nacken ist lang, die Schultern weg von den Ohren.
- Atme tief in den Bauch ein und lasse ihn sich im Boden entfalten.
- Atme aus und ziehe dabei die schrägen Bauchmuskeln, den Bauch und den Beckenboden nach oben (als wolltest du sie gegen deine Wirbelsäule pressen). Aktiviere den gesamten Bereich während der ganzen Länge der Ausatmung.
- Führe die Übung 5 Mal aus.

ANOUKS QUICK-TIPP

Ich empfehle dir Vorher/Nachher-Bilder von dir zu machen (frontal und im Profil), damit du die Effekte des Trainings auf deinen Körper besser erkennen kannst.

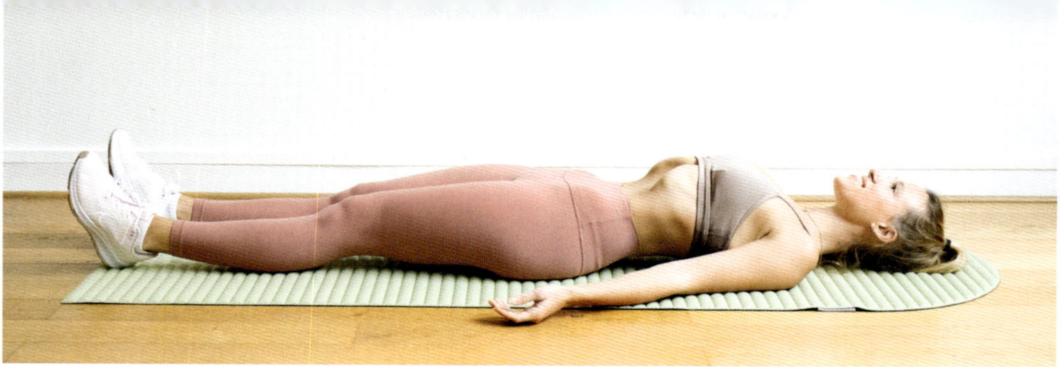

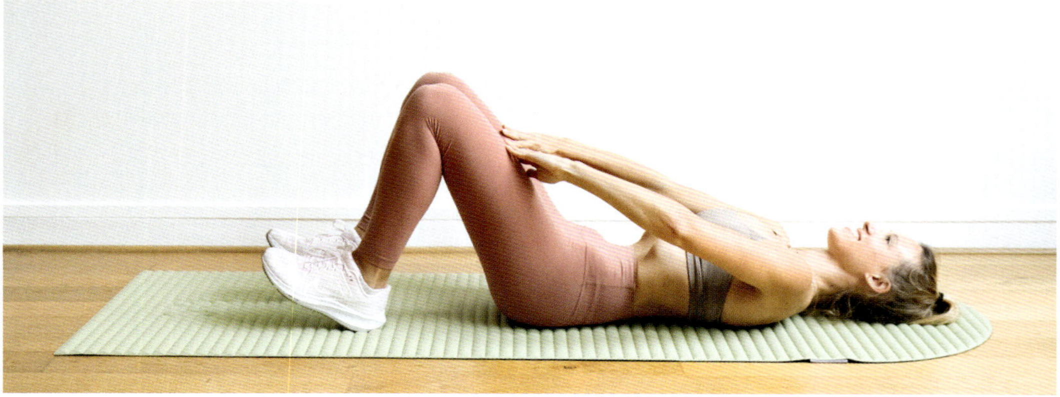

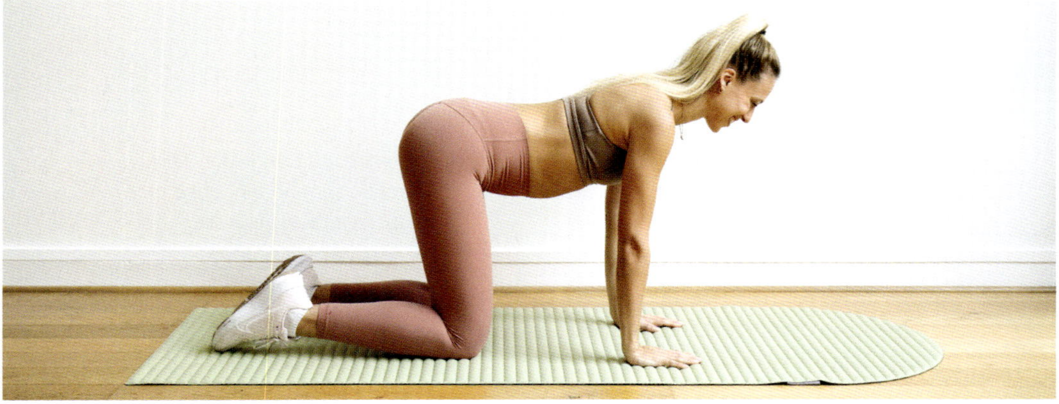

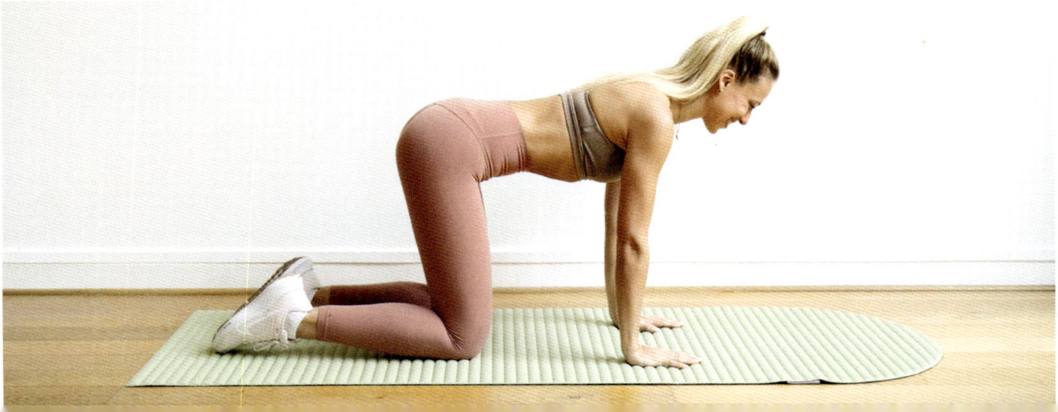

3. Das dynamische Krafttraining

Plank auf den Knien

5 ×

- Geh in die Plank-Position (»Unterarmstütz«) auf den Knien: Unterarme und Hände liegen flach auf dem Boden, der Nacken ist lang, die Schultern sind locker. Die Hände drücken in den Boden.
- Atme tief in den Bauch ein. Der Bauch ist vollkommen entspannt.
- Atme aus und ziehe dabei die schrägen Bauchmuskeln, den Bauch und den Beckenboden nach oben. Aktiviere den gesamten Bereich während der ganzen Länge der Ausatmung.
- Führe die Übung 5 Mal aus.

Tag 1

4. Pilates

in Rückenlage

10 × pro Seite

- Lege dich auf den Rücken, die Schultern sind locker, der Nacken und die Wirbelsäule gestreckt, das Becken liegt in Neutralstellung auf dem Boden.
- Versuche, das Becken nicht nach innen zu kippen (verkürzte Lendenwirbelsäule) und den Rücken nicht zu krümmen (verkürzte vordere und innere Oberschenkel).
- Atme tief ein.
- Atme aus und ziehe mithilfe der Bauchmuskeln ein Bein im 90-Grad-Winkel nach oben. Spüre den *Scoop* im Unterbauch und aktiviere deinen Beckenboden.
- Atme ein und bringe das Bein gestreckt zum Boden. Der Bauch ist durchgehend aktiviert.
- Führe die Übung 10 Mal auf jeder Seite aus.

DAS BECKENKIPPEN

Wenn das Schambein nach vorne ausgerichtet ist, spricht man von einem »gekippten Becken«.

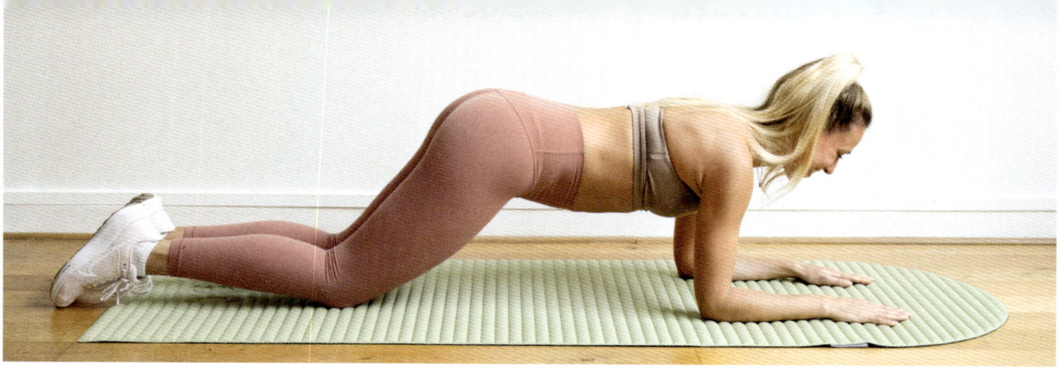

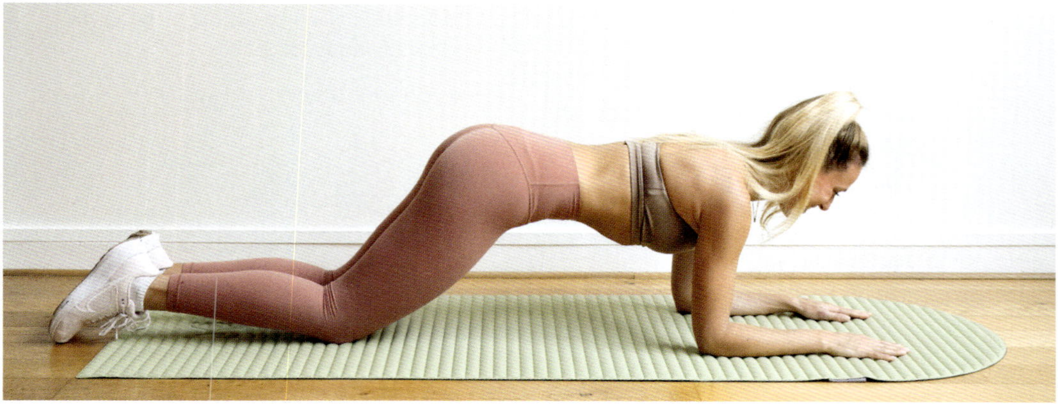

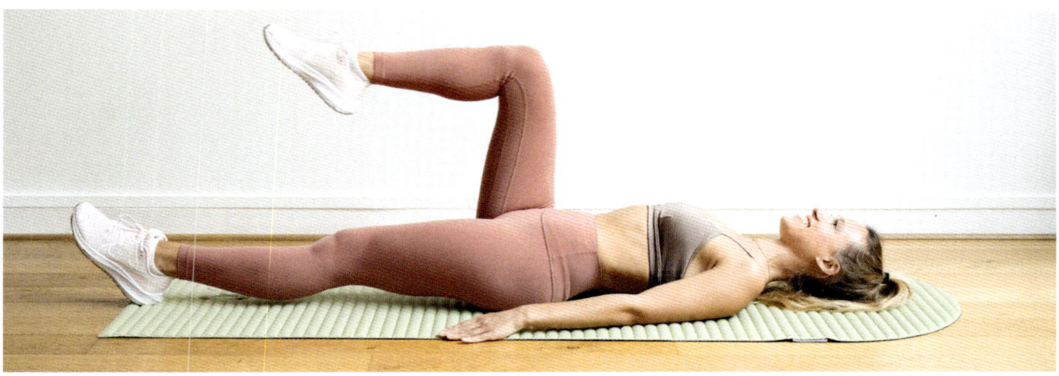

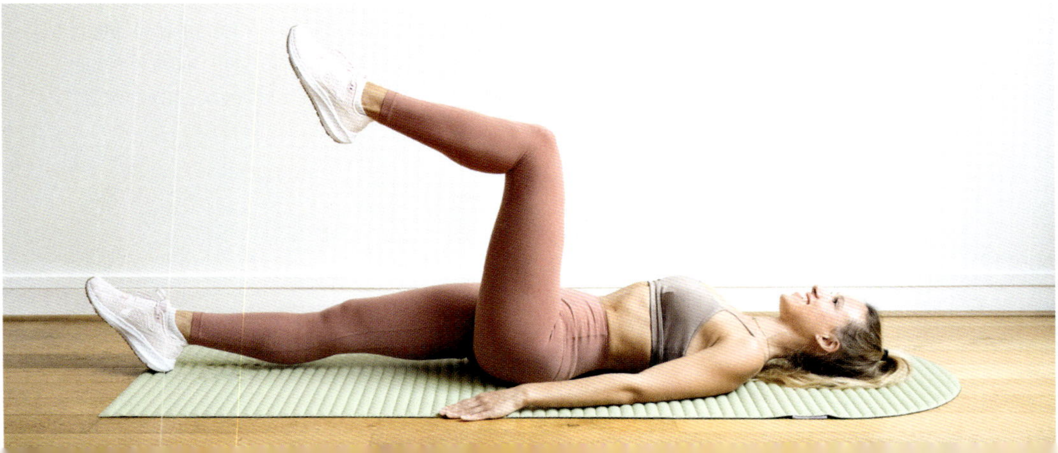

Tag 2

1. Stomach Vacuum

auf den Knien

5 ×

- Knie dich auf eine Matte (die Knie dürfen auch auf einem Kissen ruhen), die Schultern sind locker, Nacken und Wirbelsäule gestreckt, das Becken ist in Neutralstellung. Atme ein paar Mal durch, um dich zu entspannen.
- Atme tief ein und strecke deine Wirbelsäule (als würde dich eine Schnur am Kopf nach oben ziehen).
- Atme durch den Mund wieder aus, bis deine Lungen leer sind.
- Am Ende der Ausatmung aktivierst du den Beckenboden und startest mit dem Stomach Vacuum. Sauge deinen Bauch möglichst nach innen und nach oben ein. Passe bei Bedarf die Knieposition an oder kippe dein Becken nach vorne. Halte die Spannung für ca. 10 Sekunden und löse sie dann.
- Atme ein paar Mal tief durch, bevor du die Übung fortsetzt.
- Führe die Übung 5 Mal aus.

ANOUKS QUICK-TIPP

Führe das Stomach Vacuum in deiner Lieblingsposition aus.

2. Die hypopressive Bauchübung

in Rückenlage

5 ×

- Lege dich auf den Rücken, deine Beine sind gestreckt oder angewinkelt, die Hände liegen auf deinem Bauch oder auf dem Boden. Beginne mit ein paar Atemzügen, um dich auf die Übung einzustimmen.
- Atme tief in deinen Bauch ein. Der Bauch ist entspannt und wölbt sich nach vorne.
- Atme langsam und kontrolliert aus und aktiviere dabei deine schrägen Bauchmuskeln, den Bauch und den Beckenboden.
- Führe die Übung 5 Mal aus.

DIE AKTIVIERUNG

Häufig spricht man von »Aktivieren« statt von »Anspannen«, um den Aspekt der Flexibilität beim Atmen herauszustellen. Beim Aktivieren wird weder die Atmung blockiert noch sonstige Muskelgruppen unnötig angespannt.

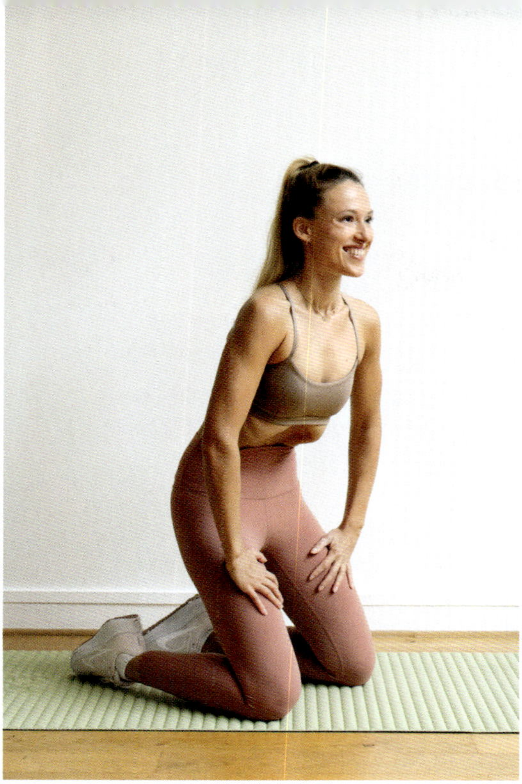

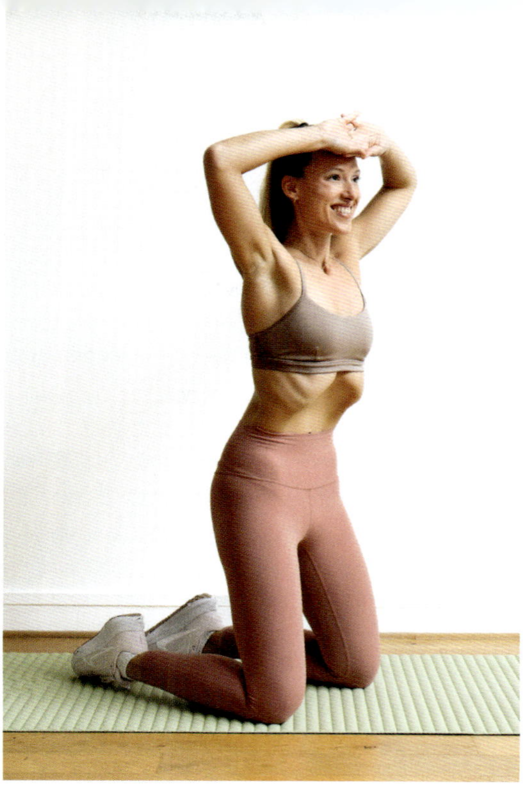

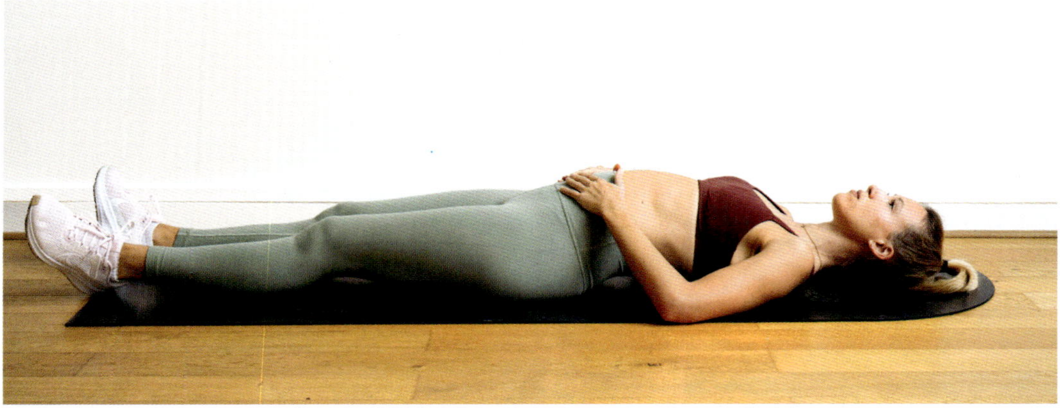

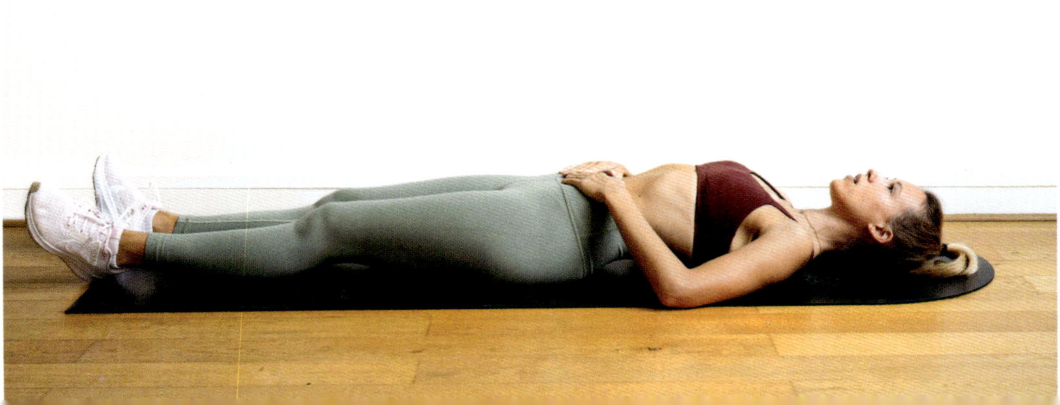

3. Das dynamische Krafttraining

im Vierfüßlerstand
5 × auf jeder Seite

- Gehe in den Vierfüßlerstand, der Nacken ist lang, deine Hände stehen unter den Schultern und die Knie unter den Hüftgelenken, die Schultern weg von den Ohren.
- Atme ein und strecke ein Bein nach hinten, hebe es leicht vom Boden ab. Aktiviere deine schrägen Bauchmuskeln. Der Oberschenkel ist zum Boden gerichtet. Du nimmst dabei eine stabile Position ein. Stell dir vor, dass du ein Glas Wasser auf deinem Rücken balancierst, das nicht herunterfallen darf.
- Atme aus und bringe das Bein wieder in die Ausgangsposition, dabei intensivierst du die Aktivierung der schrägen Bauchmuskeln, des Bauchs und des Beckenbodens. Konzentriere dich dabei ganz besonders auf die Aktivierung deiner Bauchmuskeln. Dies ist eine langsame, tiefenwirksame Übung.
- Führe die Übung 10 Mal im Wechsel aus (immer 5 Mal pro Bein).

---

4. Pilates

in Rückenlage
10 × auf jeder Seite

- Lege dich auf den Rücken, die Arme liegen neben dem Körper, die Beine sind angewinkelt, der Rücken und das Becken in Neutralstellung. Führe eine tiefe Einatmung im Sinne der 3D-Atmung (siehe S. 62) aus. Die Rippen gehen auseinander.
- Spüre den *Scoop* im Unterbauch und aktiviere deinen Beckenboden.
- Atme aus und hebe ein Bein, ziehe es im 90-Grad-Winkel zu dir.
- Atme ein und bringe das Bein wieder in die Ausgangsposition.
- Führe die Übung 20 Mal im Wechsel aus (immer 10 Mal pro Bein). Die Bauchmuskulatur bleibt während der gesamten Übung aktiviert.

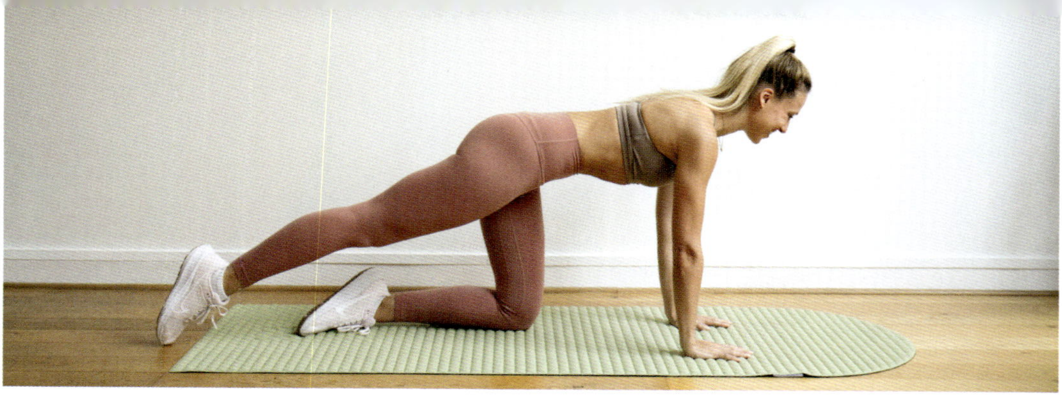

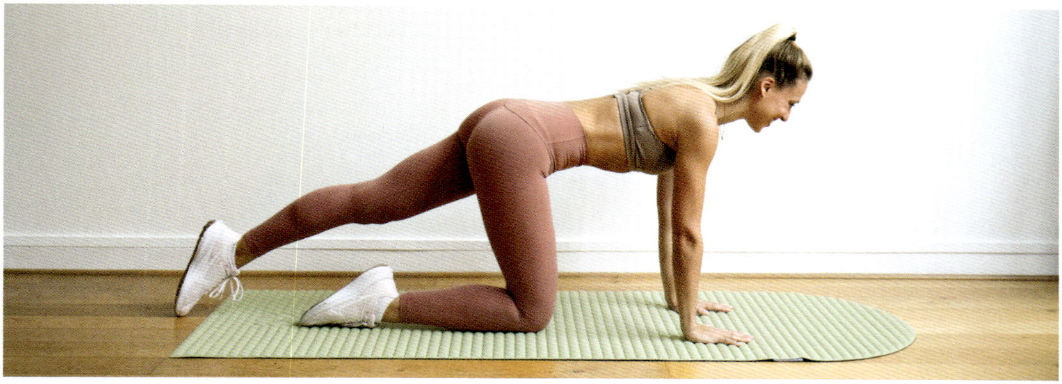

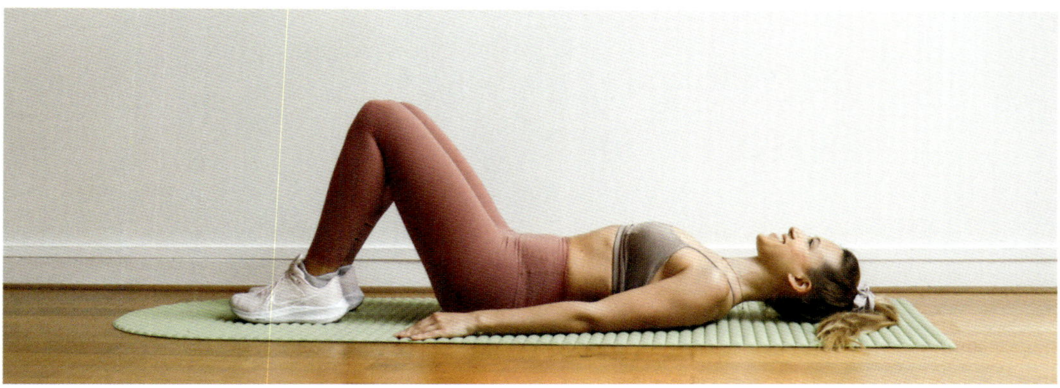

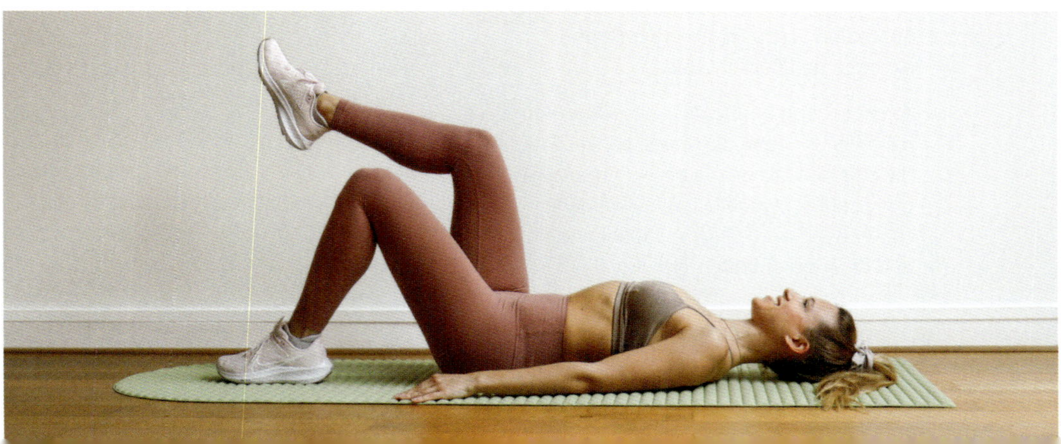

1. Stomach Vacuum

in Rückenlage

5 ×

- Lege dich auf den Rücken, die Beine sind angewinkelt, die Füße liegen flach auf dem Boden und die Hände neben dem Körper, die Schultern sind locker, Nacken und Wirbelsäule gestreckt.
- Lege deine Hände auf die Oberschenkel.
- Beginne mit ein paar tiefen Atemzügen, um dich zu entspannen.
- Atme tief ein, strecke dabei deine Wirbelsäule. Die Rippen gehen auseinander.
- Atme aus und drücke mit deinen Händen leicht auf die Oberschenkel, aktiviere dabei deinen Beckenboden und die schrägen Bauchmuskeln. Die Oberschenkel dienen dir als Stütze, um die Übung zu intensivieren. Sauge deinen Bauch möglichst nach innen und nach oben ein.
- Halte die Position und den Atem für 10 bis 20 Sekunden, dann löse die Spannung. Gesicht und Schultern sind durchweg entspannt.
- Atme ein paar Mal tief durch, bevor du die Übung fortsetzt.
- Führe die Übung 5 Mal aus.

Tag 3

2. Die hypopressive Bauchübung

in Rückenlage

10 ×

- Lege dich auf den Rücken, deine Beine sind gestreckt oder angewinkelt, die Hände sind hinter deinem Kopf ausgestreckt. Führe eine tiefe Einatmung im Sinne der 3D-Atmung aus. Deine Rippen gehen auseinander (der Brustkorb hebt sich dabei nicht).
- Spüre den *Scoop* im Unterbauch und aktiviere den Beckenboden.
- Atme aus und bringe die gestreckten Arme nach vorne neben die Oberschenkel. Presse die Luft raus, als würde dir die Armbewegung sehr schwerfallen. Aktiviere dabei zunehmend die schrägen Bauchmuskeln und den Beckenboden. Der Brustkorb bleibt flach, in einer Linie mit den Oberschenkeln. So bleibst du in der Neutralstellung.
- Führe die Übung 10 Mal aus.

DIE 3D-ATMUNG

Bei dieser Art der Brustatmung werden die Rippen und der Rücken während der Einatmung geweitet. Es kann ein bisschen dauern, bis du diese Bewegung beherrschst: Die Zwischenrippenmuskeln werden üblicherweise nicht so stark beansprucht.

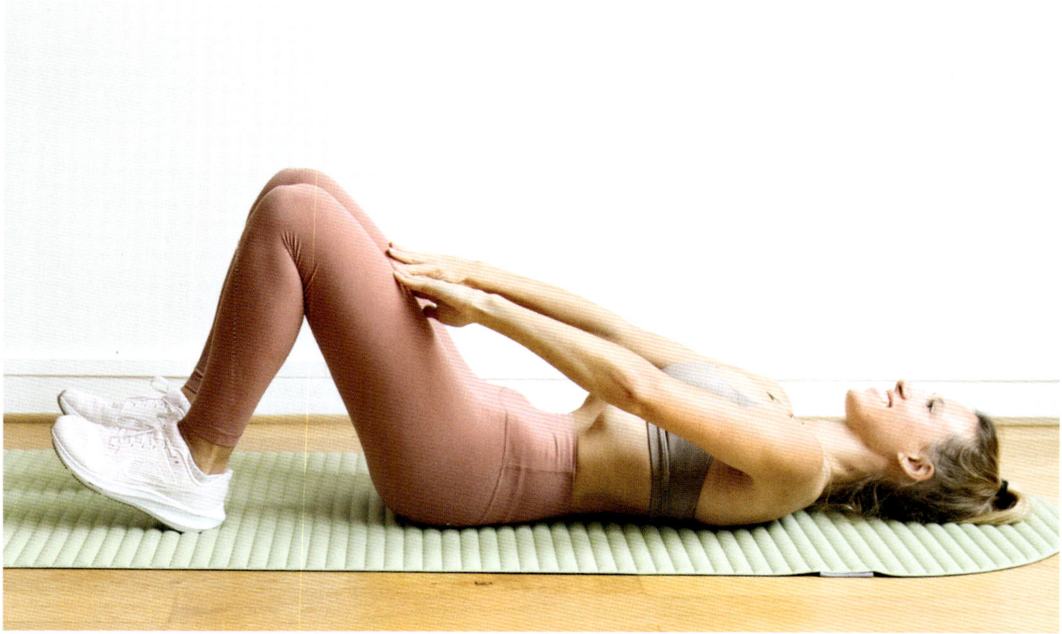

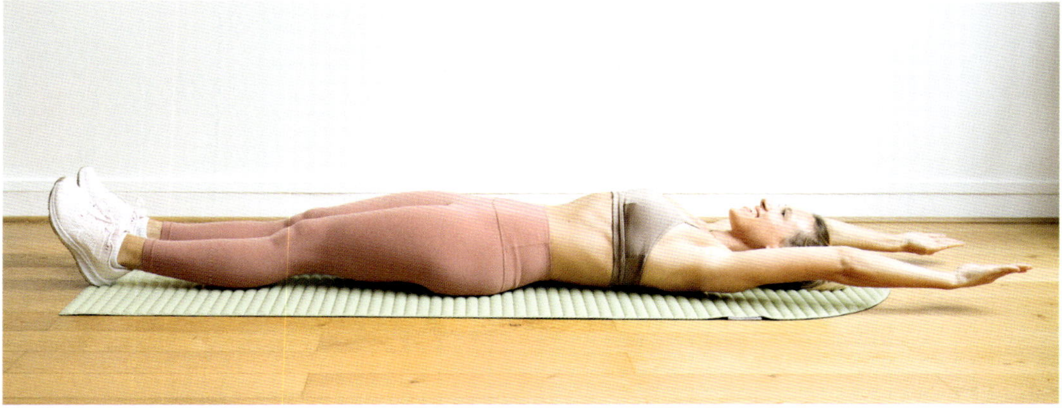

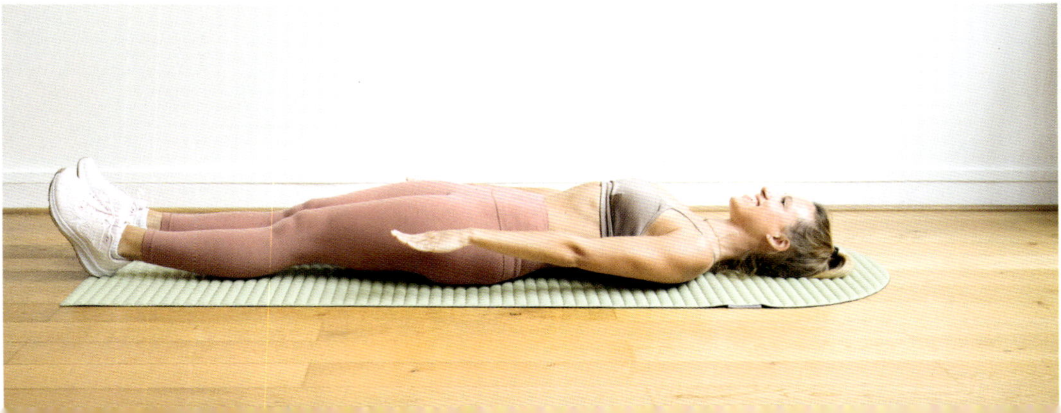

3. Das dynamische Krafttraining

im Vierfüßlerstand
10 ×

- Gehe in den Vierfüßlerstand, der Nacken ist lang und der Rücken gerade, deine Hände stehen unter den Schultern und die Knie unter den Hüftgelenken, die Schultern weg von den Ohren.
- Atme ein und entspanne den Bauch in der Kuh-Position: Der Kopf ist angehoben, dein Blick nach vorne gerichtet, der Rücken ist im Hohlkreuz, der Brustkorb ist nach vorne ausgerichtet.
- Atme aus und aktiviere in der Katzen-Position die schrägen Bauchmuskeln, den Bauch und den Beckenboden: Drücke dich mit den Händen hoch, der Rücken ist rund, der Kopf eingezogen, der Blick ist auf den Bauchnabel gerichtet.
- Führe die Übung 10 Mal aus.

4. Pilates

in Rückenlage
10 × auf jeder Seite

- Lege dich auf den Rücken, die Beine sind gestreckt, die Hände drücken aktiv in den Boden. Atme aus und bringe ein Bein im 90-Grad-Winkel nach oben, aktiviere dabei die schrägen Bauchmuskeln.
- Atme ein und strecke das Bein nach oben aus und bringe es gestreckt wieder auf den Boden.
- Führe die Übung 10 Mal im Wechsel aus.

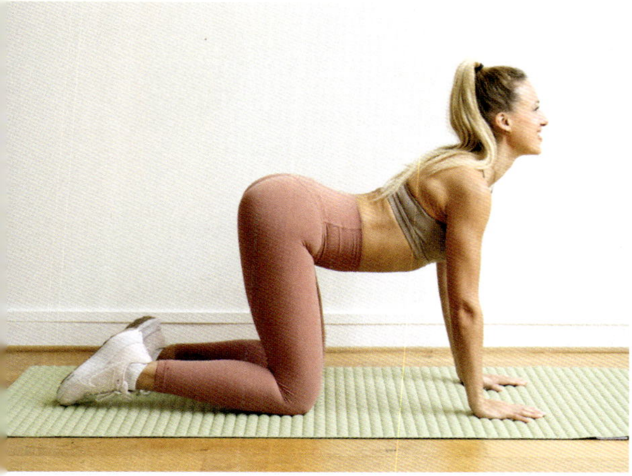
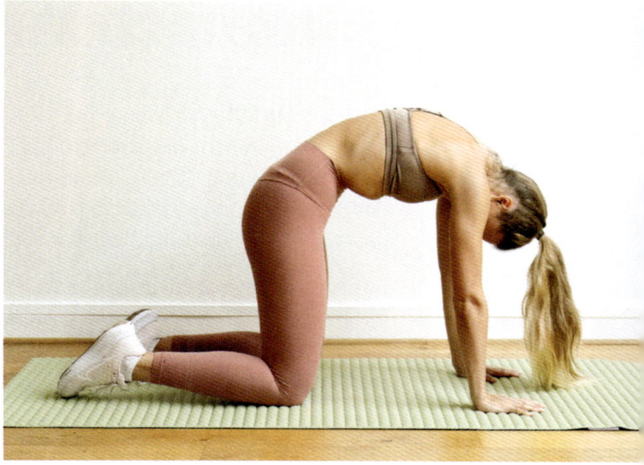
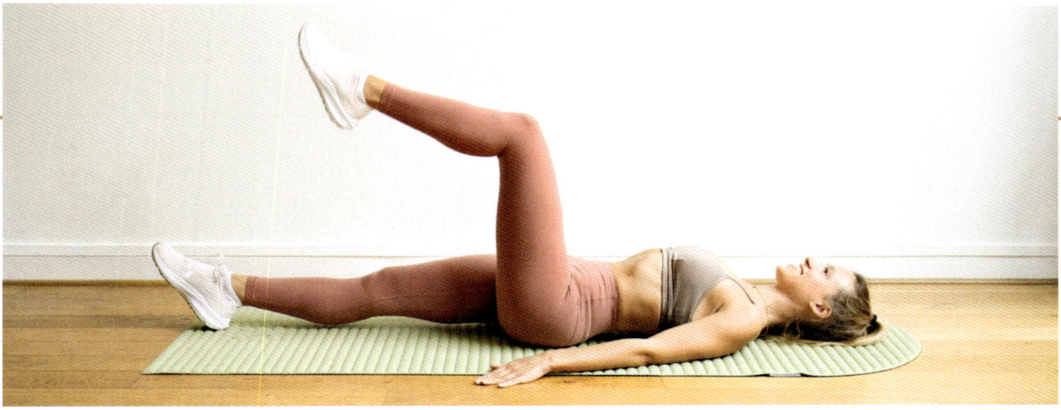
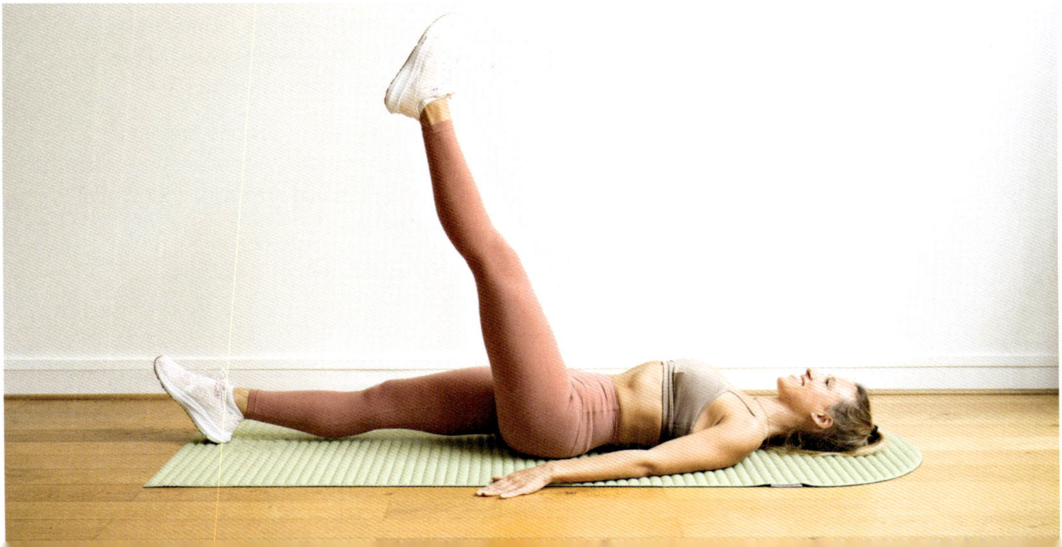

1. Stomach Vacuum

auf den Knien

5 ×

- Knie dich hin (die Knie können auch auf einem Kissen ruhen), die Schultern sind locker, Nacken und Wirbelsäule gestreckt, das Becken ist in Neutralstellung. Atme ein paar Mal durch, um dich zu entspannen.
- Atme tief ein, strecke deine Wirbelsäule in die Länge und hebe deine Arme hoch, bis die Hände (Handflächen nach innen) an der Stirn liegen.
- Atme durch den Mund wieder aus, bis deine Lungen leer sind.
- Am Ende der Ausatmung aktivierst du deinen Beckenboden und startest mit dem Stomach Vacuum. Sauge den Bauch möglichst nach innen und nach oben ein. Passe bei Bedarf die Knieposition an oder kippe das Becken nach vorne.
- Halte die Spannung für ca. 10 Sekunden und löse sie dann. Du kannst nun auch versuchen, sie etwas länger zu halten.
- Atme ein paar Mal tief durch, bevor du die Übung fortsetzt.
- Führe die Übung 5 Mal aus.

ANOUKS QUICK-TIPP

Führe das Stomach Vacuum in deiner Lieblingsposition aus.

Tag 4

2. Die hypopressive Bauchübung

in Rückenlage

10 ×

- Lege dich auf den Rücken, deine Beine sind angewinkelt, die Füße stehen hüftbreit nebeneinander auf dem Boden, die Arme liegen neben dem Körper, die Handflächen sind nach oben gerichtet, die Schultern locker, dein Nacken ist lang und die Wirbelsäule ist in Neutralstellung.
- Atme tief ein, das Becken bleibt auf dem Boden.
- Atme aus und hebe das nach innen gekippte Becken an, indem du deine schrägen Bauchmuskeln, den Bauch und den Beckenboden aktivierst. Hebe das Becken langsam immer weiter an, der Rücken hebt sich dabei Wirbel für Wirbel nach oben. Je höher du das Becken hebst, desto stärker ist die Aktivierung der Bauchmuskeln.
- Atme ein. Atme aus und bringe das Becken langsam wieder auf den Boden, die Wirbelsäule wird Wirbel für Wirbel ausgerollt.
- Führe die Übung 10 Mal aus.

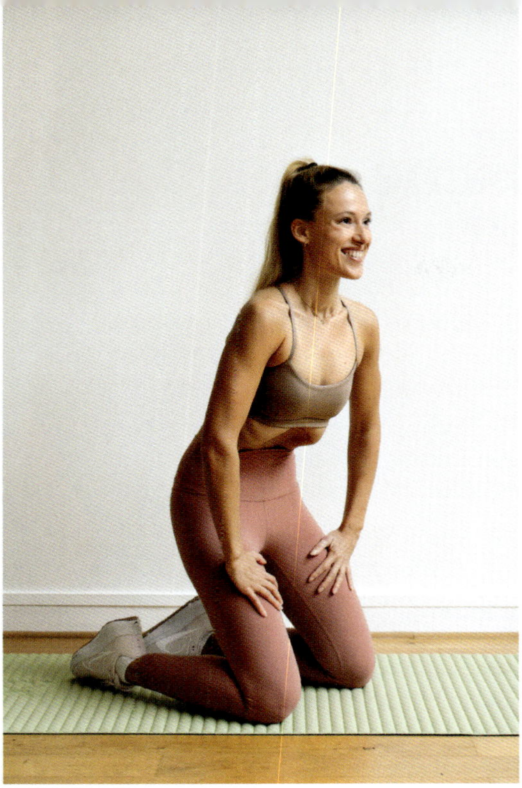
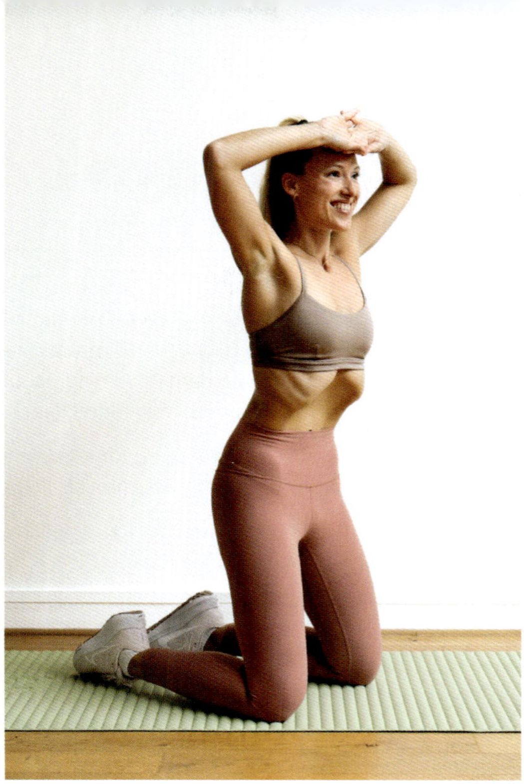

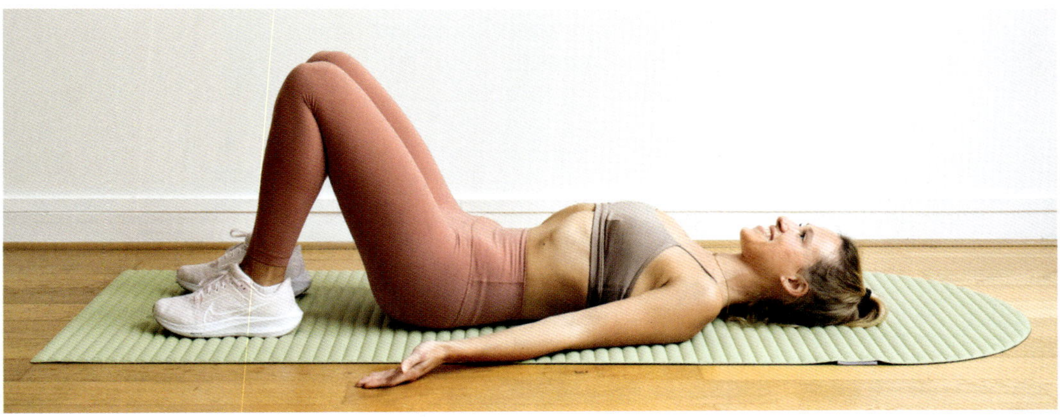
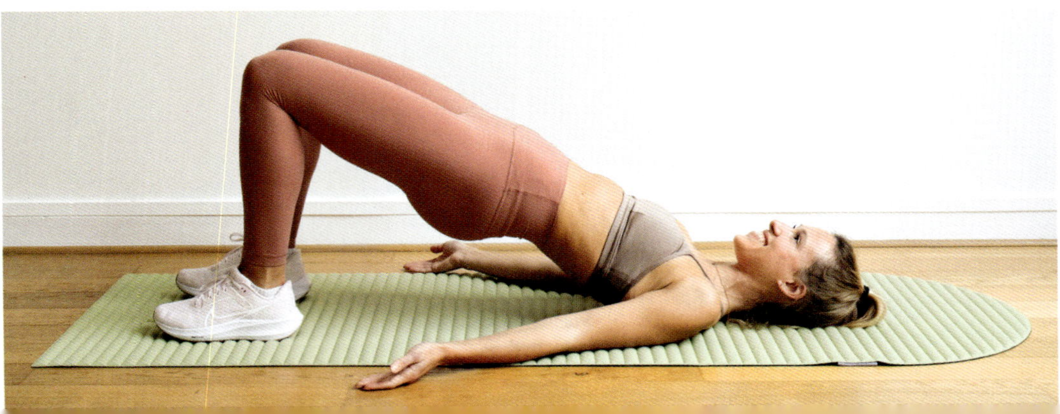

3. Das dynamische Krafttraining

Plank auf den Knien
10 × auf jeder Seite

- Nimm die Plank-Position (»Unterarmstütz«) ein, deine Unterarme und Hände liegen flach auf dem Boden, die Wirbelsäule ist lang und bildet eine Linie mit dem Nacken, die Knie sind auf dem Boden, die Schulterblätter zusammengezogen. Aktiviere deinen Beckenboden und die schrägen Bauchmuskeln.
- Atme tief ein. Atme aus und hebe ein Knie an, aktiviere dabei die tiefe Bauchmuskulatur (schräge Bauchmuskeln, Beckenboden und Schließmuskeln).
- Atme ein und bringe das Knie wieder auf den Boden. Atme anschließend aus und hebe nun das andere Knie.
- Führe die Übung 20 Mal aus (immer 10 Mal pro Seite).

ANOUKS QUICK-TIPP

Stell dir beim Ausatmen vor, wie du eine Scheibe anhauchst. So verstärkst du die Aktivierung der schrägen Bauchmuskeln noch mehr!

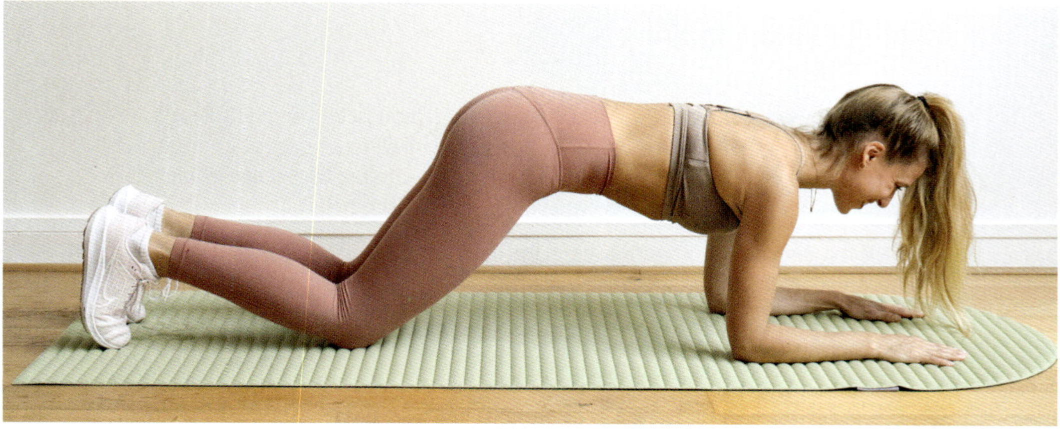

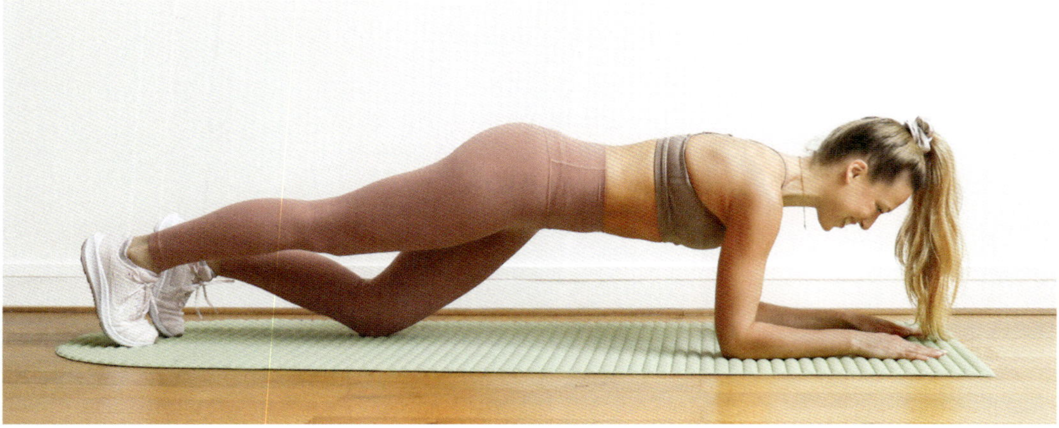

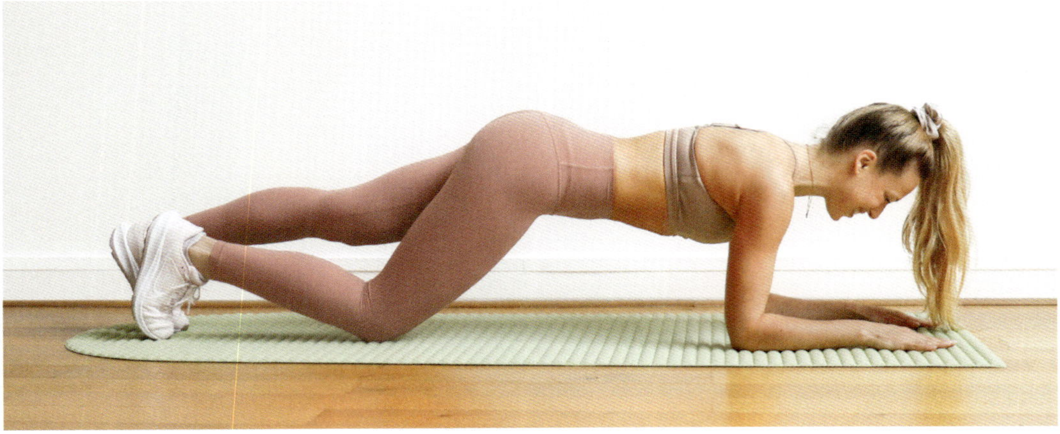

4. Pilates

in Rückenlage
5 × mit jedem Bein

- Lege dich auf den Rücken, die Arme liegen ausgestreckt neben dem Körper mit den Handflächen nach oben, die Beine sind angewinkelt (oder gestreckt). Atme tief ein und hebe ein Bein nach oben, beuge es dabei leicht. Die Oberschenkel bleiben stabil, das Becken bewegt sich nicht. Die Wirbelsäule ist gestreckt.
- Führe mit dem Bein je 5 Kreisbewegungen in eine und dann in die andere Richtung aus. Atme am Ende der Bewegung aus.
- Führe die Übung 5 Mal mit jedem Bein aus.

ANOUKS QUICK-TIPP

- Du kannst auch die Hände auf den Oberschenkeln ablegen, um die Bewegung kontrollierter auszuführen und sicherzustellen, dass du in der Neutralstellung bleibst und deine Bauchmuskeln aktiviert sind.
- Zur Erinnerung: Wir atmen immer durch die Nase ein und durch den Mund wieder aus!

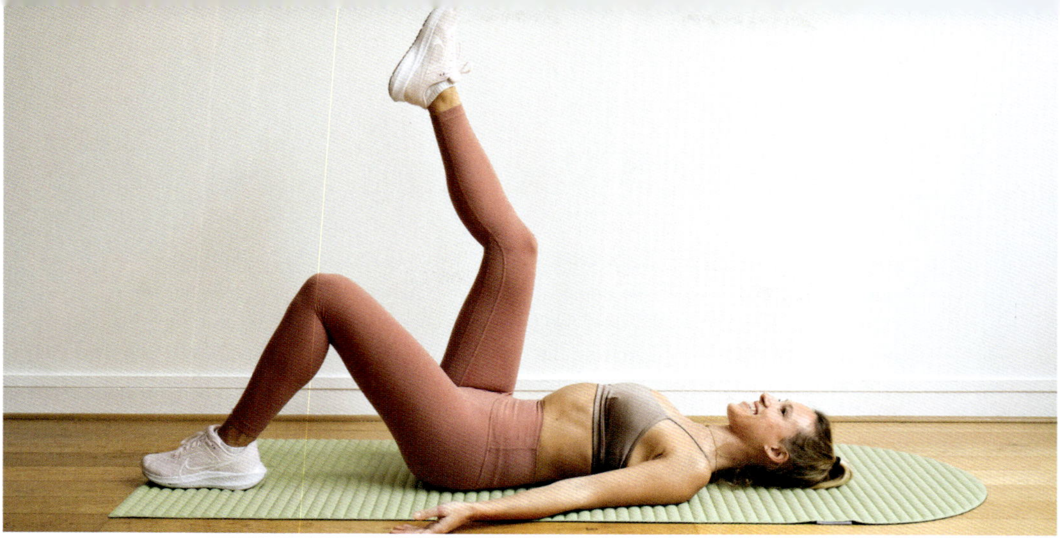

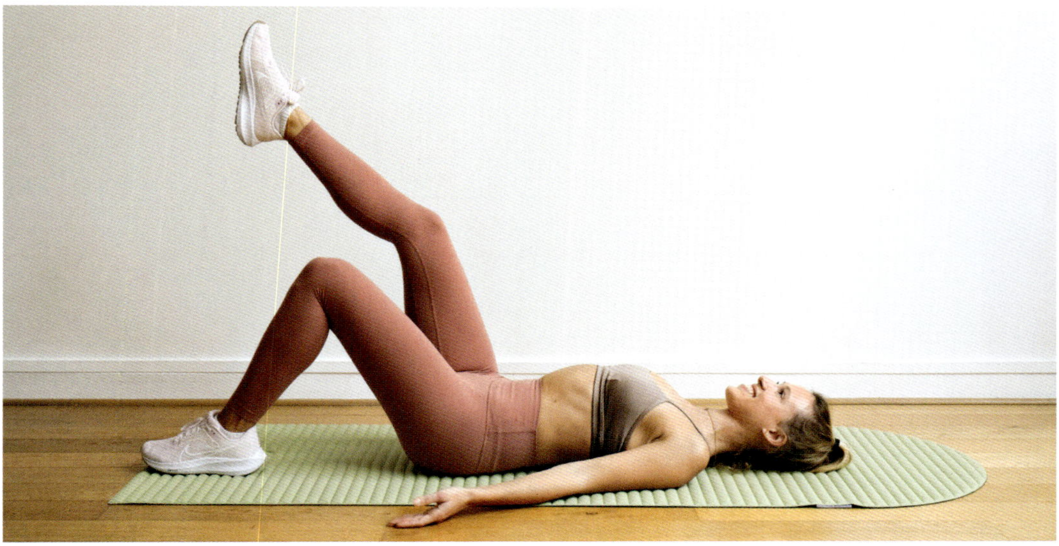

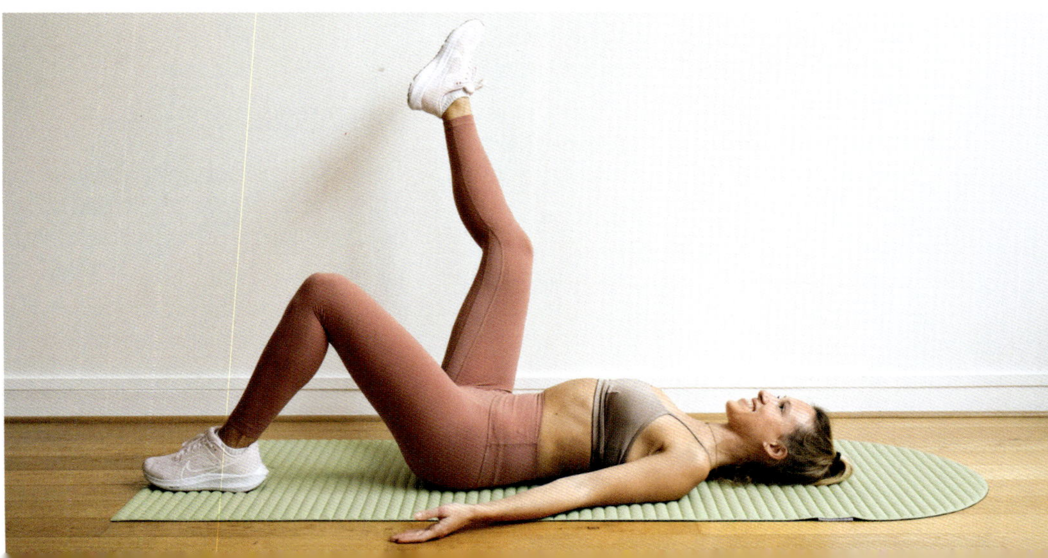

1. Stomach Vacuum

in Rückenlage
5 ×

- Lege dich auf den Rücken, die Arme liegen seitlich neben dem Körper, die Beine sind gestreckt (oder angewinkelt), die Schultern sind locker, der Nacken ist lang und die Wirbelsäule in Neutralstellung. Beginne mit ein paar tiefen Atemzügen, um dich zu entspannen.
- Atme tief ein, strecke dabei deine Wirbelsäule.
- Atme durch den Mund wieder aus, bis deine Lungen leer sind.
- Am Ende der Ausatmung aktivierst du deinen Beckenboden und startest mit dem Stomach Vacuum. Sauge den Bauchnabel möglichst nach innen und nach oben ein.
- Halte die Position und den Atem für ca. 10 Sekunden, dann löse die Spannung wieder.
- Atme ein paar Mal tief durch, bevor du die Übung fortsetzt.
- Führe die Übung 5 Mal aus.

2. Die hypopressive Bauchübung

in Rückenlage
5 ×

- Lege dich auf den Rücken, die Arme liegen seitlich neben dem Körper, deine Beine sind im 90-Grad-Winkel angehoben, Steiß- und Sitzbein sind zum Boden ausgerichtet und damit in Neutralstellung. Atme tief ein, dein Bauch ist entspannt.
- Atme aus und aktiviere deine schrägen Bauchmuskeln, den Bauch und den Beckenboden.
- Die Knie bleiben im 90-Grad-Winkel, während du durch deinen Bauch atmest. Achte auf eine flüssige Bewegung ohne Verkrampfung.
- Führe die Übung 10 Mal aus.

DAS SITZBEIN

Das Sitzbein ist ein paarig angelegter Knochen am unteren Ende des Beckens mit einer sehr wichtigen Funktion, es sorgt u. a. für Halt, indem es unser Körpergewicht stützt, wenn wir sitzen (du spürst es in dieser Situation unter dem Po).

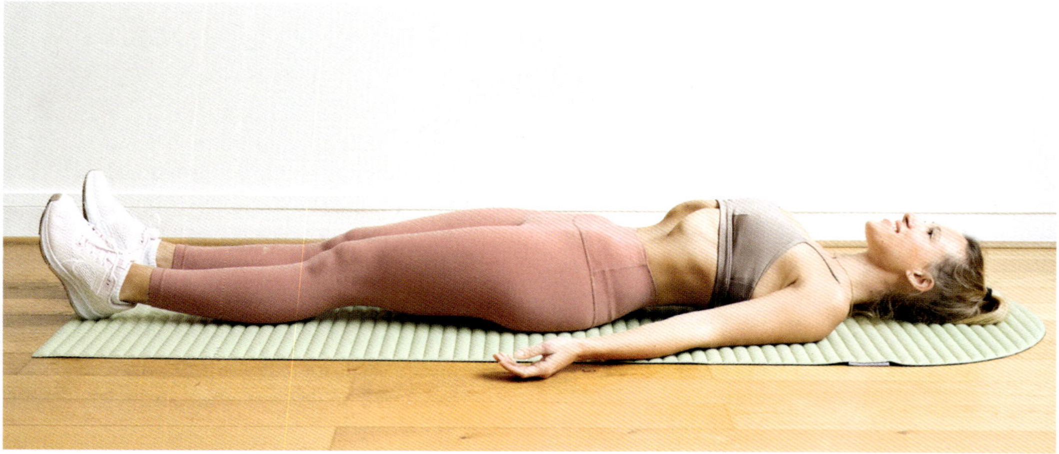

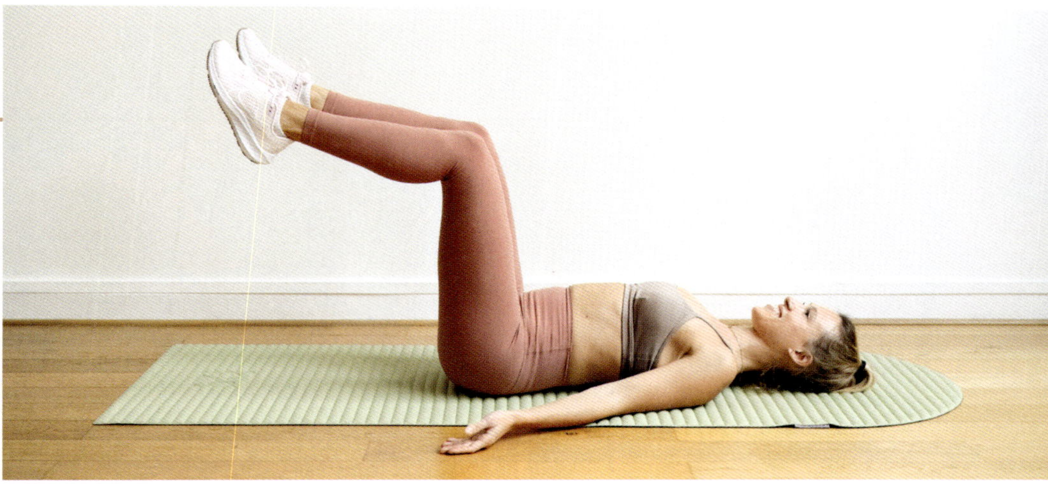

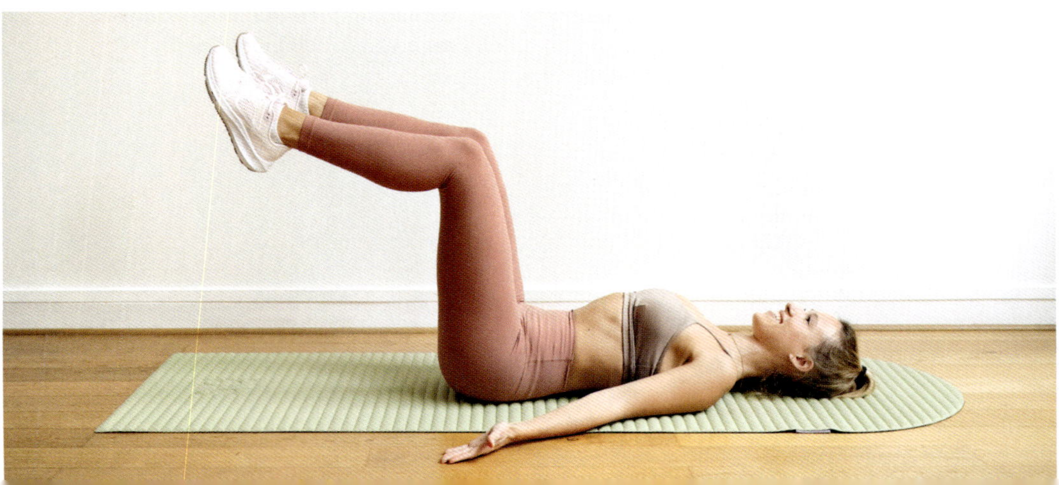

3. Das dynamische Krafttraining

im Vierfüßlerstand
5 × auf jeder Seite

- Gehe in den Vierfüßlerstand, der Nacken ist lang, deine Hände stehen unter den Schultern und die Knie unter den Hüftgelenken, die Schultern weg von den Ohren. Drücke mit deinen Händen in den Boden.
- Atme ein und strecke ein Bein nach hinten und den entgegengesetzten Arm nach vorne. Aktiviere dabei deine schrägen Bauchmuskeln. Der Oberschenkel ist zum Boden ausgerichtet, der untere Rücken wird gestreckt.
- Atme aus und bringe das Bein und den Arm wieder in die Ausgangsposition zurück, aktiviere dabei deinen Beckenboden und den Unterbauch noch stärker.
- Führe die Übung 10 Mal im Wechsel aus (je 5 Mal auf jeder Seite). Konzentriere dich dabei ganz besonders auf die Aktivierung deiner Bauchmuskeln. Dies ist eine langsame, tiefenwirksame Übung.

4. Pilates

in Rückenlage
10 × auf jeder Seite

- Lege dich auf den Rücken, deine Arme liegen ausgestreckt neben dem Körper, die Beine sind im 90-Grad-Winkel angehoben. Führe eine tiefe 3D-Einatmung aus (siehe S. 62). Die Rippen gehen auseinander, der Bauch wird gescoopt und der Beckenboden aktiviert.
- Atme aus und intensiviere die Aktivierung des Zentrums.
- Atme ein und bringe ein Bein auf den Boden, dabei bleiben die Bauchmuskeln aktiviert. Sauge den Unterbauch möglichst nach innen.
- Atme aus und bringe das Bein wieder in die Ausgangsposition zurück. Deine Rippen gehen dabei nicht auseinander.
- Führe die Übung 20 Mal im Wechsel aus (je 10 Mal auf jeder Seite). Die Bauchmuskulatur bleibt während der gesamten Übung aktiviert.

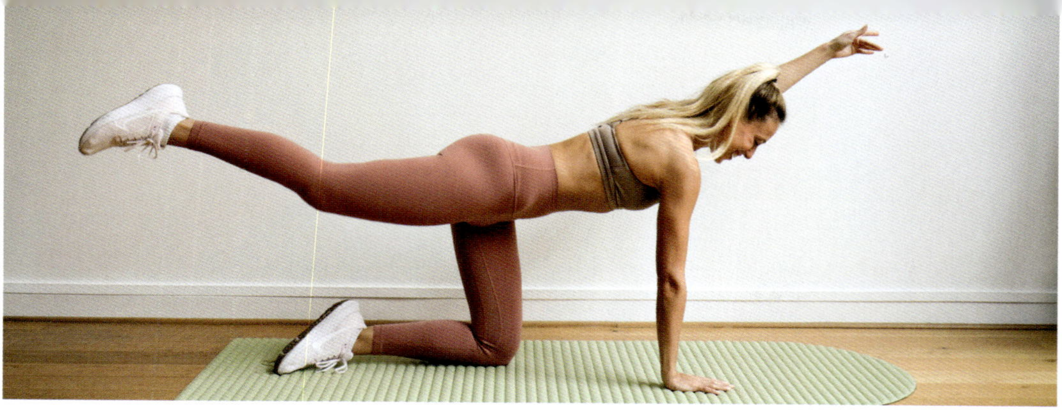

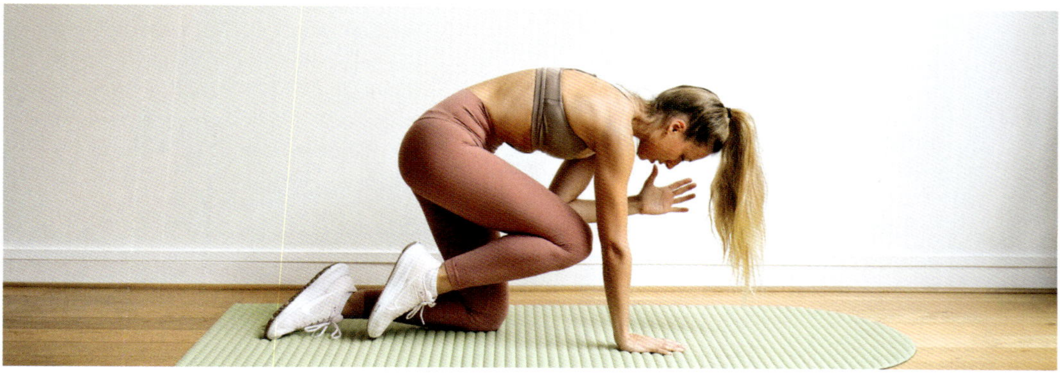

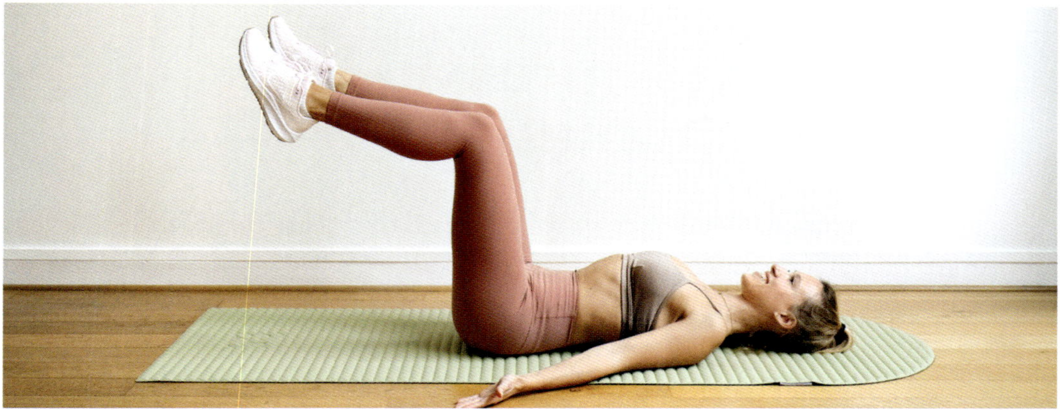

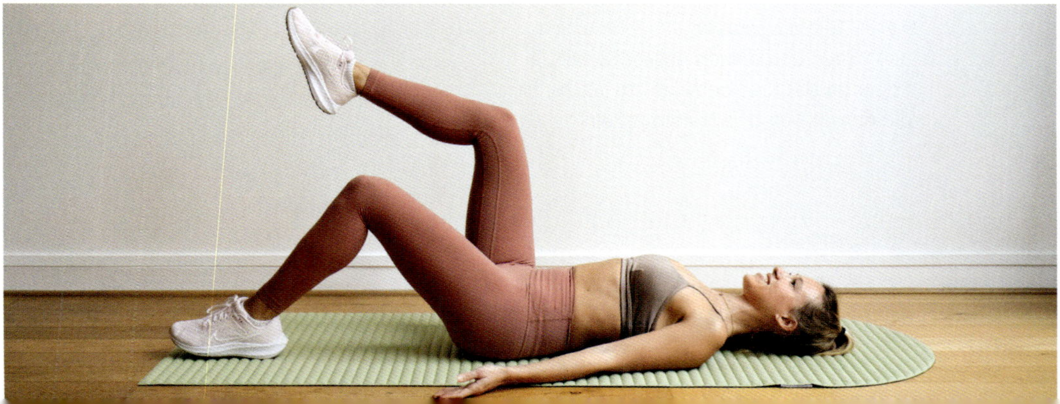

1. Stomach Vacuum

auf den Knien
5 ×

- Knie dich hin (die Knie können auch auf einem Kissen ruhen), deine Schultern sind locker. Atme ein paar Mal durch, um dich zu entspannen.
- Atme tief ein und strecke deine Wirbelsäule in die Höhe.
- Atme durch den Mund wieder aus, bis deine Lungen leer sind.
- Am Ende der Ausatmung aktivierst du deinen Beckenboden und startest mit dem Stomach Vacuum. Sauge deinen Bauch möglichst nach innen und nach oben ein. Halte die Spannung für ca. 15 Sekunden und löse sie dann wieder.
- Atme ein paar Mal tief durch, bevor du die Übung fortsetzt.
- Führe die Übung 5 Mal aus.
- Für mehr Abwechslung beim Stomach Vacuum kannst du dich auch groß machen (du hebst die Arme hoch und legst die Hände an die Stirn, Handflächen nach innen) oder das Becken nach innen kippen (die Hände stützen sich auf die Oberschenkel).

2. Die hypopressive Bauchübung

im Vierfüßlerstand
10 × auf jeder Seite

- Gehe in den Vierfüßlerstand, die Hände liegen flach auf dem Boden, der Nacken ist lang, die Schultern weg von den Ohren, die Knie stehen unter den Hüftgelenken. Atme tief ein und stütze dich dabei mit deinen Händen ab. Die Rippen gehen auseinander.
- Atme aus und hebe ein Knie etwas an, aktiviere dabei die schrägen Bauchmuskeln, den Bauch und deinen Beckenboden. Je höher du das Knie hebst, desto stärker ist die Aktivierung der Bauchmuskeln.
- Führe die Übung 20 Mal im Wechsel langsam und mit tiefen Atemzügen aus (je 10 Mal auf jeder Seite).

ANOUKS QUICK-TIPP

- Achte auf eine stabile Position: Je höher du das Knie hebst, desto kräftiger musst du auf der anderen Seite mit den aktivierten schrägen Bauchmuskeln gegenhalten.
- Die Arme sind gestreckt, die Hände drücken in den Boden.

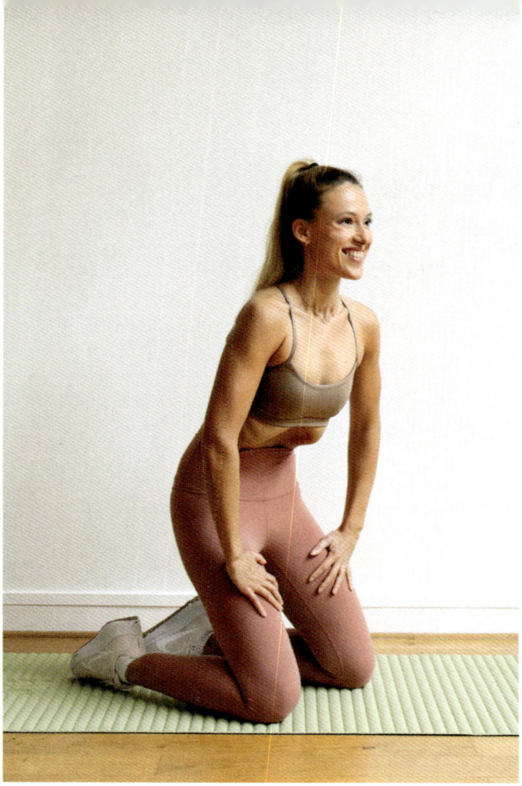
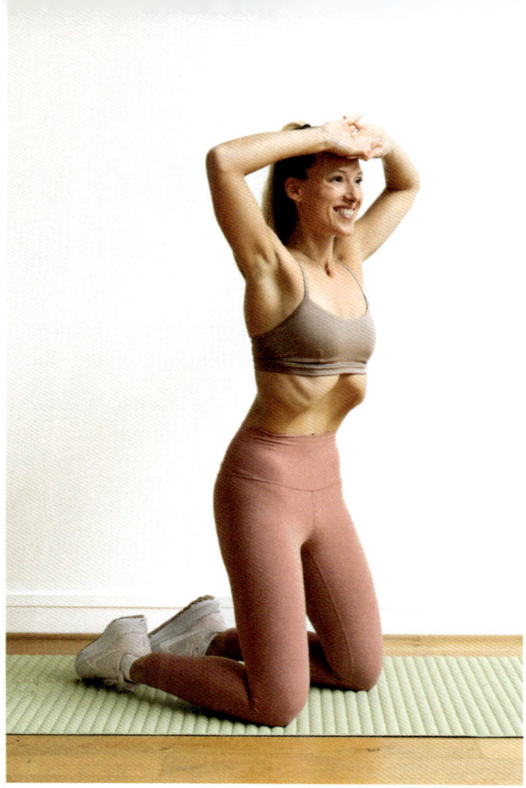

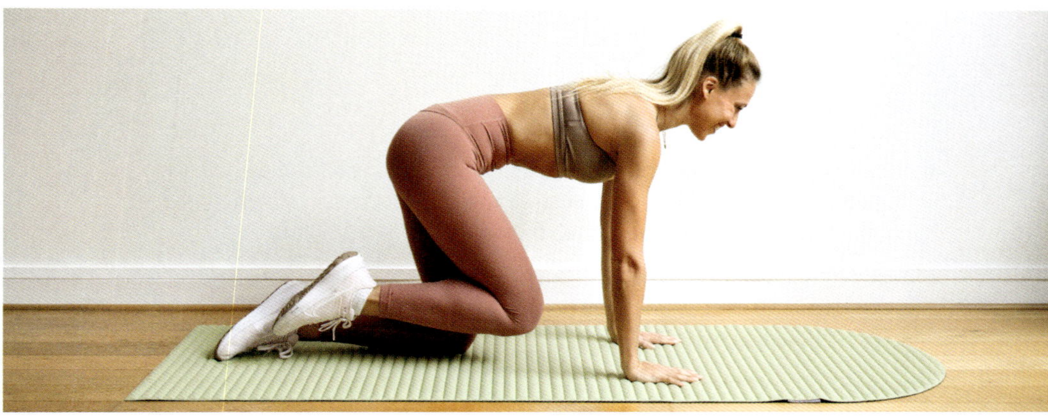
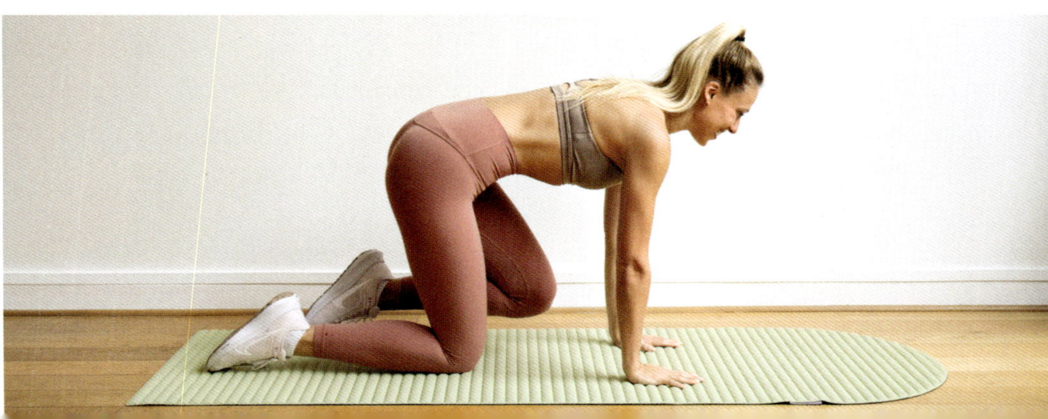

3. Das dynamische Krafttraining

seitliche Plank
1 × auf jeder Seite

- Lege dich auf eine Seite, der Ellbogen ruht auf dem Boden und die Knie sind angewinkelt (90-Grad-Winkel). Atme tief ein.
- Atme aus und hebe das Becken so an, dass dein Körper in der seitlichen Plank eine gerade Linie bildet. Aktiviere dabei deine schrägen Bauchmuskeln, den Bauch und den Beckenboden.
- Halte diese Position für 30 Sekunden. Atme währenddessen normal weiter (ohne den Atem anzuhalten).
- Führe die Übung 1 Mal auf jeder Seite aus.

4. Pilates

Brücke
10 × auf jeder Seite

- Lege dich auf den Rücken, die Arme liegen seitlich neben dem Körper, Handflächen nach oben, die Beine sind angewinkelt, die Füße stehen in Hüftbreite nebeneinander auf dem Boden. Atme tief ein.
- Atme aus und hebe das Becken so an, dass dein Körper in der Brückenposition eine gerade Linie bildet. Aktiviere dabei deine schrägen Bauchmuskeln, den Bauch und den Beckenboden. Der Brustkorb hebt sich nicht.
- Atme ein.
- Atme aus und ziehe ein Bein zur Brust, indem du den Bauch-*Scoop* aktivierst (der Unterbauch wird eingesogen).
- Atme ein und bringe das Bein wieder in die Ausgangsposition.
- Führe die Übung 20 Mal im Wechsel aus (je 10 Mal auf jeder Seite). Die Bauchmuskulatur bleibt während der gesamten Übung aktiviert.

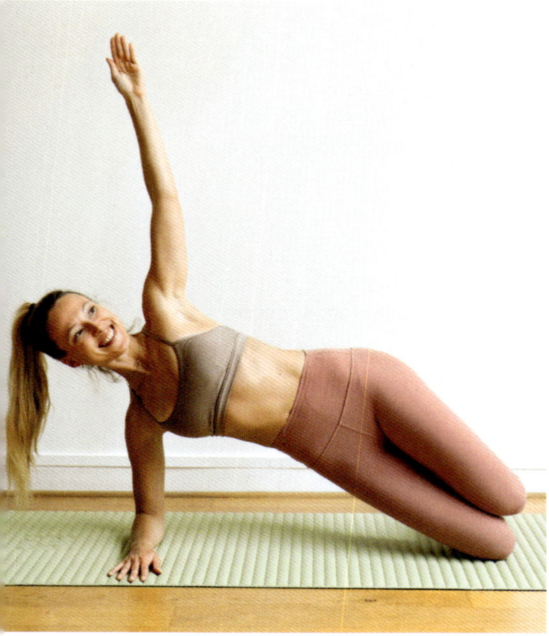
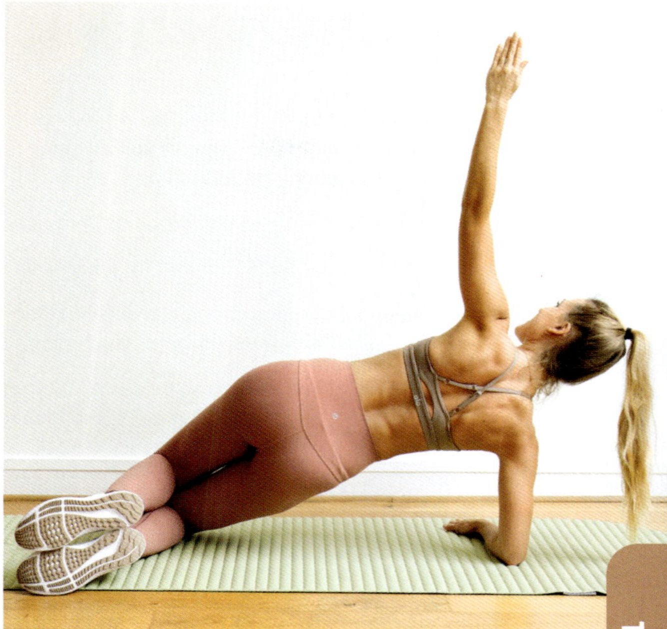

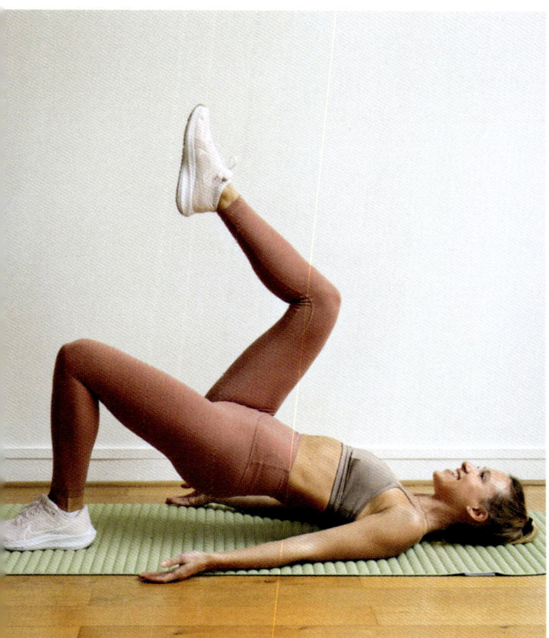
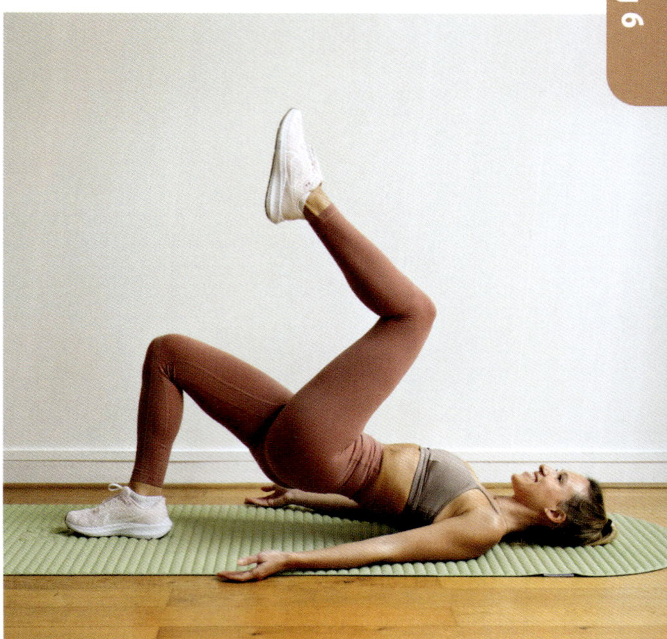

1. Stomach Vacuum

in Rückenlage

5 ×

- Lege dich auf den Rücken, die Arme liegen seitlich neben dem Körper, die Beine sind gestreckt oder angewinkelt. Beginne mit ein paar tiefen Atemzügen, um dich auf die Übung einzustimmen.
- Atme tief ein, strecke dabei deine Wirbelsäule.
- Atme wieder aus, bis deine Lungen leer sind.
- Am Ende der Ausatmung aktivierst du deinen Beckenboden und startest mit dem Stomach Vacuum. Sauge den Bauch möglichst nach innen und nach oben ein.
- Halte während der ersten beiden Ausführungen die Position und den Atem für ca. 10 Sekunden. Versuche, die Zeitspanne für die 3 letzten Ausführungen etwas zu verlängern.
- Atme ein paar Mal tief durch, bevor du die Übung fortsetzt.
- Führe die Übung 5 Mal aus.

ANOUKS QUICK-TIPP

Stell dir vor, wie dein Bauchnabel zwischen deine Rippen wandert.

Super!
Du bist auf dem richtigen Weg!

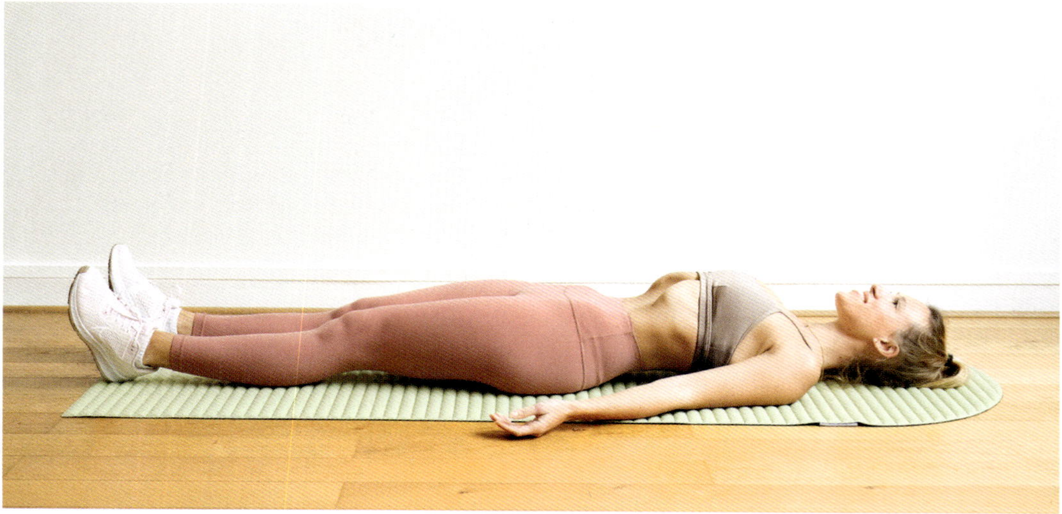

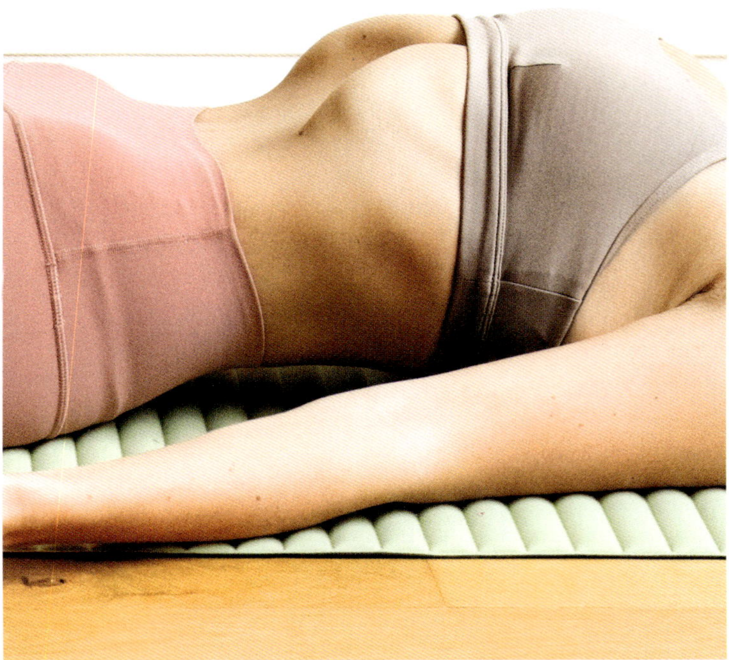

2. Die hypopressive Bauchübung

in Rückenlage
10 × auf jeder Seite

- Lege dich auf den Rücken, die Arme liegen seitlich neben dem Körper, deine Beine sind in die Höhe gestreckt (oder leicht angewinkelt), die Füße sind locker. Das Becken ist in Neutralstellung, Steiß-, Kreuz- und Sitzbein sind zum Boden ausgerichtet: So wird der Psoas-Muskel nicht verkürzt und der Bauch nicht nach vorne geschoben.
- Führe eine tiefe 3D-Einatmung aus.
- Atme aus und aktiviere dein Zentrum.
- Atme ein und sauge den Unterbauch ein, bringe ein Bein zum Boden. Aktiviere dabei deine schrägen Bauchmuskeln, den Bauch und den Beckenboden.
- Atme aus und hebe das Bein wieder an, sauge dabei den Bauch noch mehr ein.
- Führe die Übung 20 Mal im Wechsel langsam und kontrolliert aus (je 10 Mal auf jeder Seite).

DER PSOAS

Die Psoas-Muskulatur, auch »Musculus iliopsoas« genannt, besteht aus tief liegenden Muskeln, die von den Oberschenkelknochen über die Hüftknochen bis zu den Lendenwirbeln reichen. Sie ermöglichen uns eine Rotation der Oberschenkel zum Becken hin. Die Muskelgruppe wird im Alltag extrem beansprucht und muss daher gedehnt werden. Es ist auch wichtig, Bewegungen aus dem Zentrum heraus auszuführen und dadurch den Psoas zu entlasten.

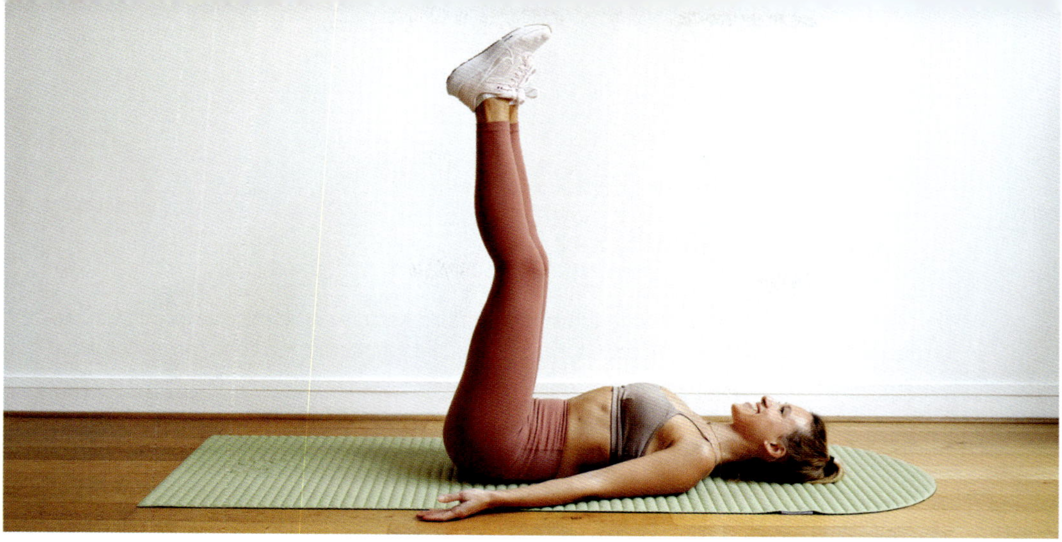

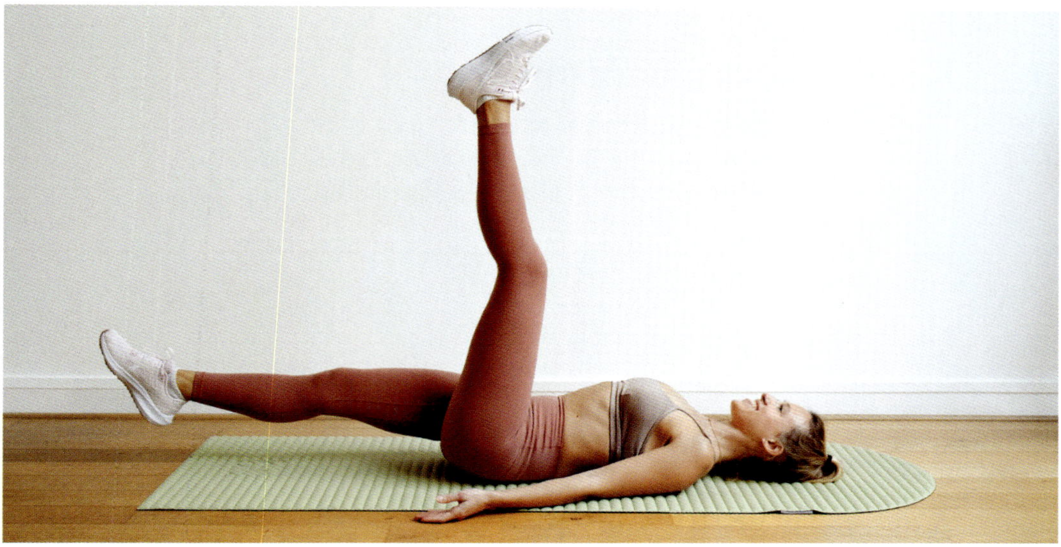

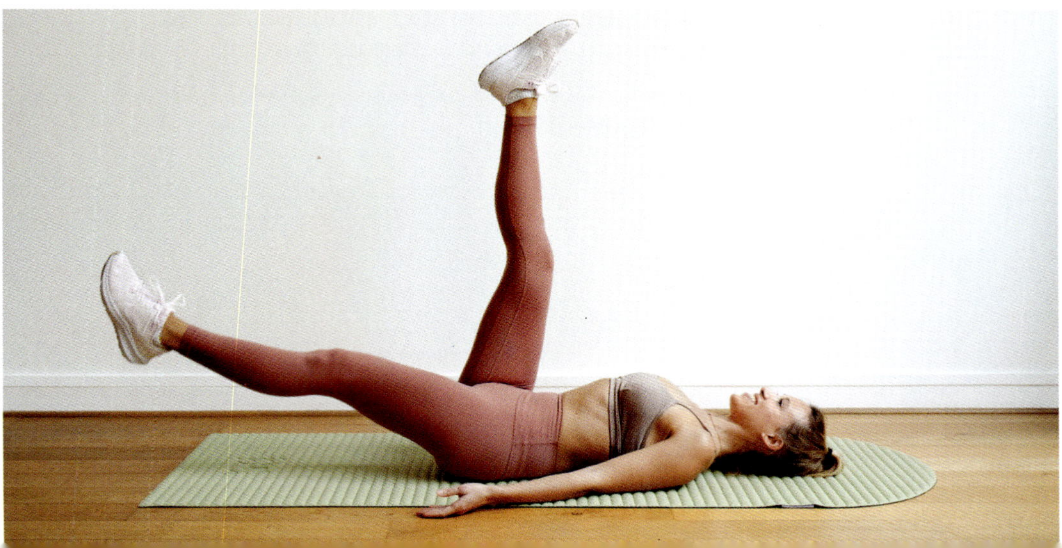

3. Das dynamische Krafttraining

Plank auf den Knien
5 × auf jeder Seite

- Nimm die Plank-Position (»Unterarmstütz«) auf den Knien ein: Die Unterarme und Hände liegen flach auf dem Boden, der Nacken ist lang, die Schultern sind locker. Atme tief ein und strecke einen Arm nach vorne aus, spanne dabei die schrägen Bauchmuskeln an.
- Atme aus und bringe die Hand wieder in die Ausgangsposition zurück. Intensiviere dabei die Aktivierung deiner schrägen Bauchmuskeln, des Bauchs und des Beckenbodens.
- Führe die Übung 10 Mal im Wechsel aus (je 5 Mal auf jeder Seite). Die Bauchmuskulatur bleibt durchgehend aktiviert, das Becken ist stabil.

ANOUKS QUICK-TIPP

Achte auf eine stabile Position, insbesondere wenn du deinen Arm streckst. Stell dir vor, wie du ein Glas Wasser auf deinem Rücken balancierst, das nicht herunterfallen darf! Das fördert den Muskelaufbau.

4. Pilates

in Rückenlage
10 ×

- Lege dich auf den Rücken, die Arme liegen ausgestreckt hinter deinem Kopf, die Beine sind angewinkelt, der Brustkorb ist flach. Atme tief ein. Die Rippen gehen auseinander und der Bauch ist gescoopt.
- Atme aus und rolle deine Wirbelsäule Wirbel für Wirbel auf, um dich aufzurichten, aktiviere dabei die schrägen Bauchmuskeln, den Bauch und den Beckenboden. Führe deine Arme in der Bewegung nach vorne und lege die Hände in die Kniebeuge.
- Bringe deinen Körper Wirbel für Wirbel wieder in die Ausgangsposition zurück, die Bauchmuskeln bleiben durchgehend aktiviert.
- Führe die Übung 10 Mal aus.

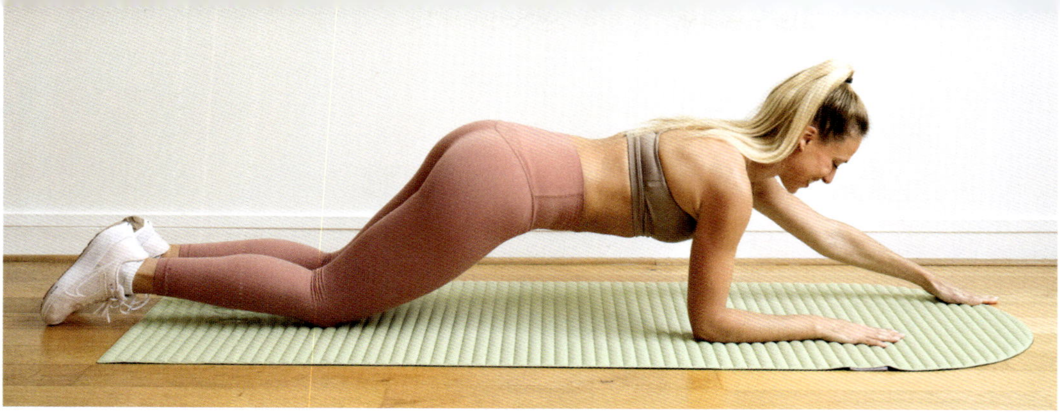

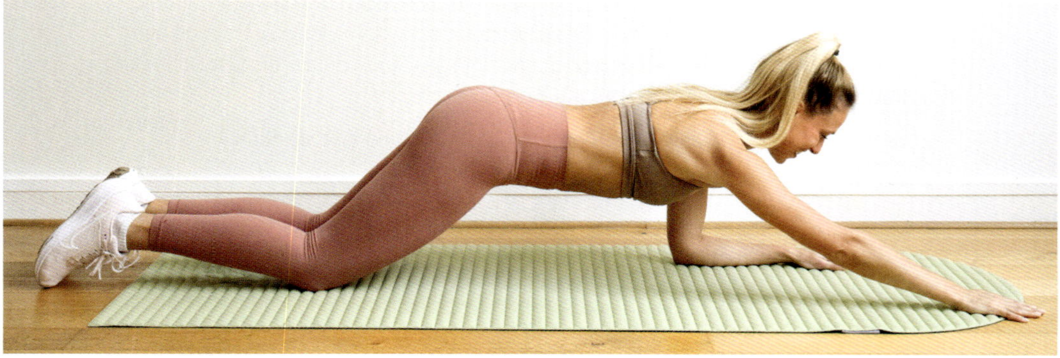

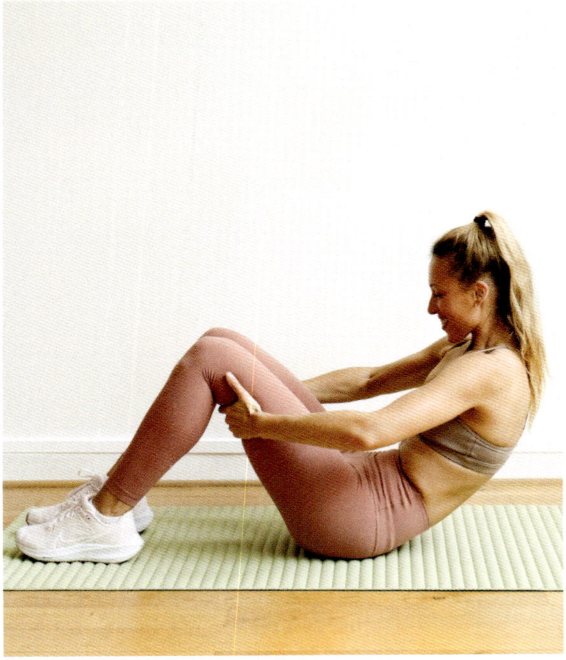

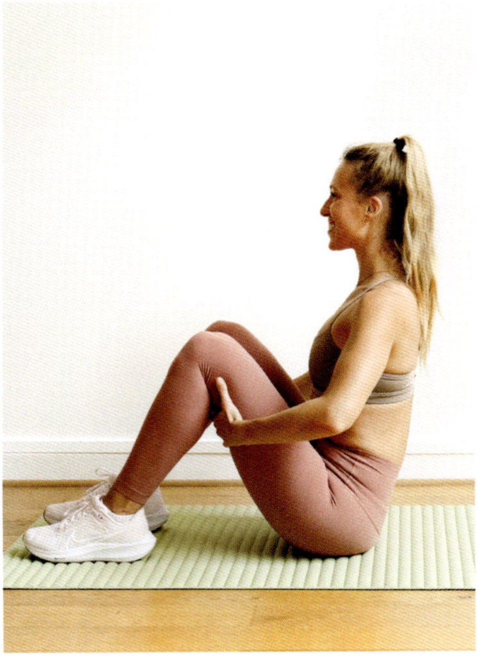

1. Stomach Vacuum

im Stehen

3 × in jeder Position

- Stelle dich hin, die Beine leicht gespreizt, die Knie sind flexibel, die Schultern locker. Die Hände liegen auf deinen Oberschenkeln.
- Atme tief ein, strecke dabei deine Wirbelsäule.
- Atme wieder aus, bis deine Lungen leer sind.
- Am Ende der Ausatmung aktivierst du deinen Beckenboden und startest mit dem Stomach Vacuum. Stütze dich dabei auf deinen Oberschenkeln ab und sauge den Bauch möglichst nach innen und nach oben ein. Je stärker du auf die Oberschenkel drückst, desto intensiver aktivierst du dein Zentrum.
- Halte die Position und den Atem für ca. 10 Sekunden und löse sie dann wieder.
- Wiederhole diese Bewegung 2 Mal.
- Wiederhole nun die Übung mit nach oben gestreckten Armen, die Handflächen zeigen in den Raum.
- Atme immer wieder ein paar Mal tief durch, bevor du die Übung fortsetzt. Wiederhole die Übung noch 2 Mal.

ANOUKS QUICK-TIPP

Führe das Stomach Vacuum in deiner Lieblingsposition aus.

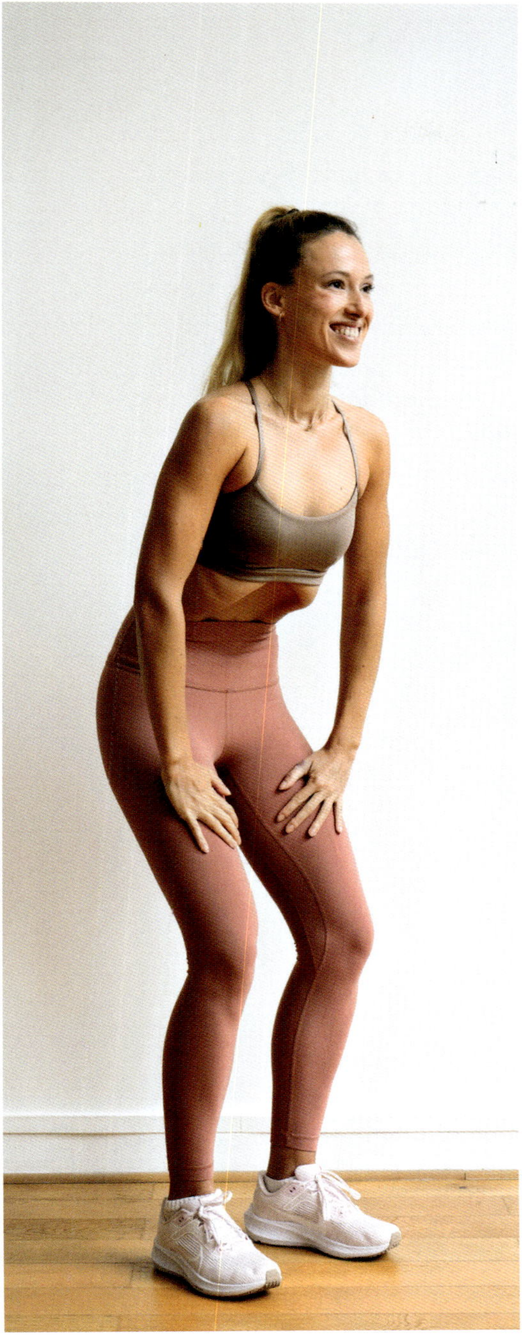
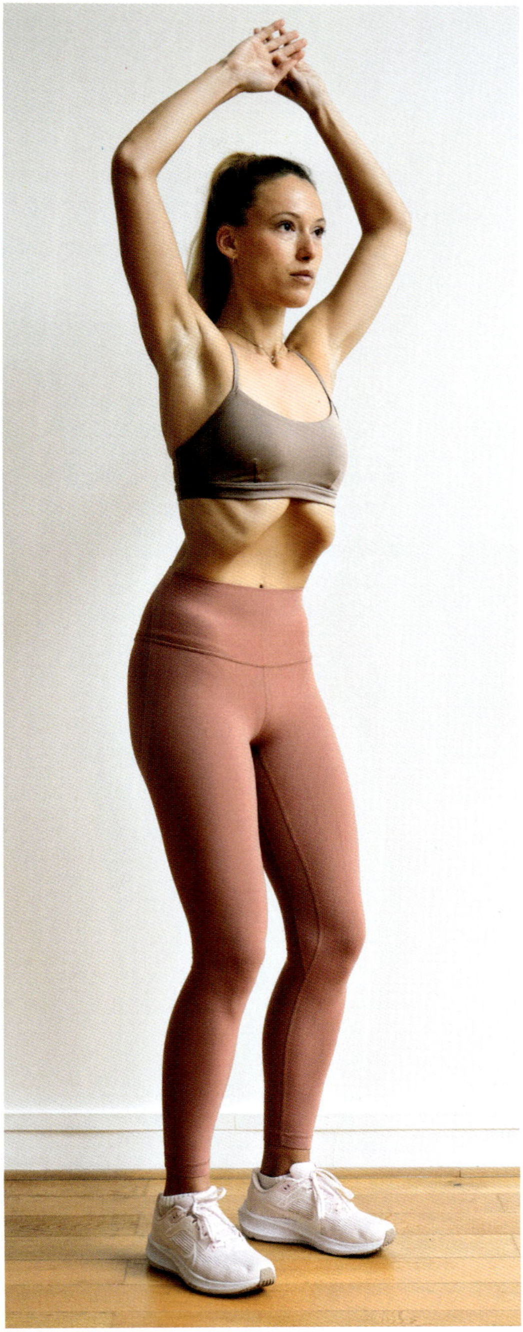

2. Die hypopressive Bauchübung

in Rückenlage

10 × auf jeder Seite

- Lege dich auf den Rücken, die Arme sind nach vorne gestreckt, deine Beine im 90-Grad-Winkel angehoben. Atme tief ein, dein Bauch ist entspannt.
- Atme aus und aktiviere deine schrägen Bauchmuskeln, den Bauch und den Beckenboden.
- Die Beine bleiben im 90-Grad-Winkel, die Bauchmuskeln und der *Scoop* sind durchgehend aktiviert.
- Atme ein und bringe einen gestreckten Arm neben deinen Kopf. Der Brustkorb hebt sich nicht, der Unterbauch wird eingesaugt und der Beckenboden aktiviert.
- Atme aus und komme wieder in die Ausgangsposition zurück, intensiviere dabei die Aktivierung der Bauchmuskeln.
- Wiederhole die Bewegung 10 Mal auf jeder Seite. Die Bauchmuskeln bleiben durchgehend aktiviert.

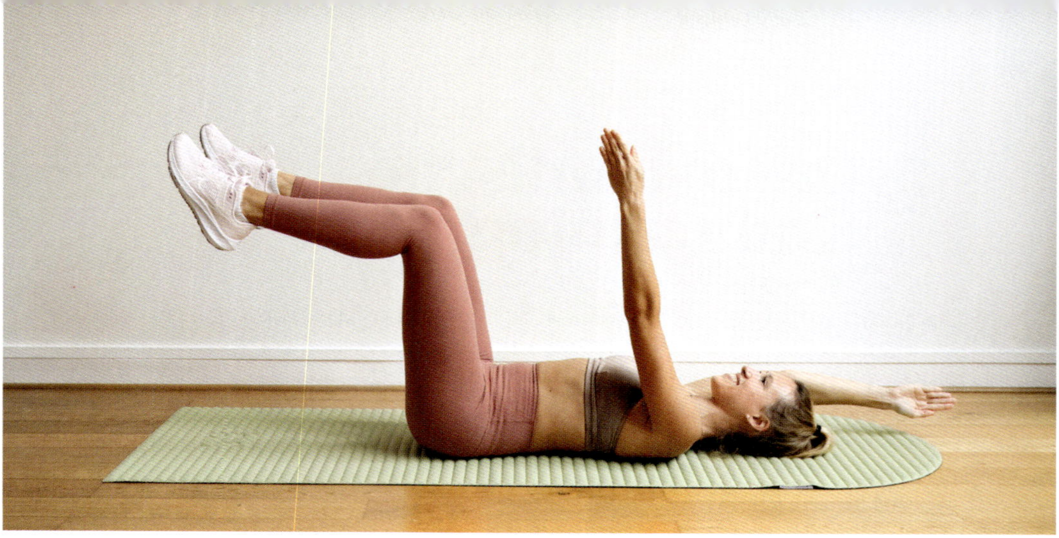

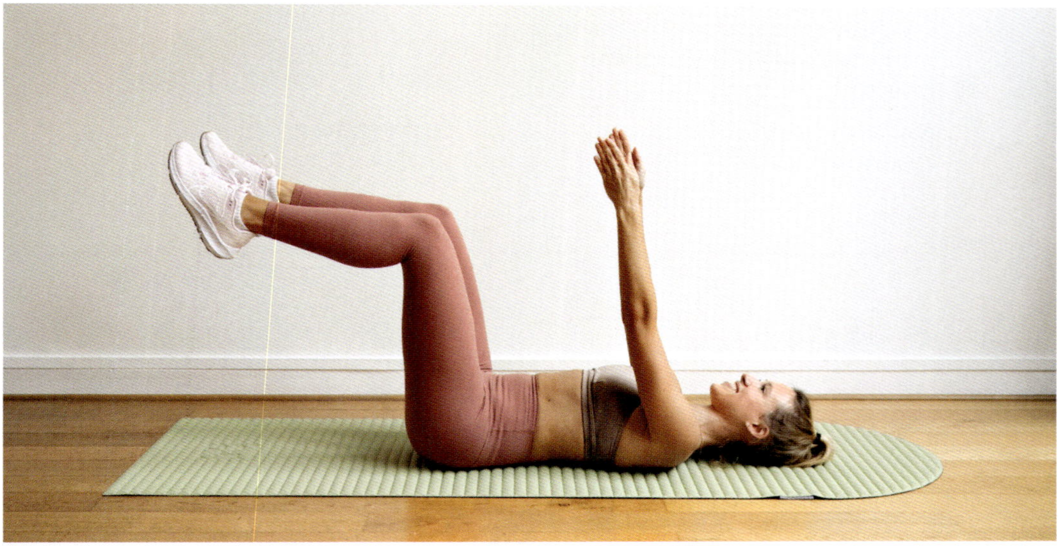

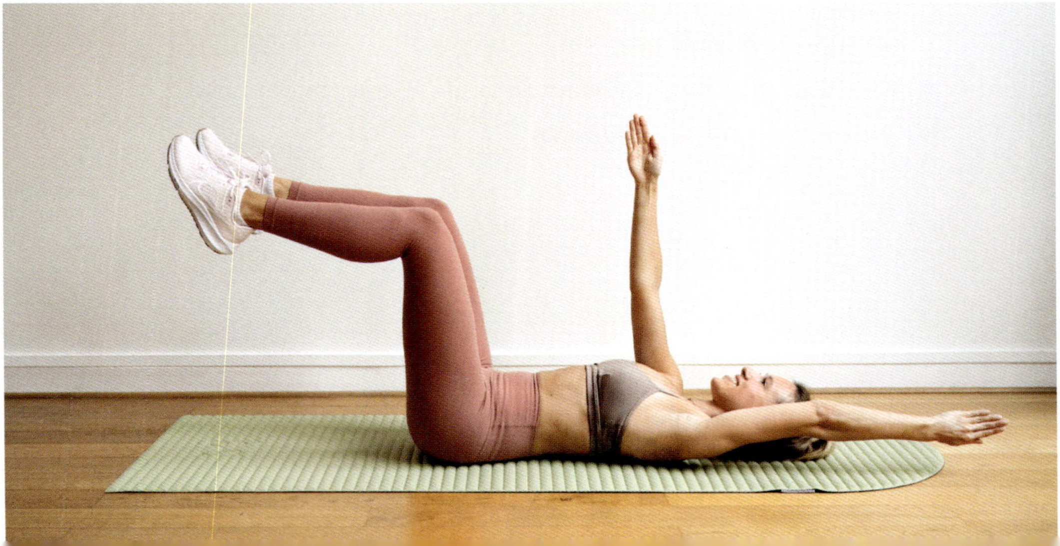

3. Das dynamische Krafttraining

Plank auf den Knien

2 ×

- Nimm die Plank-Position (»Unterarmstütz«) auf den Knien und Unterarmen ein: Die Ellbogen liegen unter den Schultern, der Körper bildet eine Linie, das Becken ist leicht nach innen gekippt, um den unteren Rücken zu strecken.
- Atme in dieser Position tief ein und aktiviere deine schrägen Bauchmuskeln, den Bauch und den Beckenboden.
- Atme aus, die Muskeln bleiben weiterhin aktiviert.
- Halte die Plank-Position für 30 Sekunden.
- Lege eine kurze Pause ein, bevor du die Übung fortführst.
- Führe die Übung 2 Mal aus.

ANOUKS QUICK-TIPP

Vergiss das Atmen nicht!

4. Pilates

im Stehen

5 × auf jeder Seite

- Stelle dich gerade hin und strecke deine Arme nach vorne aus, die Beine sind leicht gespreizt (knapp hüftbreit) und die Knie locker, die Wirbelsäule ist gestreckt. Atme tief ein.
- Atme aus und bringe den rechten Arm in einer fließenden Bewegung nach hinten, der Oberkörper und dein Blick gehen mit. Die Schultern sind locker. Die Oberschenkel bleiben stabil und zeigen nach vorne.
- Atme ein und drehe Körper und Arm wieder in die Ausgangsposition zurück.
- Führe die Übung 10 Mal im Wechsel aus (je 5 Mal auf jeder Seite).

Wichtig!

Bewegung und Atmung bilden immer eine Einheit.

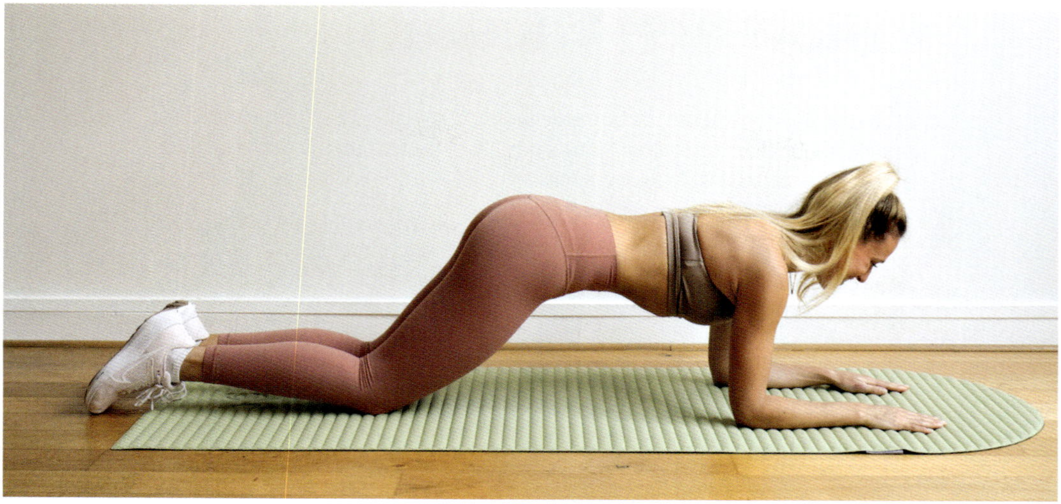

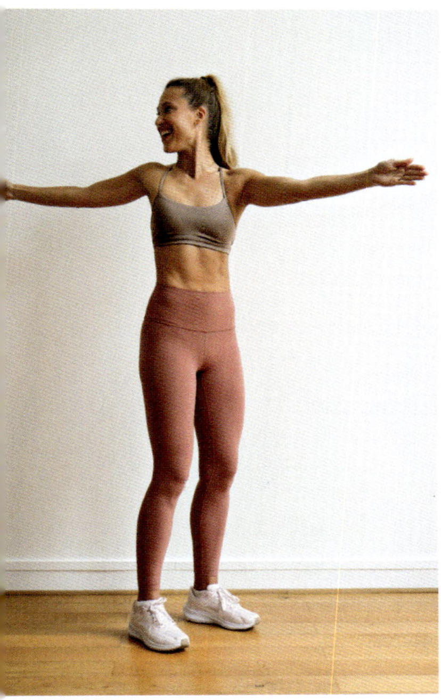

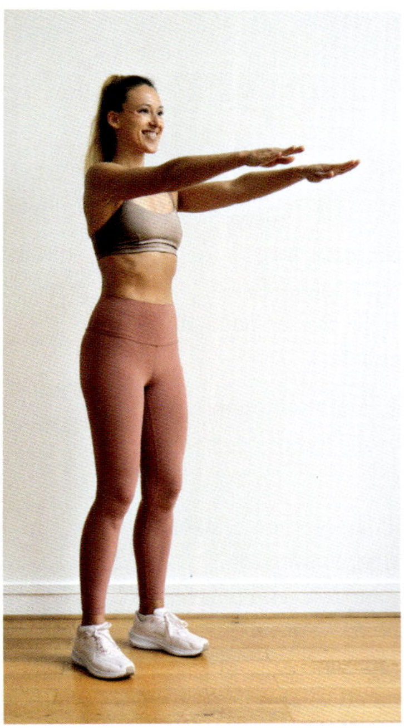

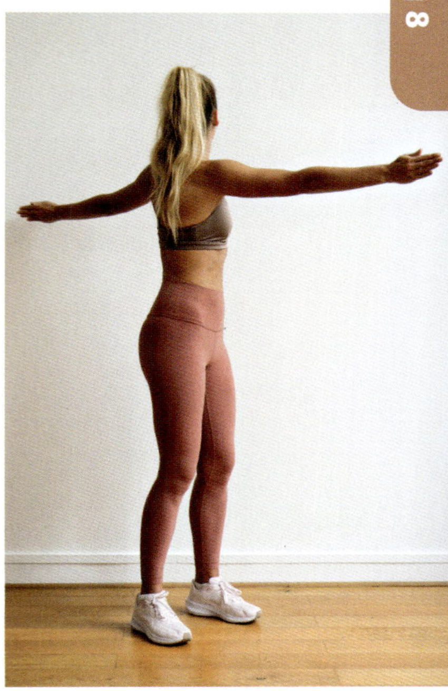

Tag 9

1. Stomach Vacuum

in Rückenlage

3 × in jeder Position

- Lege dich auf den Rücken, die Arme liegen seitlich neben dem Körper, die Beine sind gerade oder angewinkelt. Beginne mit ein paar tiefen Atemzügen, um dich auf die Übung einzustimmen.
- Atme tief ein, strecke dabei deine Wirbelsäule.
- Atme wieder aus, bis deine Lungen leer sind.
- Am Ende der Ausatmung aktivierst du deinen Beckenboden und startest mit dem Stomach Vacuum. Sauge den Bauch möglichst nach innen und nach oben ein.
- Halte die Position und den Atem für mindestens 10 Sekunden an.
- Wiederhole die Übung 2 Mal.
- Strecke die Arme neben dem Kopf aus und wiederhole die Übung so. In dieser Position wird die Tiefenmuskulatur anders gestärkt.
- Atme ein paar Mal tief durch, bevor du die Übung noch 2 Mal ausführst.

2. Die hypopressive Bauchübung

in Rückenlage

5 × auf jeder Seite

- Lege dich auf den Rücken, die Arme liegen seitlich neben dem Körper, deine Beine sind angewinkelt, die Füße stehen flach auf dem Boden. Atme tief ein.
- Atme aus und aktiviere deine schrägen Bauchmuskeln, den Bauch und den Beckenboden.
- Atme ein, hebe ein Bein im rechten Winkel hoch und drücke mit übereinandergelegten Händen für 5 Sekunden gegen den Oberschenkel, spanne dabei die Bauchmuskeln stark an. Je stärker du drückst, desto intensiver ist die Aktivierung des Zentrums. Das Becken ist dabei möglichst in Neutralstellung, das Steißbein zum Boden ausgerichtet.
- Atme ein und löse die Spannung wieder.
- Führe die Übung 10 Mal im Wechsel aus (immer 5 Mal pro Seite).

Wichtig!

Verkrampfe nie dein Gesicht oder deinen Oberkörper. Und lass die Schultern immer locker.

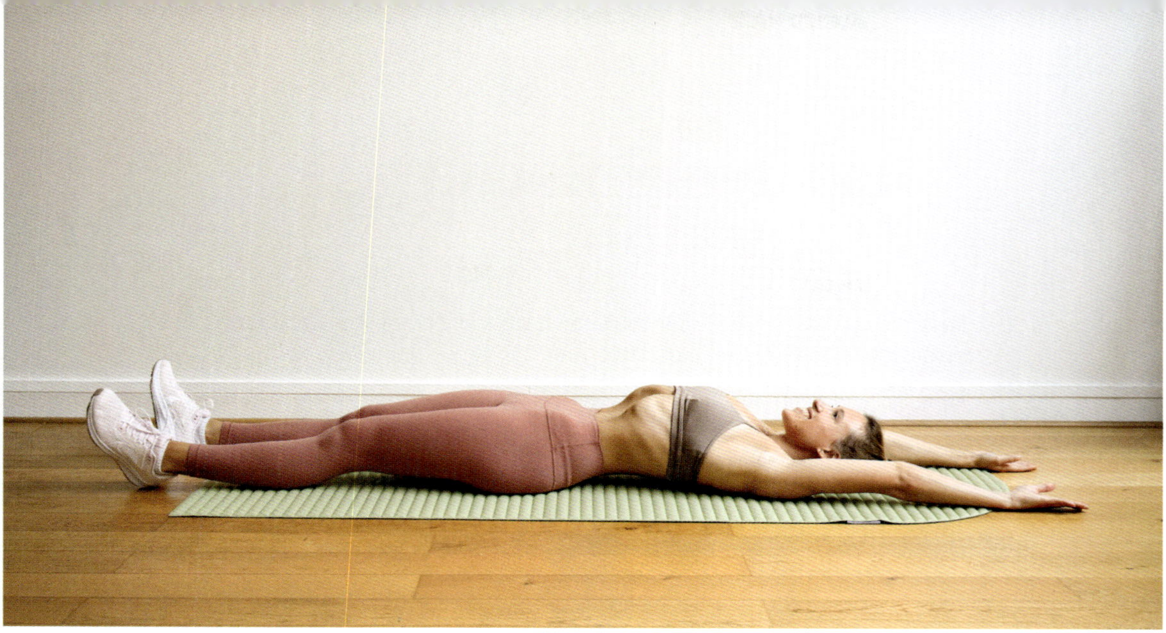

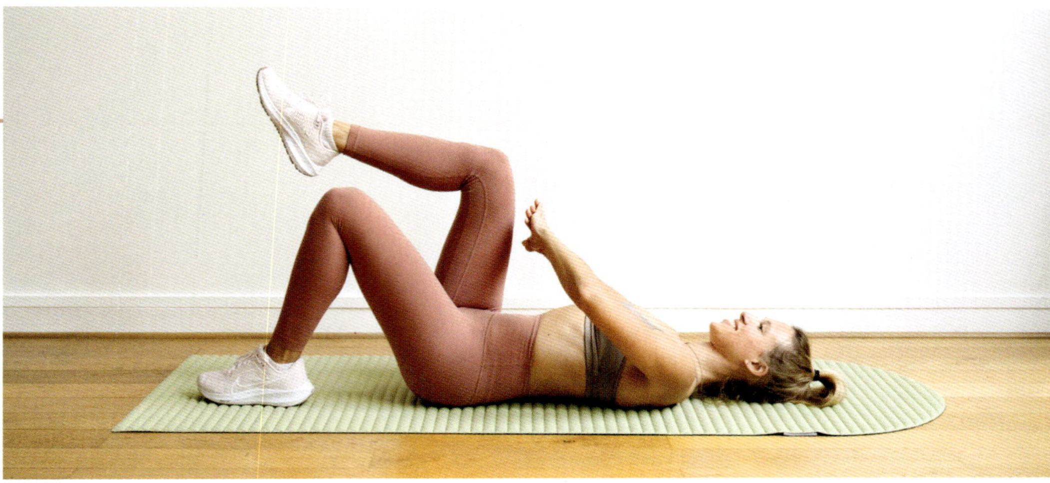

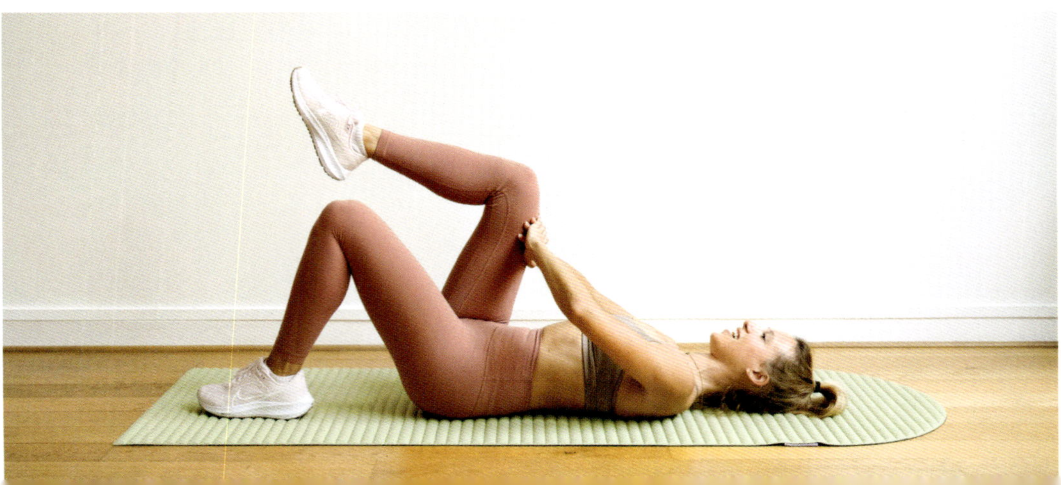

3. Das dynamische Krafttraining

im Stehen

10 × auf jeder Seite

- Stelle dich gerade hin, die Füße schulterbreit auseinander, die Arme sind nach vorne ausgestreckt, Handflächen nach unten. Atme tief ein.
- Atme aus und ziehe ein Knie zur Brust hoch, aktiviere dabei deine schrägen Bauchmuskeln, den Bauch und den Beckenboden. Führe die Bewegung langsam und kontrolliert aus. Aktiviere den *Scoop* im Unterbauch, die Oberschenkel bleiben entspannt: Ziehe das Knie mit der Kraft deiner Bauchmuskeln hoch.
- Atme ein und komme wieder in die Ausgangsposition.
- Führe die Übung 10 Mal auf jeder Seite aus.

---

4. Pilates

Brücke

10 × auf jeder Seite

- Lege dich auf den Rücken, die Arme sind nach vorne gestreckt, die Beine angewinkelt. Führe eine tiefe 3D-Einatmung aus: Die Rippen gehen auseinander. Dein Unterbauch ist gescoopt und dein Beckenboden aktiviert.
- Atme aus und hebe dein Becken in die Brückenposition. Aktiviere dabei die Bauchmuskulatur.
- Atme tief ein. Atme aus und ziehe ein Bein im 90-Grad-Winkel zu dir, spanne dabei die Bauchmuskeln an. Die Arme sind weiterhin nach vorne ausgestreckt, das Becken bleibt stets angehoben.
- Atme ein und bringe den Fuß mithilfe der aktivierten Bauchmuskulatur wieder auf den Boden.
- Atme aus, bevor du die Übung auf der anderen Seite durchführst.
- Mach die Übung 20 Mal im Wechsel (je 10 Mal auf jeder Seite). Das Becken bleibt während der gesamten Übung stabil.

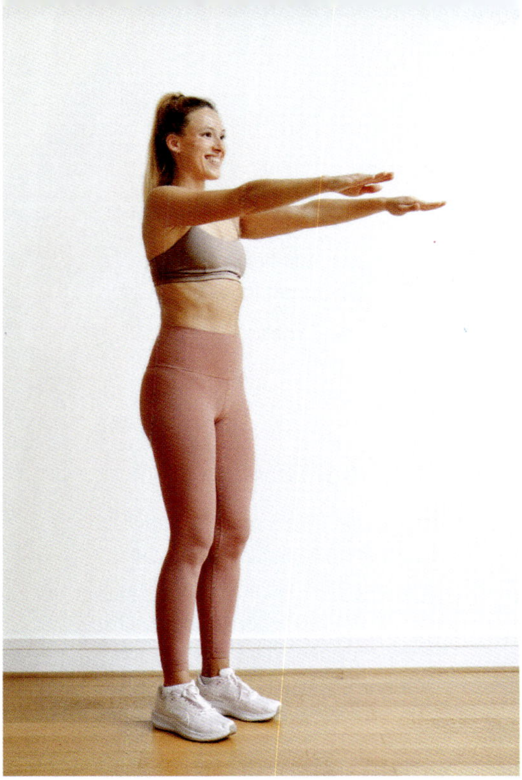

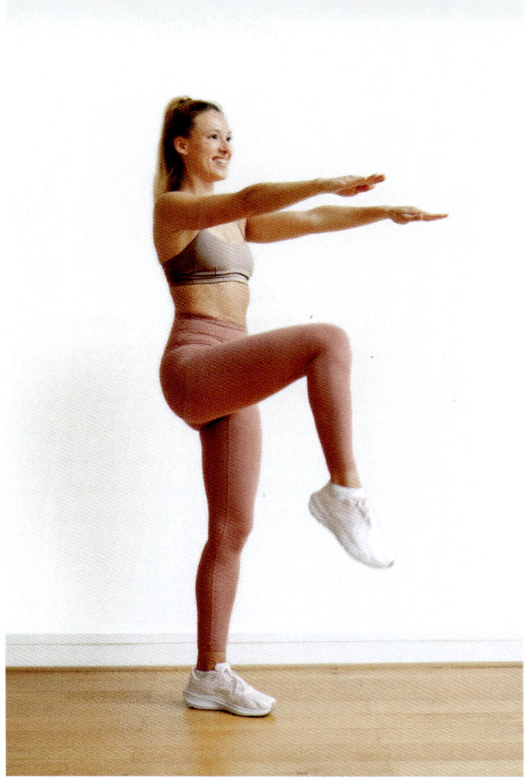

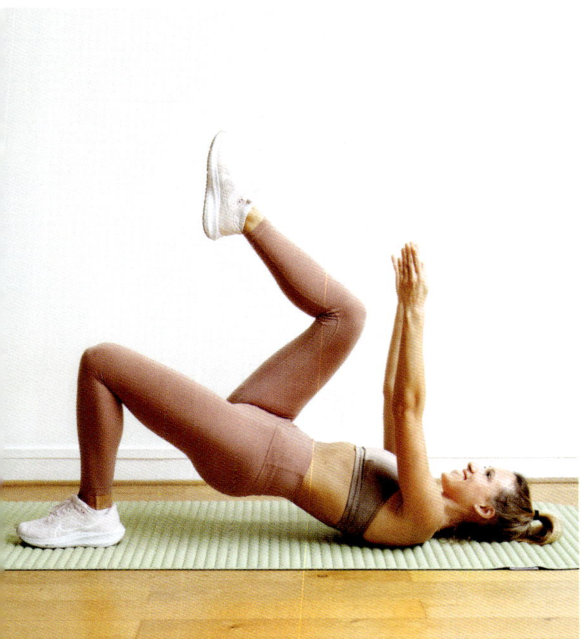

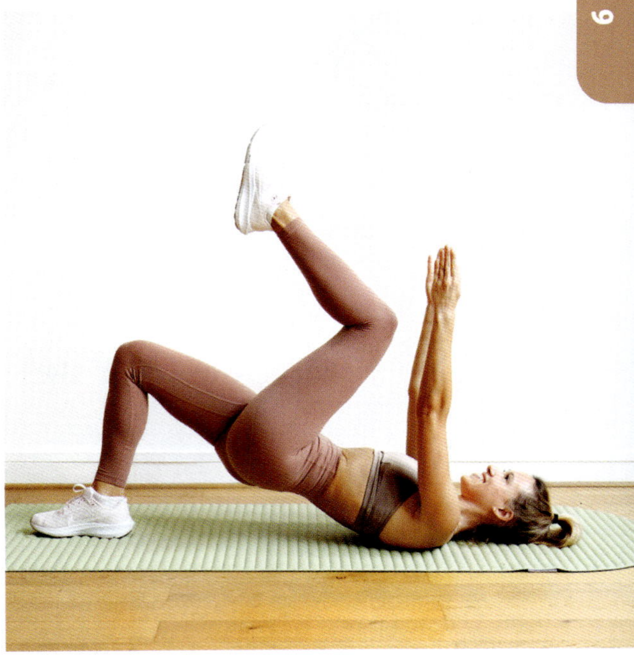

Tag 10

1. Stomach Vacuum

im Vierfüßlerstand
10 ×

- Gehe in den Vierfüßlerstand, der Nacken ist lang, deine Hände stehen unter den Schultern und die Knie unter den Hüftgelenken. Atme tief ein, die Rippen gehen auseinander.
- Atme wieder aus, bis deine Lungen leer sind, und aktiviere den Beckenboden. Starte mit dem Stomach Vacuum: Sauge deinen Bauch möglichst nach innen und nach oben ein. Um das Stomach Vacuum zu intensivieren, kannst du zusätzlich deinen Rücken runden.
- Halte die Spannung und den Atem an.
- Atme ein paar Mal tief durch, bevor du die Übung fortsetzt.
- Führe die Übung 10 Mal aus.

ANOUKS QUICK-TIPP

Mit diesem Programm steigere ich die Intensität beim Stomach Vacuum. Du kannst aber natürlich immer auch eine alte Position wiederholen, um die Übung in deinem Rhythmus zu verinnerlichen. Mach dir bloß keinen Druck!

2. Die hypopressive Bauchübung

in Rückenlage
10 × auf jeder Seite

- Lege dich auf den Rücken, die Arme liegen neben deinem Körper, beide Beine sind im 90-Grad-Winkel angehoben. Atme tief ein.
- Atme aus und aktiviere deine schrägen Bauchmuskeln, den Bauch und den Beckenboden.
- Atme ein, strecke einen Arm senkrecht über den Kopf und winkle das Bein auf dieser Körperseite in einem rechten Winkel an. Das Bein auf der anderen Seite streckst du horizontal aus (es bleibt in der Luft!). Bringe danach den Arm hinter den Kopf. Je stärker die Dehnung, desto intensiver ist die Spannung im Unterbauch.
- Atme aus und bringe Bein und Arm wieder in die Ausgangsposition zurück, indem du deinen Beckenboden und die schrägen Bauchmuskeln intensiver aktivierst. Der Brustkorb bleibt flach, die Wirbelsäule und der Nacken sind gestreckt.
- Führe die Übung 20 Mal im Wechsel langsam und kontrolliert aus (also 10 Mal pro Seite).

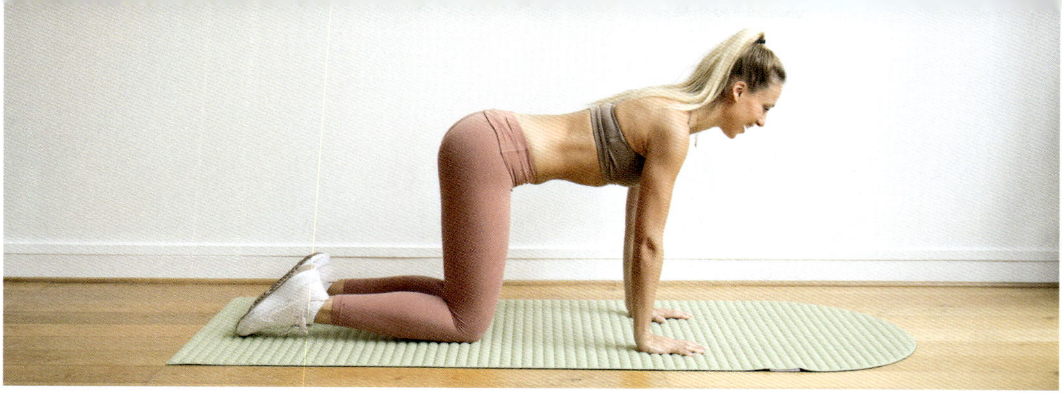

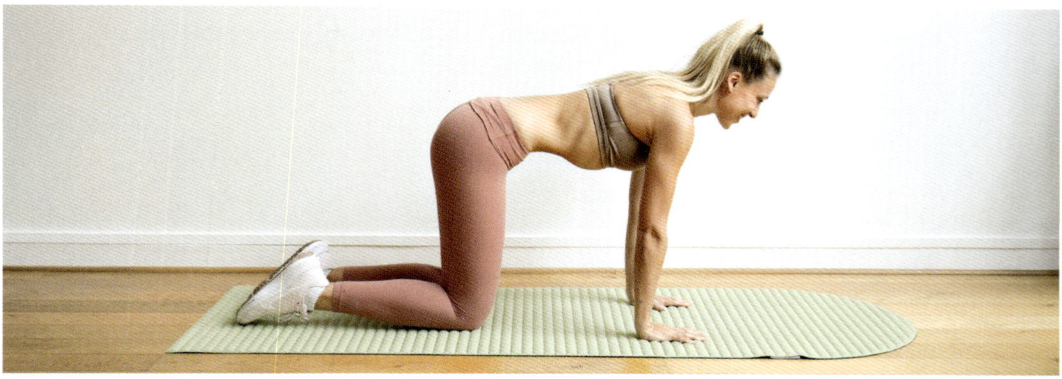

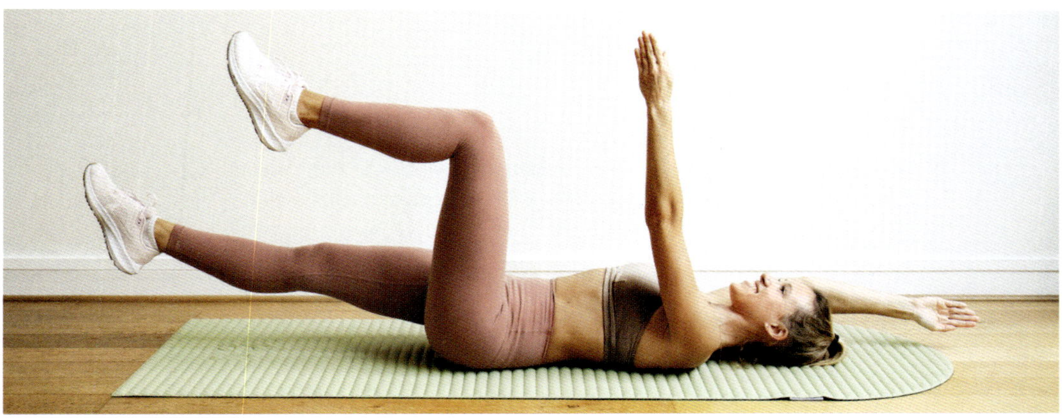

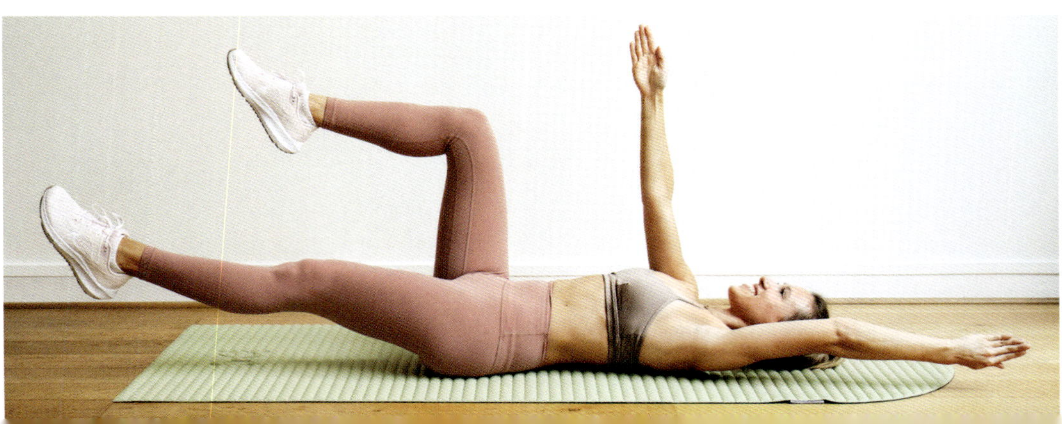

3. Das dynamische Krafttraining

im Vierfüßlerstand
10 ×

- Gehe in den Vierfüßlerstand, der Nacken ist lang, deine Hände stehen unter den Schultern und die Knie unter den Hüftgelenken, stütze dich dabei auf den Zehen ab.
- Atme ein und aktiviere deine schrägen Bauchmuskeln.
- Atme aus und drücke beide Knie gleichzeitig vom Boden weg, spanne dabei die Bauchmuskeln an. Der Rücken ist stabil und gerade.
- Atme ein und bringe die Knie langsam wieder auf den Boden, dabei intensivierst du die Aktivierung deines Zentrums.
- Führe die Übung 10 Mal aus.

4. Pilates

auf den Knien
10 × auf jeder Seite

- Knie dich hin und strecke ein Bein zur Seite aus, winkle die Arme ab und führe die Hände hinter den Kopf, deine Ellbogen zeigen nach außen.
- Strecke dich zuerst nach links, der Brustkorb bleibt flach, der Rücken ist lang. Der Körper sollte mit dem gestreckten Bein eine Linie bilden!
- Atme ein und strecke deine Wirbelsäule (als würde dich eine Schnur am Kopf nach oben ziehen).
- Atme aus und neige deinen Körper hinüber zu dem gestreckten Bein. Sauge deinen Bauch ein und aktiviere den Beckenboden, sodass deine Taille mehr Raum bekommt.
- Führe die Übung 10 Mal im Wechsel aus (also 5 Mal pro Seite).

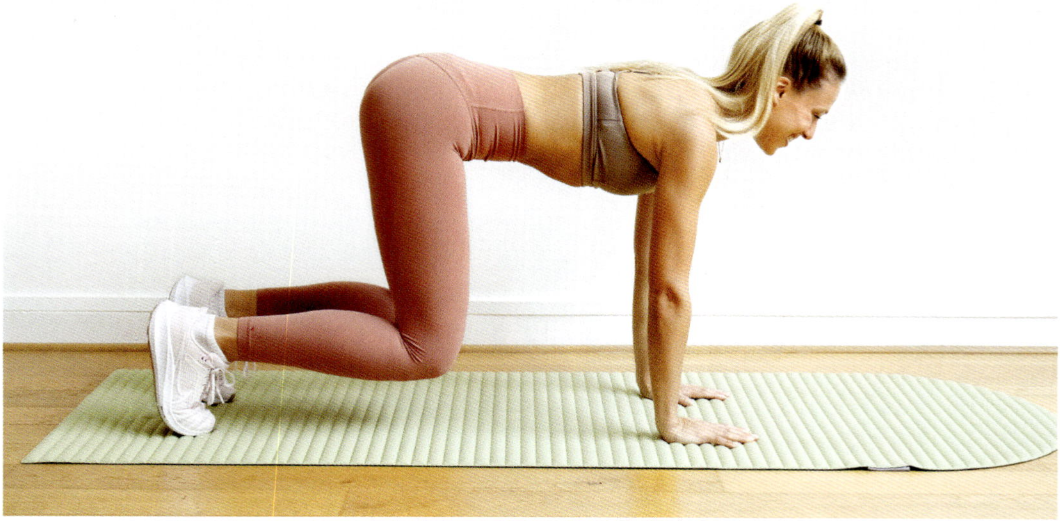

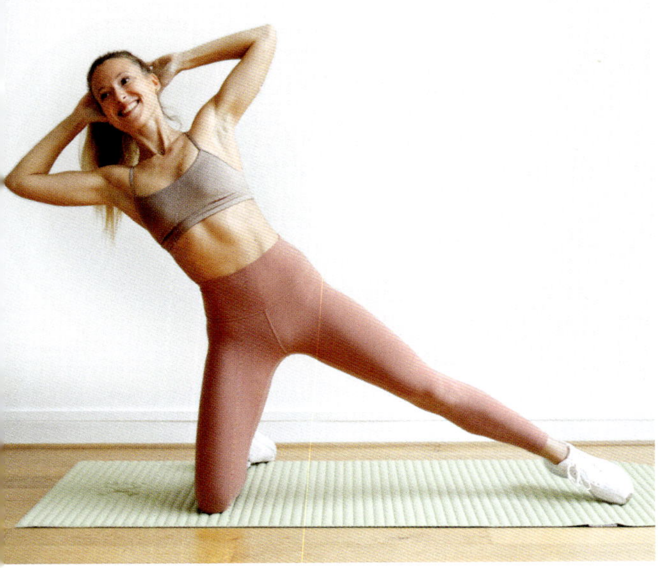

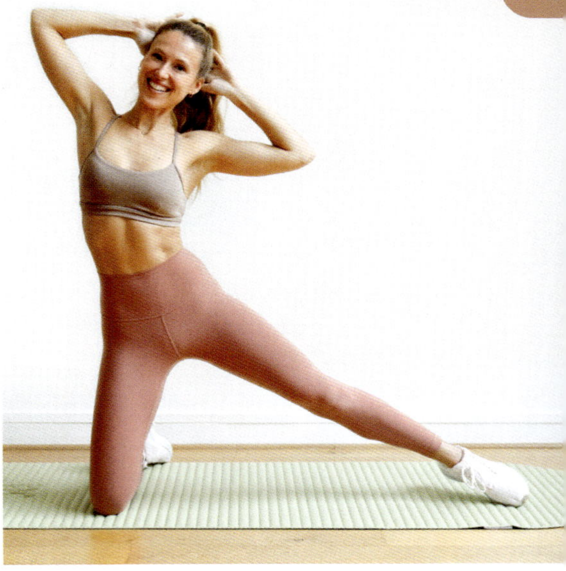

1. Stomach Vacuum

auf den Knien
5 ×

- Knie dich auf eine Matte (die Knie können auch auf einem Kissen ruhen), die Schultern sind locker, der Nacken und die Wirbelsäule lang, das Becken ist in Neutralstellung, die Arme sind erhoben, die Handrücken liegen auf der Stirn.
- Atme ein paar Mal durch, um dich zu entspannen.
- Atme tief ein und strecke deine Wirbelsäule.
- Atme wieder aus, bis deine Lungen leer sind.
- Am Ende der Ausatmung aktivierst du deinen Beckenboden und startest mit dem Stomach Vacuum. Sauge den Bauch möglichst nach innen und nach oben ein. Passe bei Bedarf die Knieposition an oder kippe dein Becken nach vorne.
- Halte die Spannung für ungefähr 10 Sekunden und löse sie dann wieder.
- Atme ein paar Mal tief durch, bevor du die Übung fortsetzt.
- Führe die Übung 5 Mal aus.

2. Die hypopressive Bauchübung

in Rückenlage
5 x auf jeder Seite

- Lege dich auf den Rücken, deine Beine sind im 90-Grad-Winkel angehoben, die Hände liegen übereinander auf einem Oberschenkel oberhalb des Knies. Atme tief ein.
- Atme aus und drücke mit den Händen gegen das Bein, aktiviere dabei deine schrägen Bauchmuskeln, den Bauch und den Beckenboden.
- Das Becken bleibt in der Neutralstellung: Kreuz- und Sitzbein sind zum Boden ausgerichtet, während die Hände gegen den Oberschenkel drücken.
- Halte die Spannung für ca. 5 Sekunden und löse sie dann wieder.
- Führe die Übung 10 Mal im Wechsel aus (also 5 Mal pro Seite).

Wichtig!

Die Füße dürfen auch auf dem Boden ruhen (siehe S. 93).

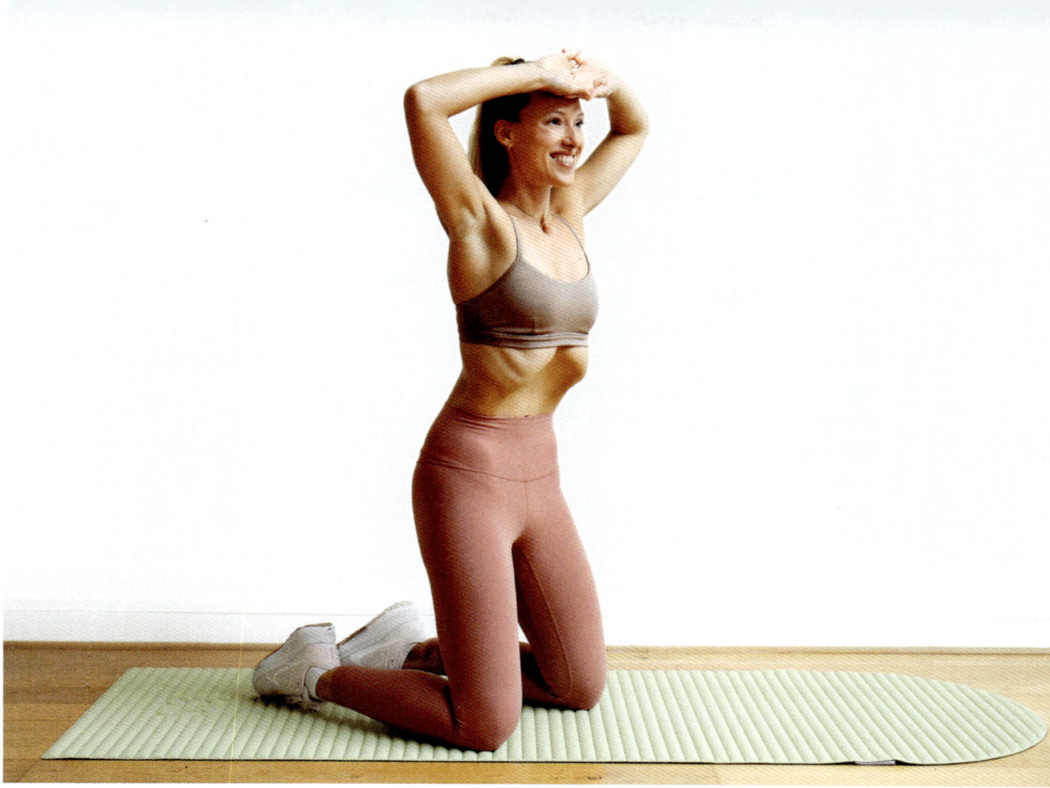

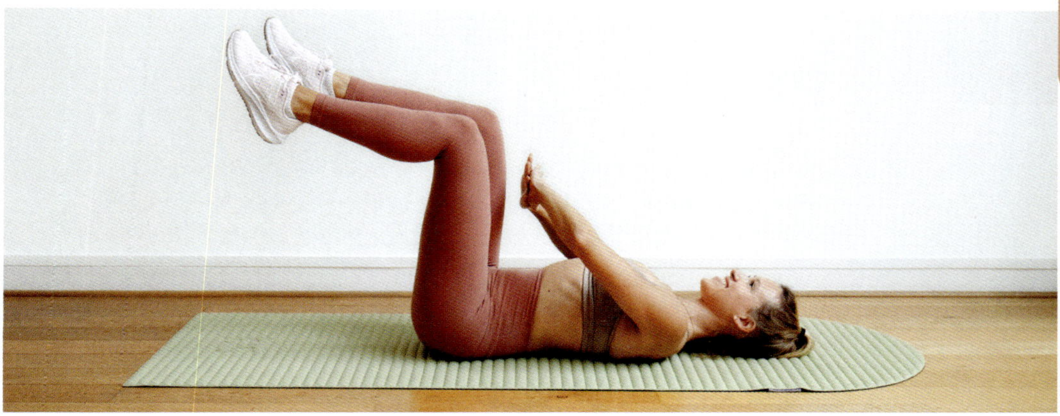

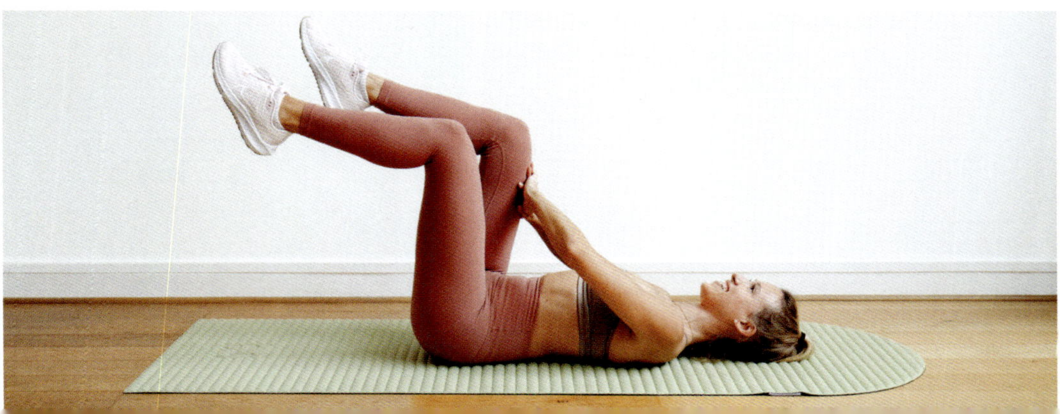

3. Das dynamische Krafttraining

seitliche Plank
1 × auf jeder Seite

- Lege dich auf eine Seite und stütze dich auf dem unteren Unterarm ab, der Ellbogen liegt unter der Schulter, die Beine ausgestreckt übereinander, Oberschenkel und Oberkörper bilden eine Linie. Hebe nun das Becken in die seitliche Plank-Position und strecke den oberen Arm nach oben, indem du deine Bauchmuskeln aktivierst.
- Achte auf eine stabile Position und halte diese für 30 Sekunden. Der Körper muss dabei stets eine Linie bilden.
- Führe die Übung auf jeder Seite für 30 Sekunden aus.

ANOUKS QUICK-TIPP

- Stütze dich stark auf dem Oberarm ab, um die schrägen Bauchmuskeln zu aktivieren und die Taille zu definieren.
- Vergiss das Atmen nicht!
- Strecke deinen Körper in der seitlichen Plank-Position in die Länge.
- Bei Bedarf kannst du den oberen Fuß auf dem Boden absetzen oder die Plank in kniender Position ausführen.

4. Pilates

Brücke
10 × auf jeder Seite

- Geh in die Brückenposition, dein Becken ist angehoben, die Beine sind angewinkelt, die Arme nach vorn ausgestreckt. Atme tief ein.
- Atme aus und ziehe ein Bein im 90-Grad-Winkel zu dir, aktiviere dabei deine schrägen Bauchmuskeln, den Bauch und den Beckenboden.
- Atme ein, strecke das Bein wieder und bringe die Arme hinter deinen Kopf, sauge dabei den Unterbauch ein.
- Atme aus und führe das Bein und beide Arme wieder in die Ausgangsposition zurück, intensiviere dabei die Aktivierung deines Zentrums.
- Führe die Übung 20 Mal im Wechsel langsam und kontrolliert aus (je 10 Mal auf jeder Seite).

Wichtig!

Bei jeder Übung sollte dein Hauptfokus auf den aktivierten Bauchmuskeln liegen.

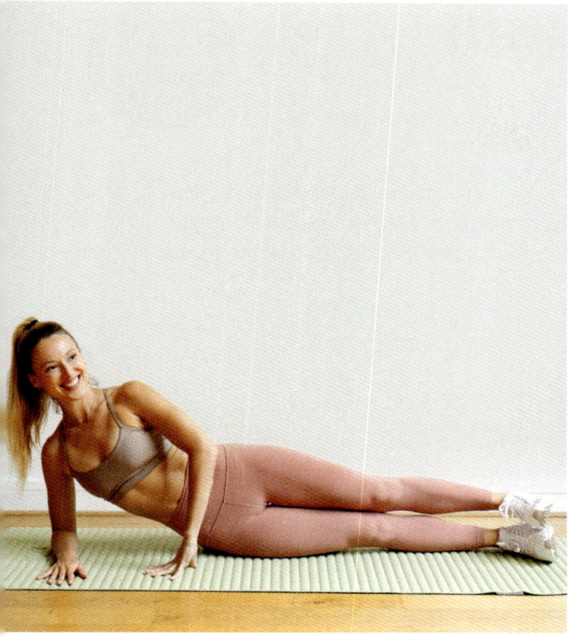

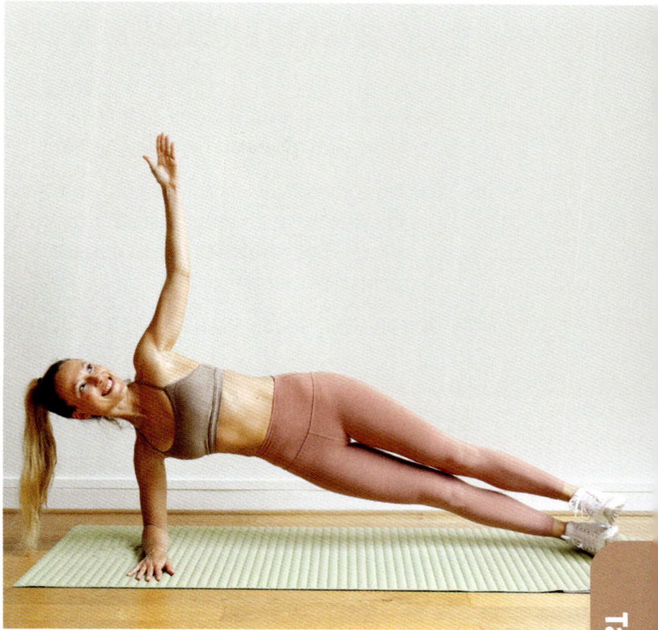

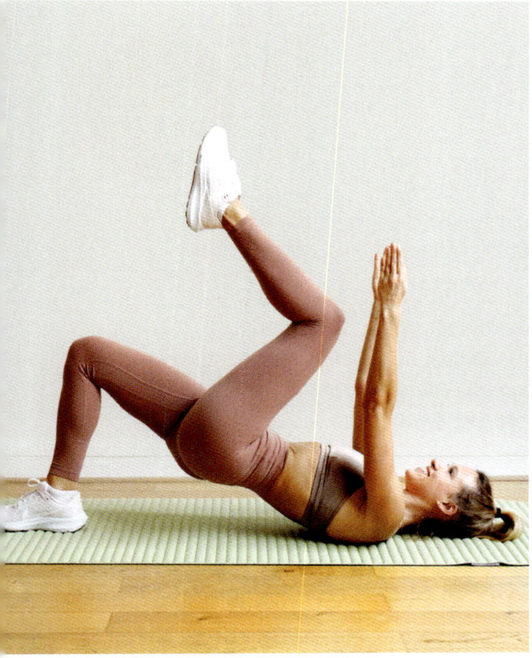

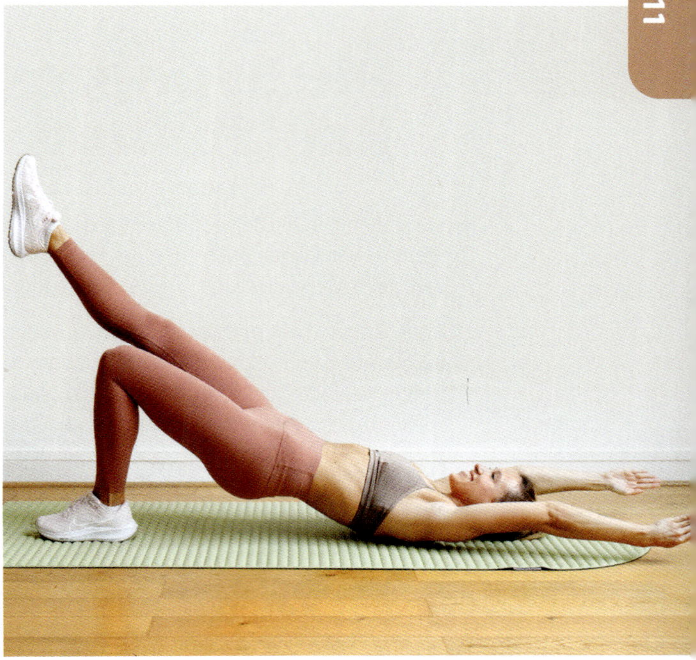

1. Stomach Vacuum

in Rückenlage

5 ×

- Lege dich auf den Rücken, die Arme liegen seitlich neben dem Körper, die Beine sind gestreckt (oder angewinkelt). Atme tief ein.
- Atme wieder aus, bis deine Lungen völlig leer sind, und aktiviere deinen Beckenboden. Sauge den Bauch möglichst nach innen und nach oben ein. Mach kleine Bewegungen während des Stomach Vacuums: Strecke dich in die Länge, bewege dein Becken (nach rechts, links, hinten, vorne).
- Führe die Übung 5 Mal aus.

ANOUKS QUICK-TIPP

Versuche nun, die Zeitspanne, in der du beim Stomach Vacuum die Luft anhältst, langsam zu vergrößern.

2. Die hypopressive Bauchübung

im Stehen

10 ×

- Stelle dich hin, die Beine hüftbreit auseinander, und strecke die Arme nach oben, die Handflächen zeigen nach vorn, der Brustkorb ist flach. Aktiviere nun schon dein Zentrum (wie immer inklusive des Beckenbodens!). Atme tief ein.
- Atme langsam aus und senke die Arme neben den Körper, die Handflächen zeigen nach hinten, und spanne die Bauchmuskeln an, als würdest du auf einen Widerstand treffen. Je stärker deine Muskeln aktiviert sind (spüre die Energie bis in die Fingerspitzen), desto intensiver ist auch die Aktivierung deines Zentrums.
- Führe die Übung 10 Mal aus.

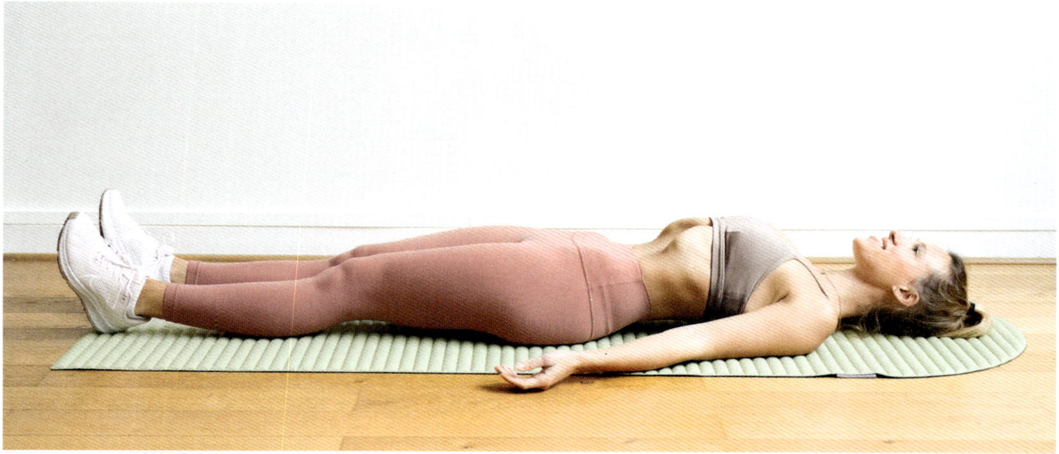

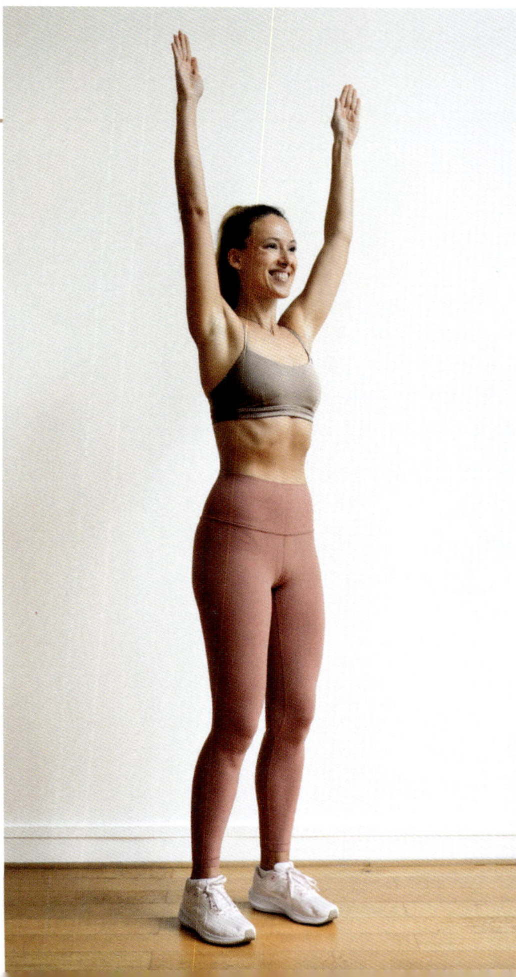

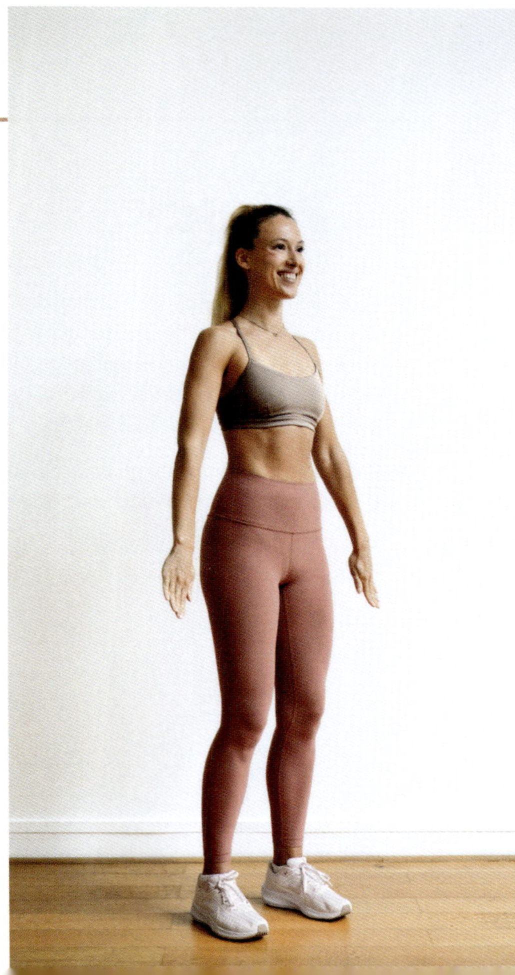

3. Das dynamische Krafttraining

im Stehen
5 × auf jeder Seite

- Stelle dich gerade hin und strecke beide Arme nach oben. Atme tief ein, der Brustkorb bleibt flach, dein Unterbauch ist gescoopt.
- Atme aus, ziehe ein Knie in Richtung Oberkörper hoch und aktiviere dabei deine Bauchmuskeln.
- Führe die Übung 10 Mal im Wechsel aus (immer 5 Mal pro Bein). Die Bauchmuskulatur bleibt während der gesamten Übung aktiviert. Das Knie wird einzig mit dem *Scoop* im Unterbauch hochgezogen.

4. Pilates

in Rückenlage
5 × auf jeder Seite

- Lege dich gerade auf den Rücken, die Arme liegen seitlich neben dem Körper, die Handflächen zeigen nach unten, die Beine sind im 90-Grad-Winkel angehoben. Führe nun deine Beine miteinander über die Hüfte nach links und rechts. Die Bewegung wird in der gedrehten Position langsamer, hier kommen die Bauchmuskeln ins Spiel. Die Beine bleiben immer in der Luft.
- Atme aus und bringe deine Beine wieder in die Ausgangsposition zurück. Die Drehung ist sauber und kontrolliert.
- Führe die Übung 10 Mal im Wechsel aus (je 5 Mal auf jeder Seite). Die Bauchmuskulatur bleibt während der gesamten Übung aktiviert.

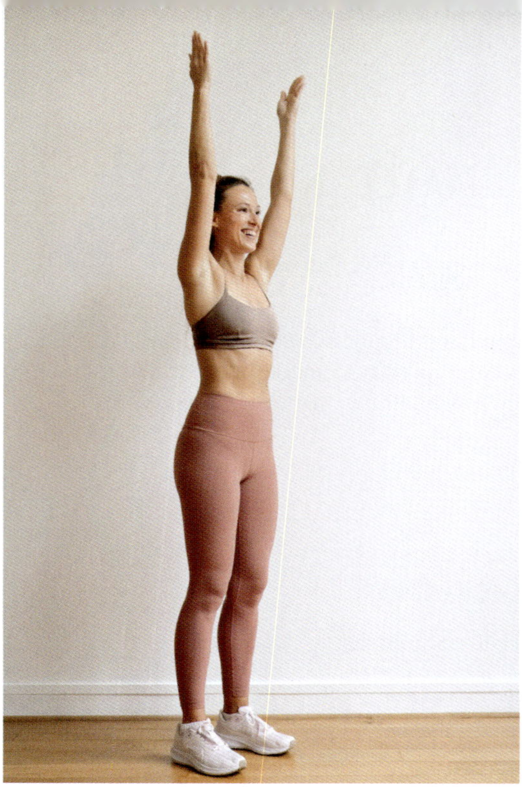

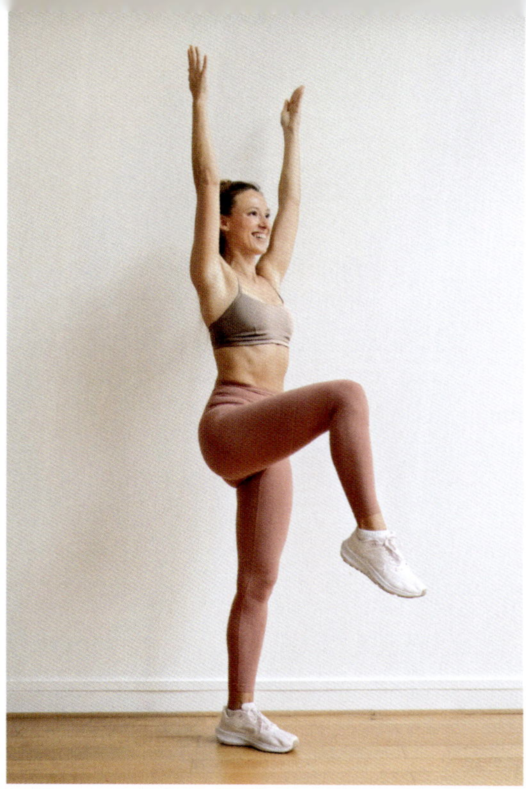

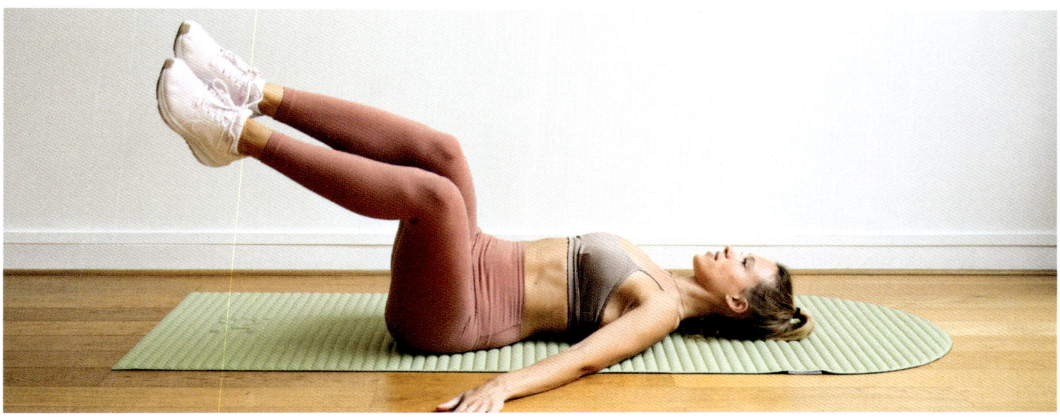

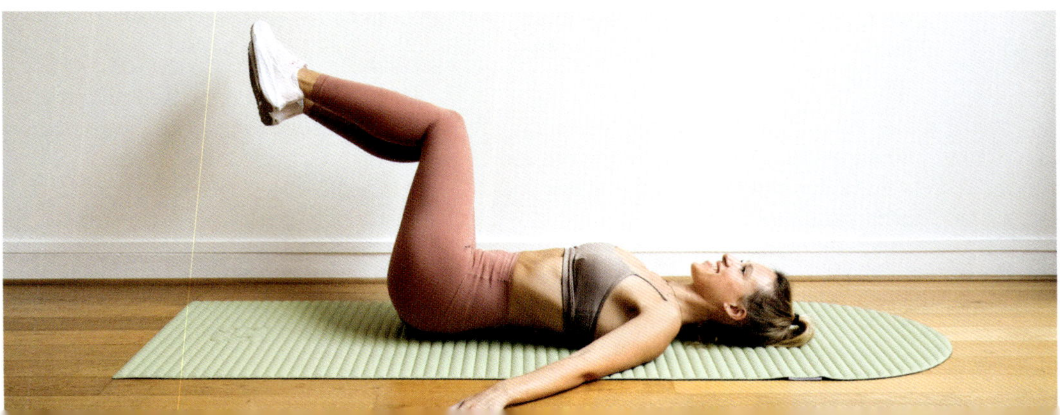

1. Stomach Vacuum

auf den Knien
5 ×

- Knie dich hin, die Beine hüftbreit auseinander, die Arme sind erhoben, die Handrücken liegen auf der Stirn. Atme tief ein.
- Atme wieder aus und aktiviere deinen Beckenboden. Sauge den Bauch möglichst nach innen und nach oben ein. Mach kleine Bewegungen beim Stomach Vacuum: Strecke dich in die Länge, senke deinen Körper zum Boden, lass den Körper nach links und rechts baumeln, krümme dich ...
- Führe die Übung 5 Mal aus.

ANOUKS QUICK-TIPP

Wenn du dich beim Stomach Vacuum bewegst, werden deine inneren Organe stärker massiert.

2. Die hypopressive Bauchübung

im Stehen
10 × auf jeder Seite

- Stelle dich gerade hin, die Arme hängen seitlich neben dem Körper herunter. Atme aus und strecke einen Arm nach oben zur Decke, die Hand ist einwärts gekehrt, die andere gleitet an deinem Bein hinunter. Neige dich leicht zu dieser Seite, dabei wird deine Taille gedehnt. Versuche Raum zu schaffen, indem du deinen gesamten Körper in die Länge streckst, anstatt ihn nur zur Seite hin zu drücken.
- Der Brustkorb bleibt flach, der untere Rücken ist lang, Vorder- und Rückseite des Körpers sind gleichmäßig ausgerichtet und bilden eine Linie.
- Die Schultern sind locker, der Körper ist in die Länge gestreckt, mach dich größer!
- Achte durchgehend auf den *Scoop* in der Bauchmuskulatur.
- Atme ein und bringe den Körper wieder in die Ausgangsposition zurück.
- Führe die Übung 20 Mal im Wechsel aus (immer 10 Mal pro Arm). Die Bauchmuskulatur bleibt während der gesamten Übung aktiviert.

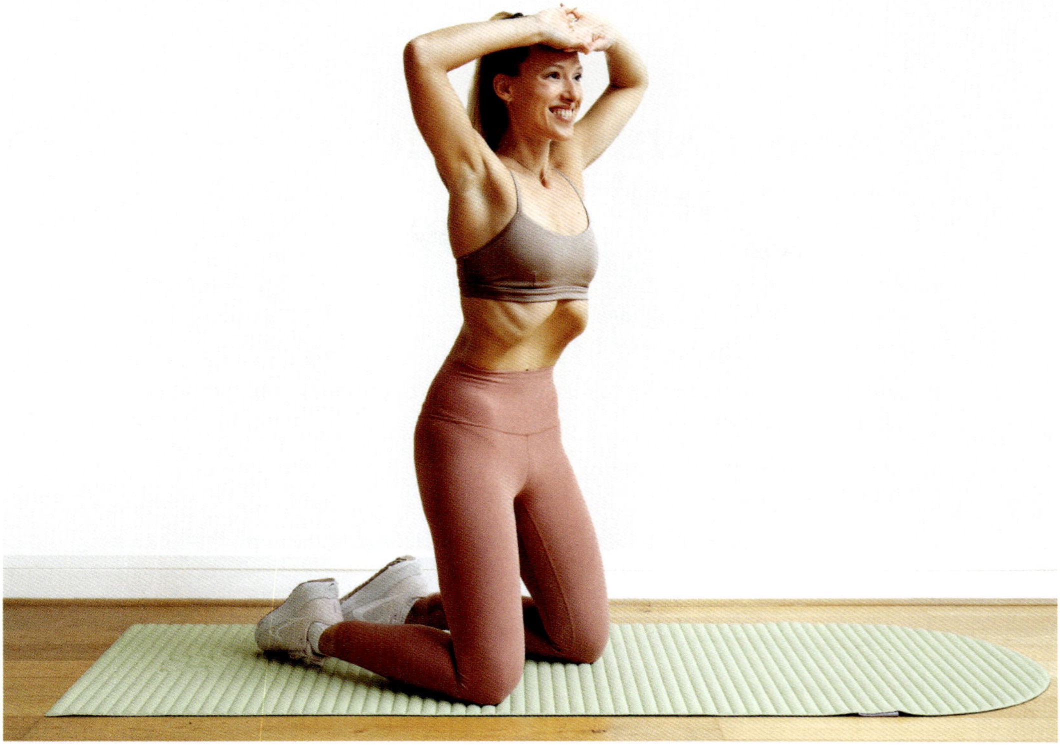

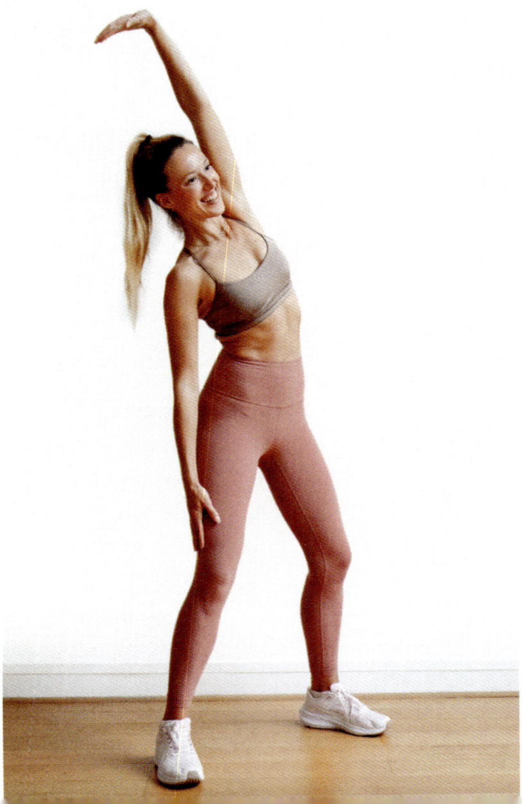

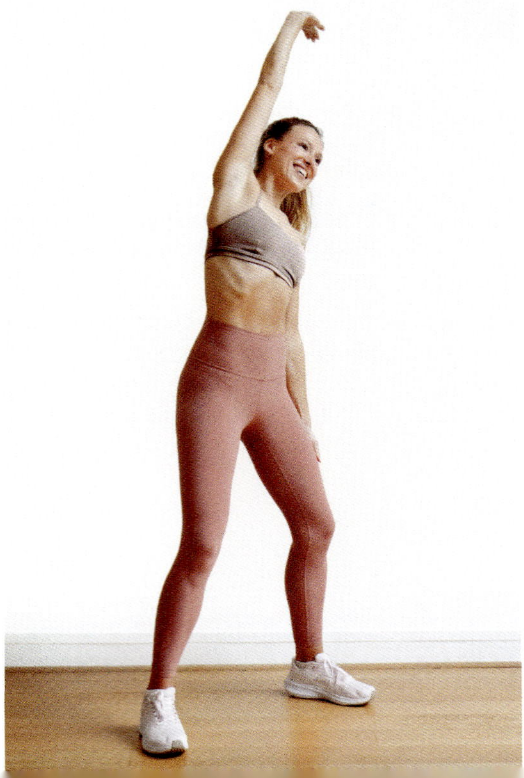

3. Das dynamische Krafttraining

im Vierfüßlerstand
10 ×

- Gehe in den Vierfüßlerstand, der Nacken ist lang, deine Hände stehen unter den Schultern und die Knie unter den Hüftgelenken, stütze dich dabei auf den Zehen ab (die Füße sind geflext). Atme tief ein, die Rippen gehen auseinander.
- Atme die gesamte Luft wieder aus, aktiviere dann deine schrägen Bauchmuskeln und den Beckenboden.
- Hebe die Knie ein paar Zentimeter vom Boden ab, die Position des Oberkörpers bleibt dabei stabil.
- Die Hände drücken in den Boden, intensiviere dabei die Aktivierung deines Zentrums.
- Atme ein und bringe die Knie langsam wieder auf den Boden zurück.
- Führe die Übung 10 Mal aus.

4. Pilates

im Stehen
10 × auf jeder Seite

- Stelle dich gerade hin und strecke die Arme nach oben Richtung Decke, der Brustkorb ist flach. Atme tief ein und aktiviere deinen Beckenboden und die Bauchmuskeln.
- Atme aus, senke einen Arm, hebe dazu das entgegengesetzte Bein und bringe Hand und Knöchel mithilfe der Bauchmuskeln in der Mitte zusammen.
- Führe die Übung 20 Mal im Wechsel aus (immer 10 Mal pro Arm).

Wichtig!

Gib nicht dem Drang nach, deinen Schwung zu nutzen und die Übung schnell auszuführen. Die Bewegungen sind langsam und kontrolliert.

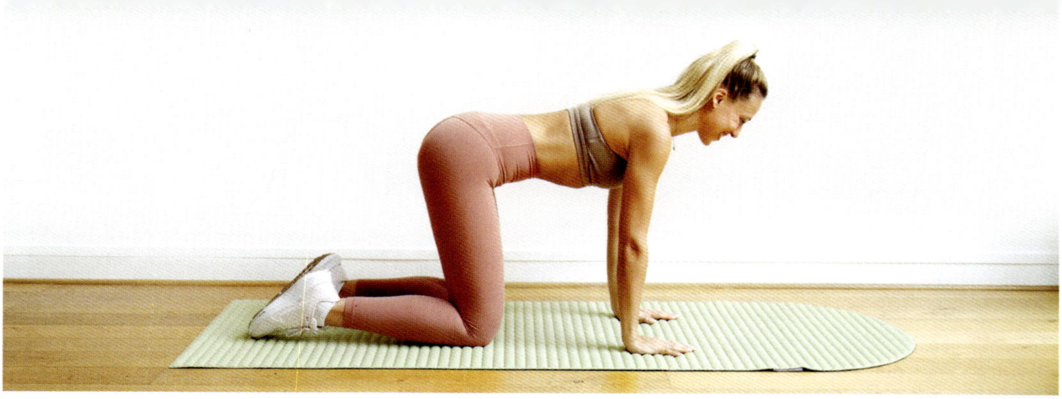

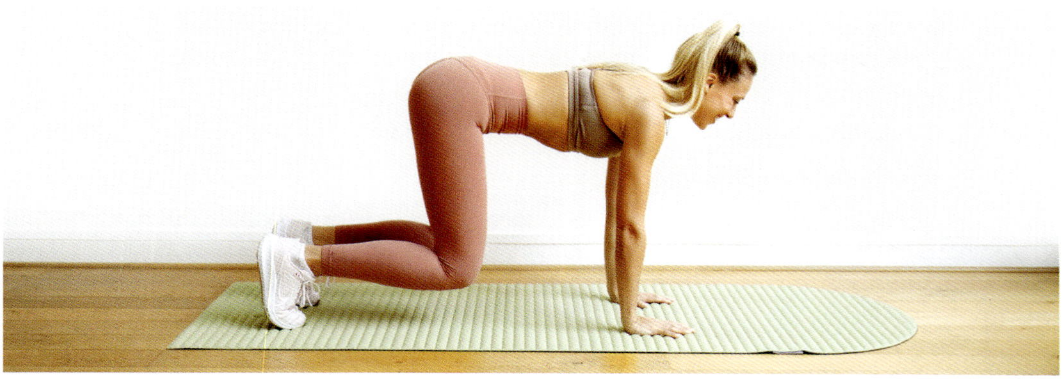

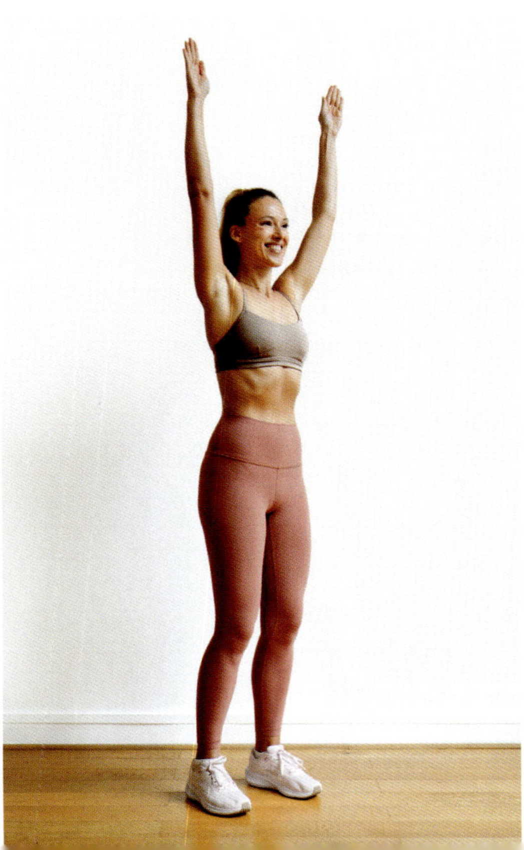

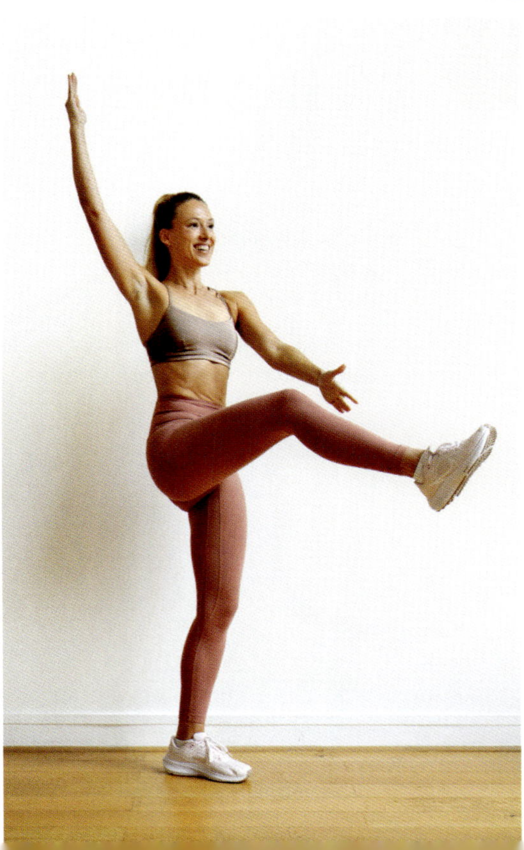

1. Stomach Vacuum

Brücke

10 ×

- Lege dich auf den Rücken, die Arme liegen seitlich neben dem Körper, Handflächen nach unten, die Beine sind angewinkelt. Atme tief ein.
- Atme aus und hebe dein Becken in die Brückenposition.
- Atme wieder ein.
- Atme aus, aktiviere deinen Beckenboden und beginne in der Brückenposition mit dem Stomach Vacuum. Hierbei wirst du eine andere Form der Spannung spüren.
- Halte die Spannung für ein paar Sekunden, dann löse sie.
- Führe die Übung 10 Mal aus.

2. Die hypopressive Bauchübung

im Stehen

10 ×

- Stelle dich gerade hin, die Füße sind fest im Boden verankert, die Arme zur Seite ausgestreckt. Atme aus, geh leicht in die Knie und beuge deinen Oberkörper nach vorne, bringe dabei die Arme überkreuz vor dich.
- Atme ein, strecke die Arme zur Seite, leg den Kopf in den Nacken und drücke den Brustkorb nach oben. Öffne dich!
- Führe die Übung 10 Mal aus. Intensiviere mit jeder Ausatmung die Aktivierung der schrägen Bauchmuskeln.

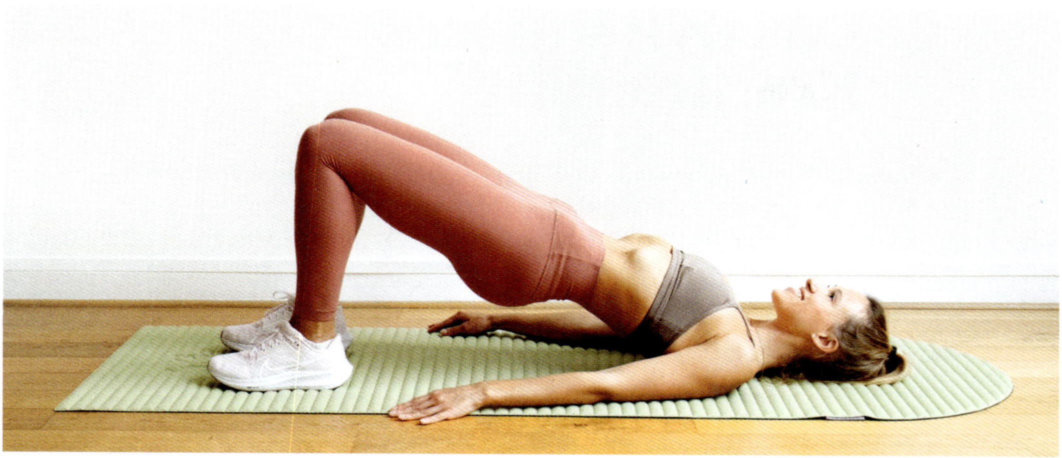

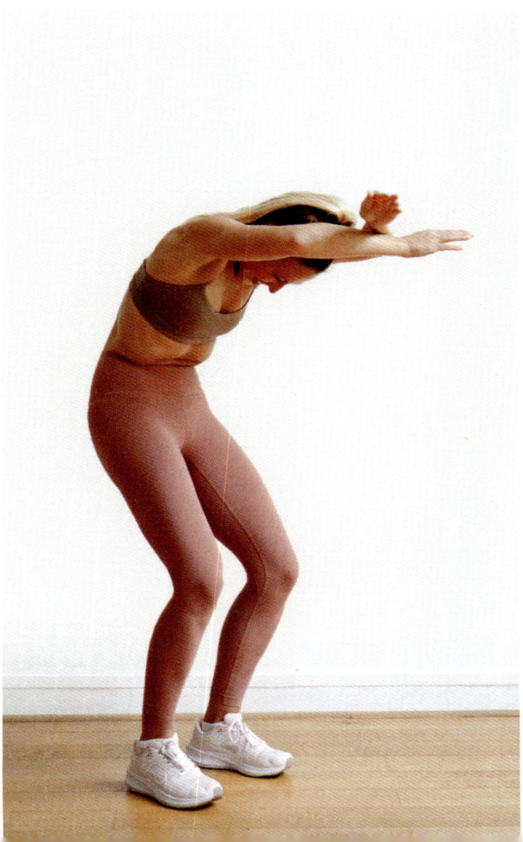

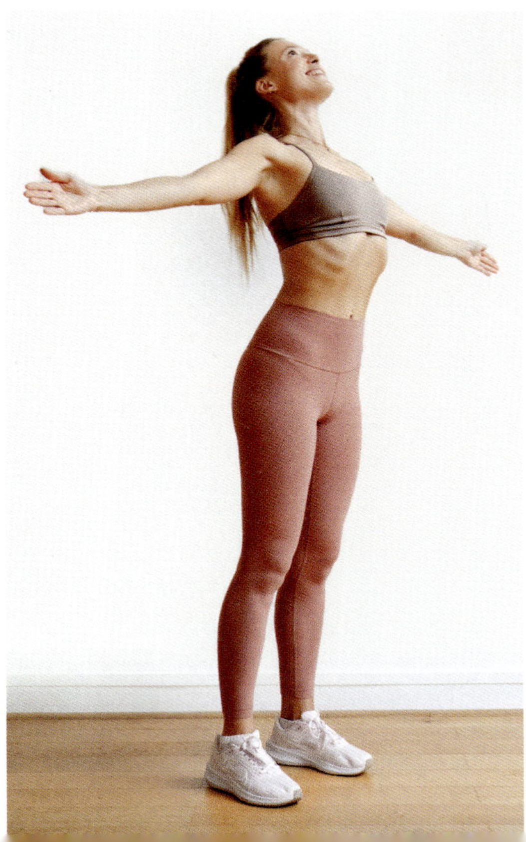

3. Das dynamische Krafttraining

Plank
2 ×

- Nimm die Plank-Position (»Unterarmstütz«) ein, die Beine sind gestreckt. Mache eine Schritt-Bewegung mit einem Bein und kreuze es unter das andere Bein, sodass der Fuß direkt daneben auf den Zehen steht. Mach die Bewegung abwechselnd mit dem anderen Bein, dann wieder mit dem ersten Bein, als wolltest du horizontal gehen.
- Halte die Spannung in den Bauchmuskeln für 30 Sekunden.
- Vergiss das Atmen nicht!
- Ruhe dich zwischen den Wiederholungen kurz aus.
- Führe die Übung 2 Mal aus.

ANOUKS QUICK-TIPP

Die Varianten des dynamischen Krafttrainings in einer »instabilen« Position beanspruchen ganz besonders die stabilisierende Mikromuskulatur und stärken die schräge Bauchmuskulatur.

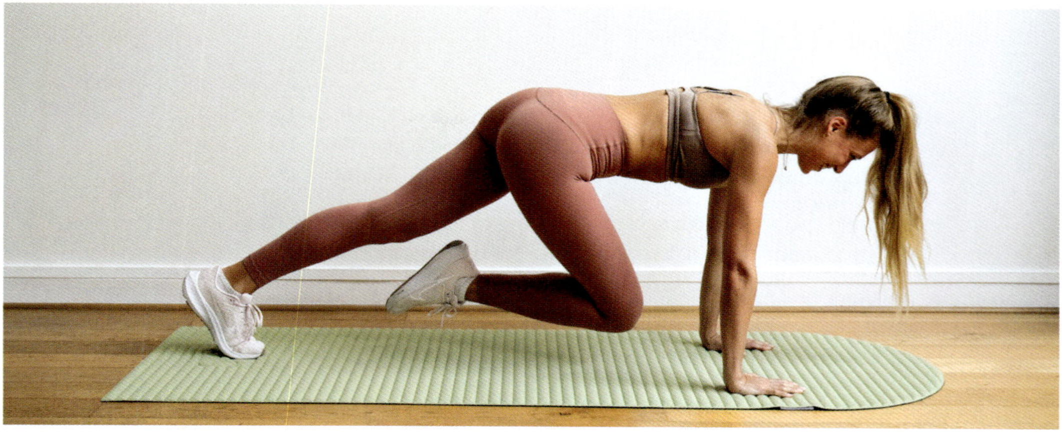

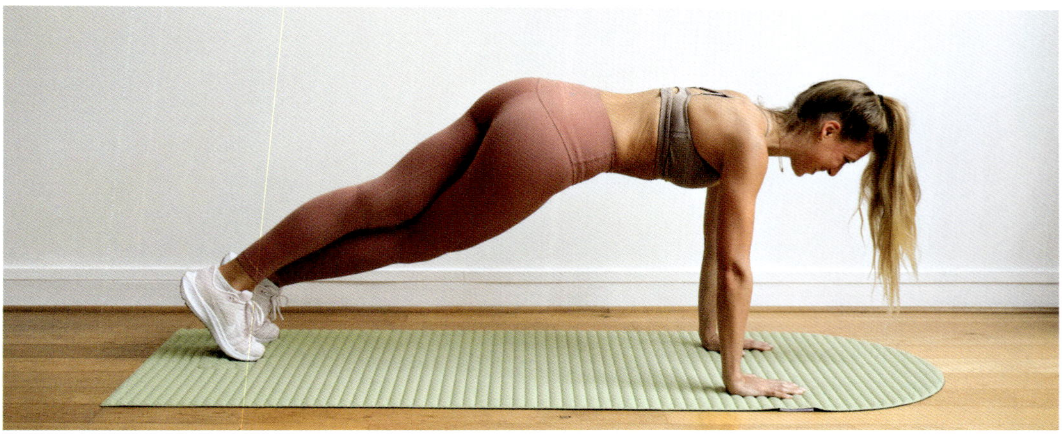

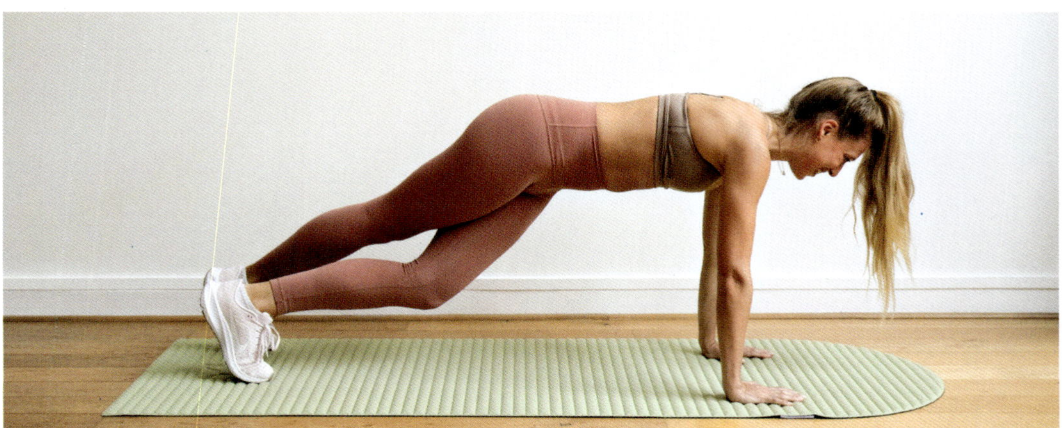

4. Pilates

seitliche Plank
10 × auf jeder Seite

- Geh in die seitliche Plank-Position (»Unterarmstütz«), winkle die Beine ab (im 90-Grad-Winkel), deine Füße zeigen nach hinten, der obere Arm ist über den Kopf ausgestreckt, Schultern, Hüfte und Knie bilden eine Linie.
- Atme ein und senke dein Becken, bis es nur noch ein paar Zentimeter über dem Boden schwebt, führe dabei deine Hand zur Hüfte.
- Atme aus und hebe dein Becken wieder an. Bringe den immer aktiven Arm zurück in die Ausgangsposition. Führe einen *Scoop* im Unterbauch aus und aktiviere deinen Beckenboden. Fokussiere dich auf das Heben des Beckens.
- Führe die Übung 10 Mal im Wechsel aus, die schrägen Bauchmuskeln bleiben durchgehend aktiviert.

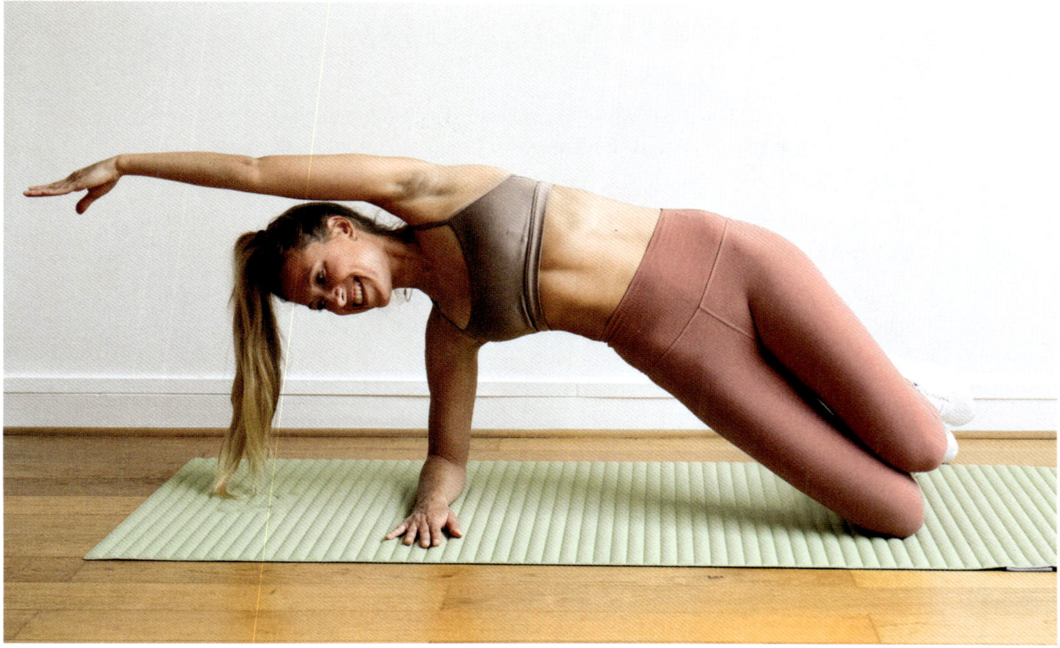

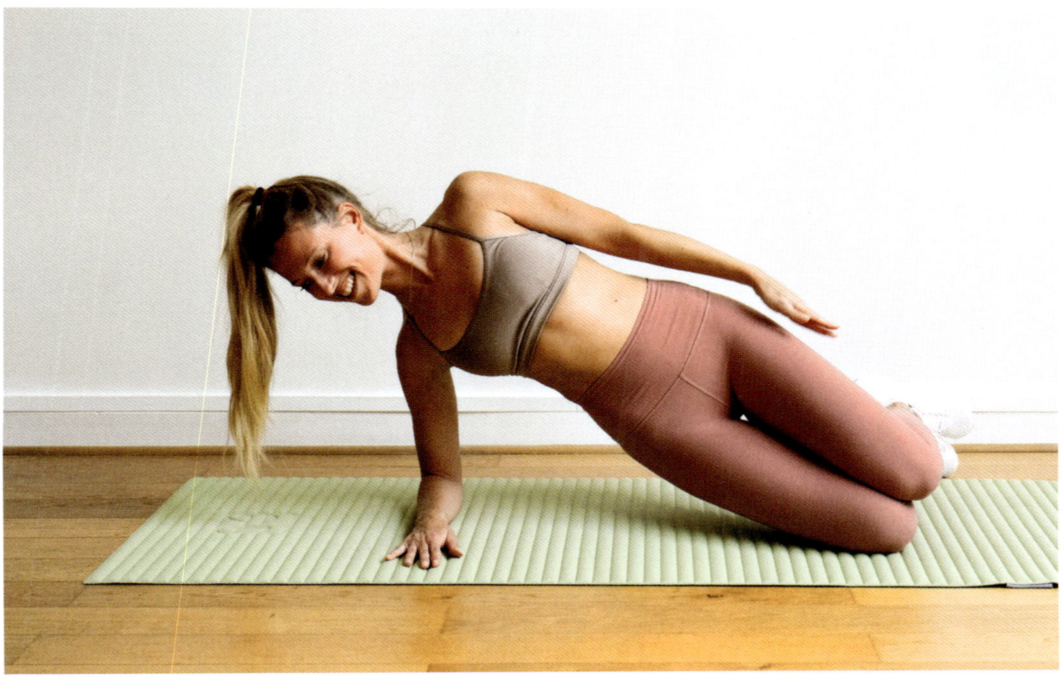

1. Stomach Vacuum

im Vierfüßlerstand

10 ×

- Gehe in den Vierfüßlerstand. Atme tief ein und strecke dich nach vorne, der untere Rücken ist im leichten Hohlkreuz, der Brustkorb geöffnet, der Kopf aufgerichtet.
- Atme aus und aktiviere deinen Beckenboden, mach dabei den Rücken rund und zieh den Kopf nach unten.
- Starte nach der langen Ausatmung mit dem Stomach Vacuum. Drücke mit den Händen in den Boden, um deinen Rücken noch stärker zu runden.
- Halte die Spannung für ein paar Sekunden und löse sie dann wieder.
- Du wirst spüren, dass die schrägen Bauchmuskeln bei dieser Variante auf eine andere Weise beansprucht werden.
- Führe die Übung 10 Mal aus.

ANOUKS QUICK-TIPP

Nimm dir die Zeit, deine Handgelenke vorher gut aufzuwärmen, indem du sie ein paar Mal kreisen lässt.

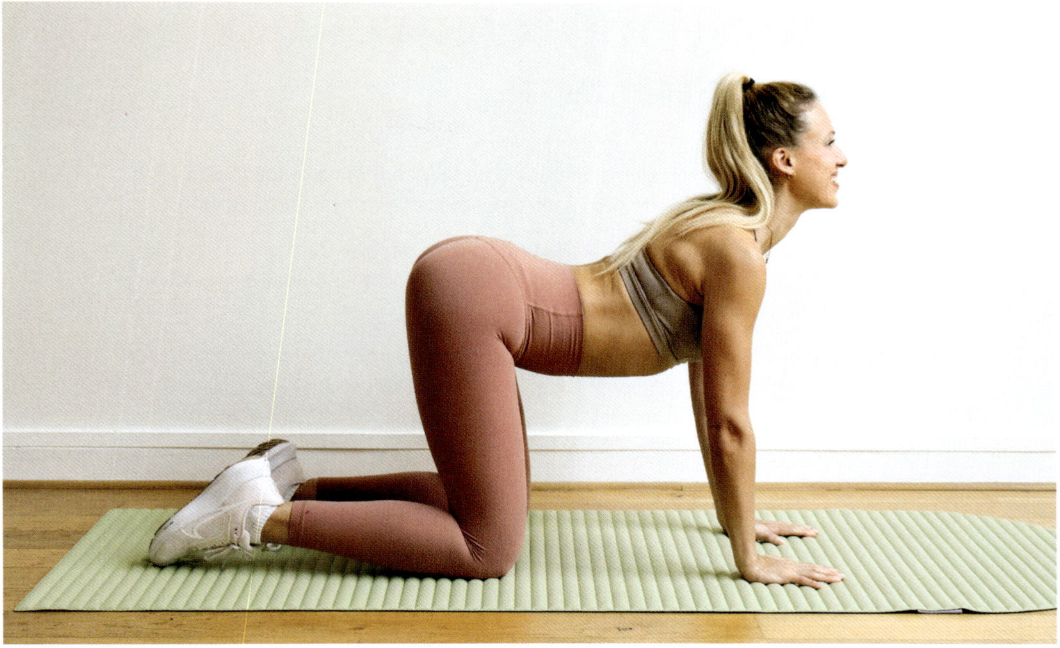

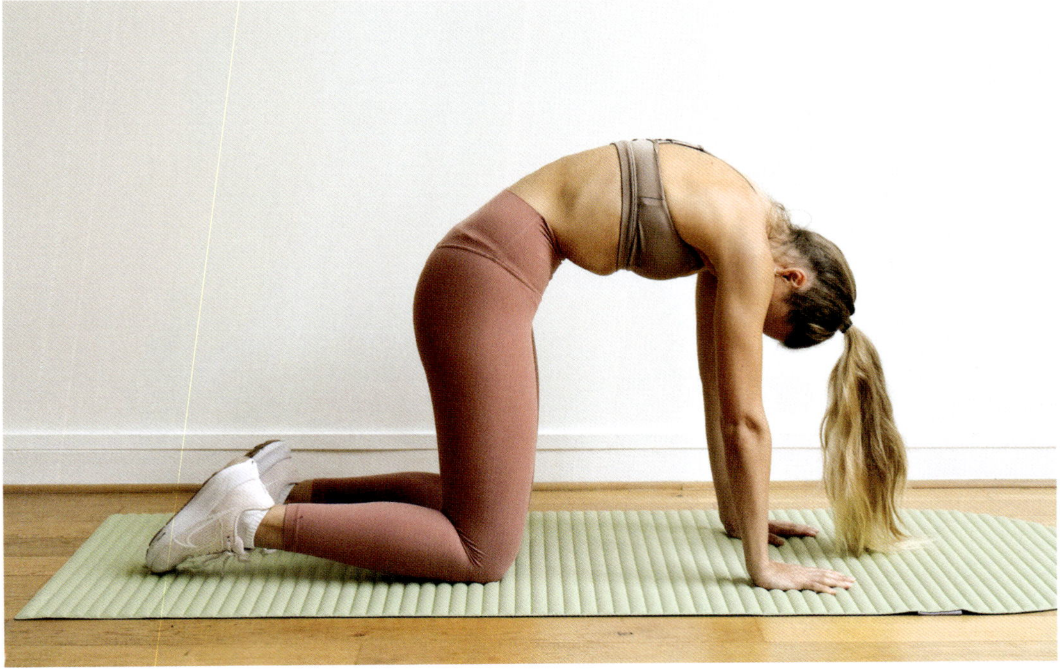

2. Die hypopressive Bauchübung

in Rückenlage

10 × auf jeder Seite

- Lege dich auf den Rücken, deine Beine sind im 90-Grad-Winkel angehoben. Atme tief durch und aktiviere dein Zentrum, bevor du mit der Übung beginnst.
- Strecke dein linkes Bein horizontal aus und halte es ein paar Zentimeter über dem Boden (falls dir die Übung zunächst sehr schwer fällt, kannst du das Bein auch höher nehmen oder auf dem Boden ablegen).
- Atme tief ein. Atme langsam aus, drücke mit deinen beiden übereinandergelegten Händen gegen den Oberschenkel etwas oberhalb des rechten Knies und intensiviere die Aktivierung des Zentrums.
- Atme ein und löse langsam die Spannung.
- Atme aus und wiederhole die Übung mit dem anderen Bein.
- Der Rücken bleibt in der Neutralstellung.
- Führe die Übung 20 Mal aus (also 10 Mal pro Seite).

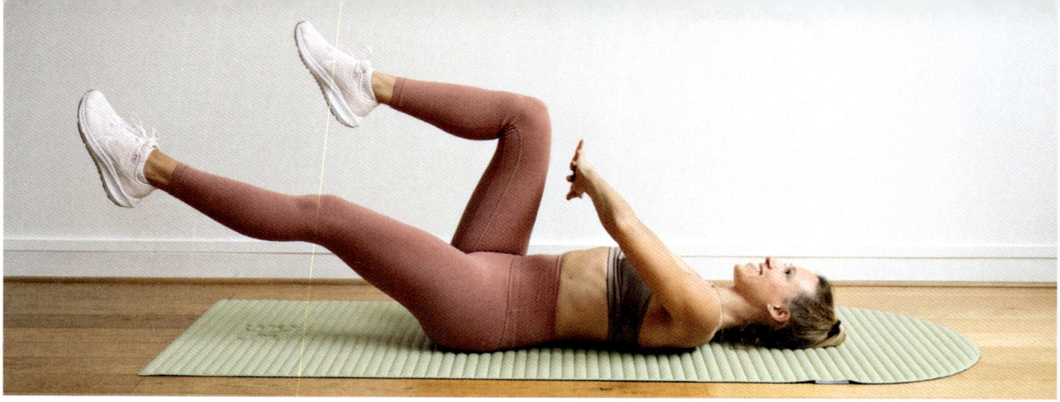

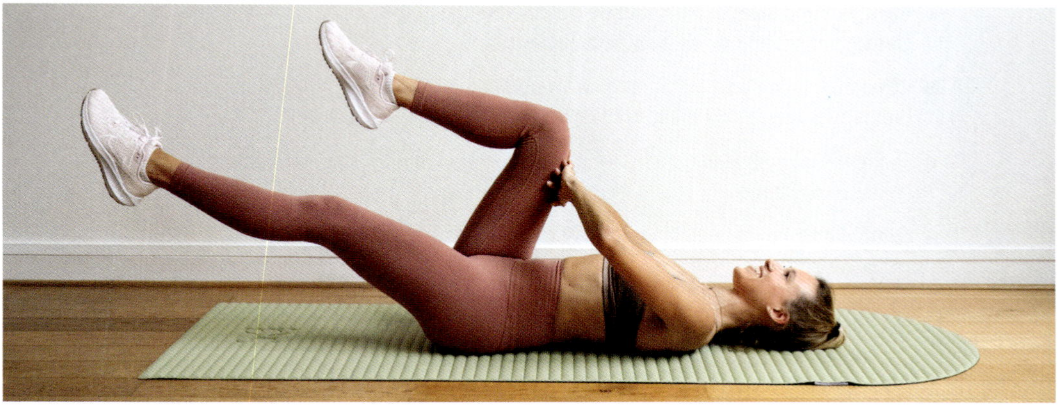

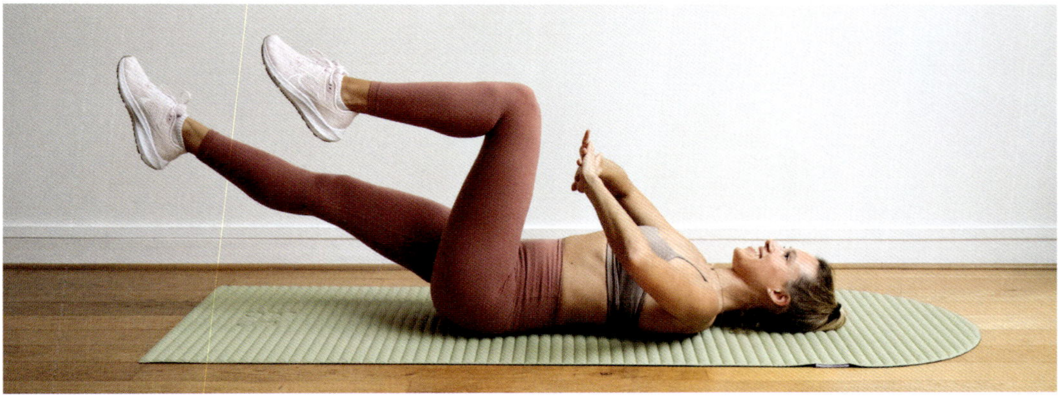

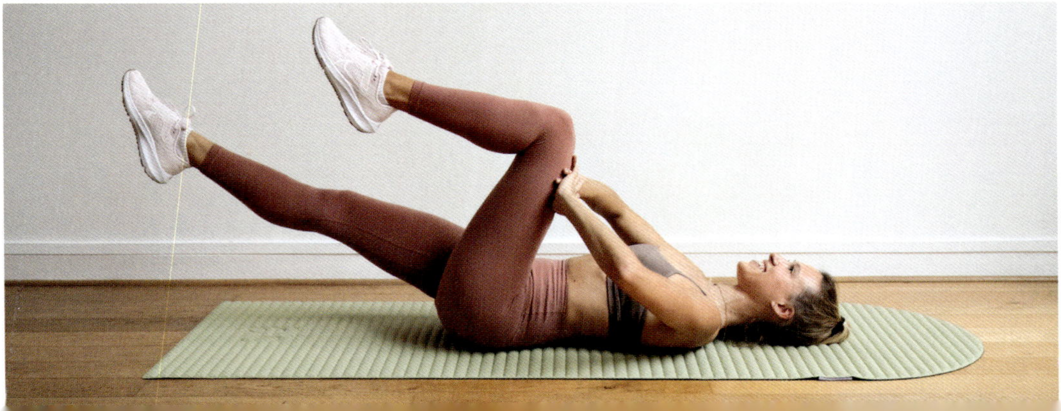

3. Das dynamische Krafttraining

seitliche Plank
10 × auf jeder Seite

- Geh in die seitliche Plank-Position (»Unterarmstütz«), dein Ellbogen liegt unter der Schulter, Unterarm und Hand liegen flach auf dem Boden und drücken hinein, der Nacken ist lang und das Zentrum aktiviert.
- Atme ein und strecke Arm und Bein derselben Seite aus. Ziehe dich dabei in die Länge und scoope deine Bauchmuskulatur.
- Atme aus, senke den gestreckten Arm und winkle ihn ab, zieh das Bein hoch und bringe Ellbogen und Knie mithilfe deiner Bauchmuskeln zusammen.
- Senke den Körper dabei nicht auf den Boden ab, sondern lass das Becken schön weiter in der Luft.
- Führe die Übung je 10 Mal auf jeder Seite aus.

Super!
Weiter so!

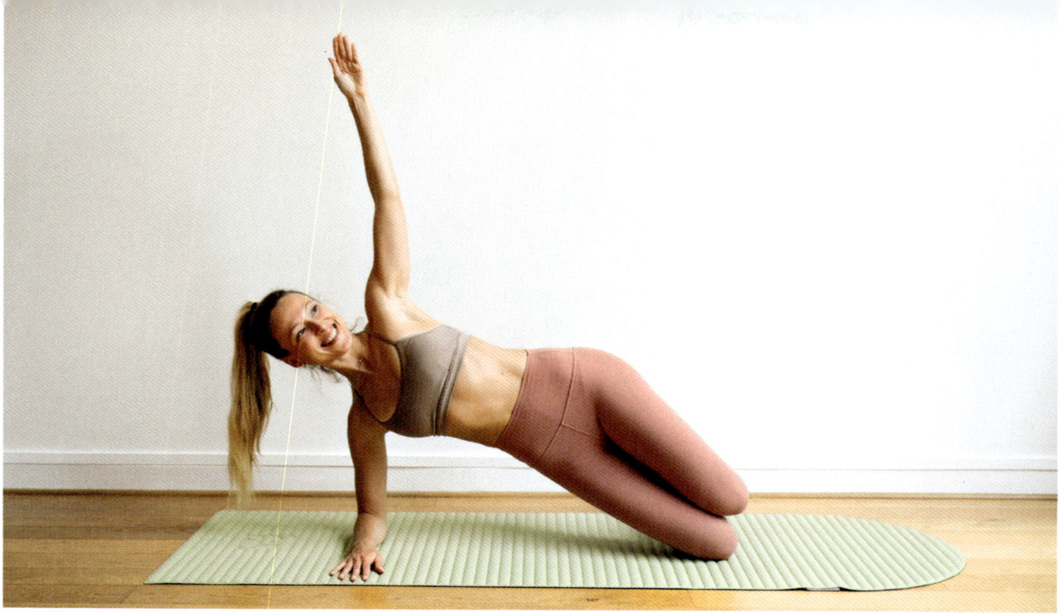

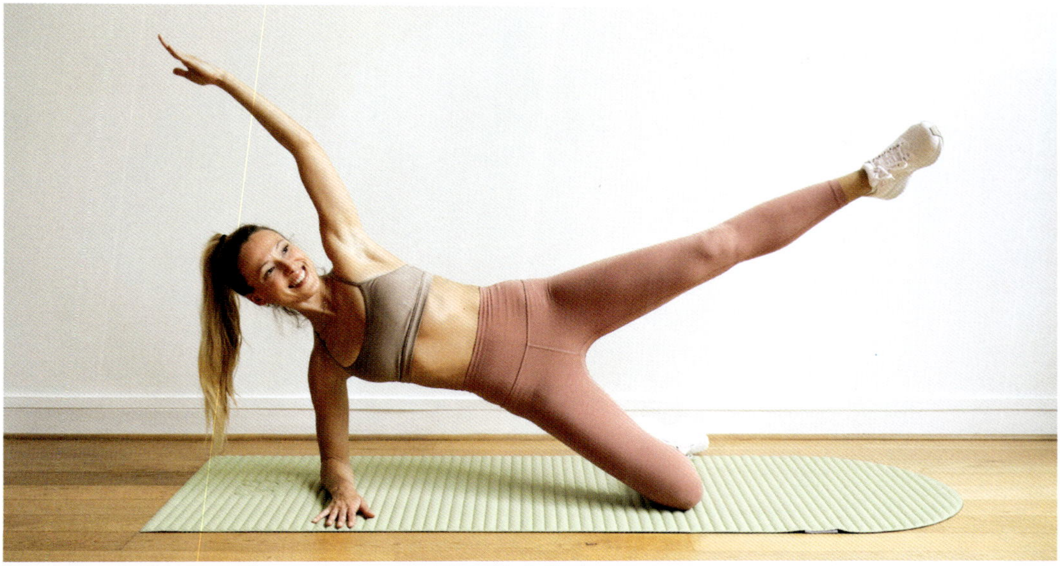

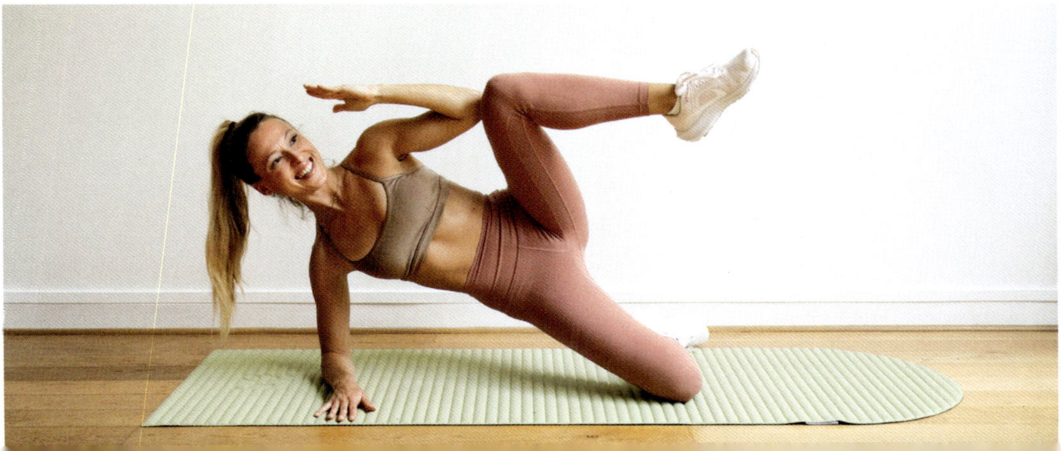

4. Pilates

im Stehen

5 × auf jeder Seite

- Stelle dich gerade hin und strecke deine Arme nach vorne aus, die Füße stehen hüftbreit auseinander, die Knie sind ganz leicht angewinkelt, die Wirbelsäule ist gestreckt. Atme tief ein.
- Atme aus und führe den rechten Arm nach hinten, die Schultern sind locker, der Oberkörper und dein Blick gehen mit. Die Hüfte bleibt stabil und nach vorne ausgerichtet.
- Atme ein und bringe Körper und Arm wieder in die Ausgangsposition zurück.
- Führe die Übung 10 Mal im Wechsel aus (je 5 Mal auf jeder Seite).

Wichtig!

Bewegung und Atmung bilden immer eine Einheit.

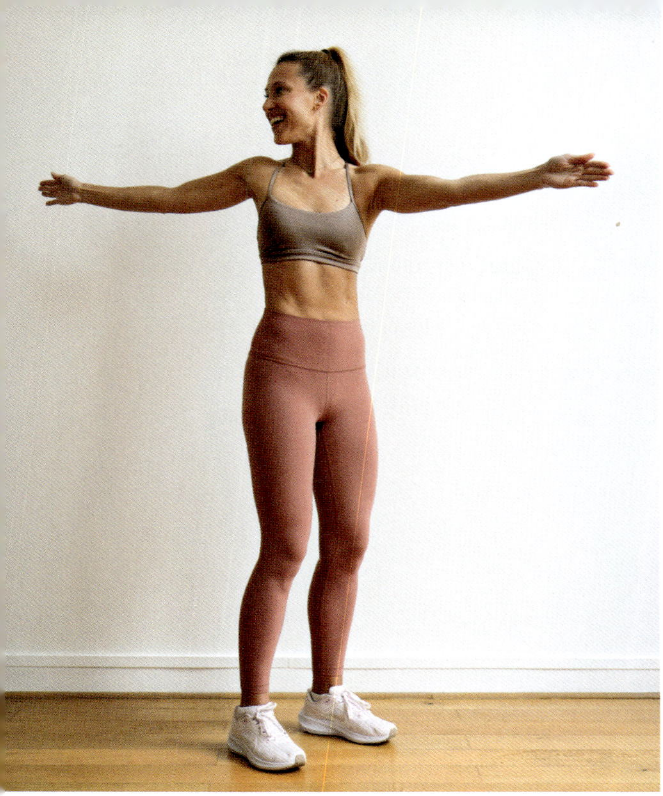

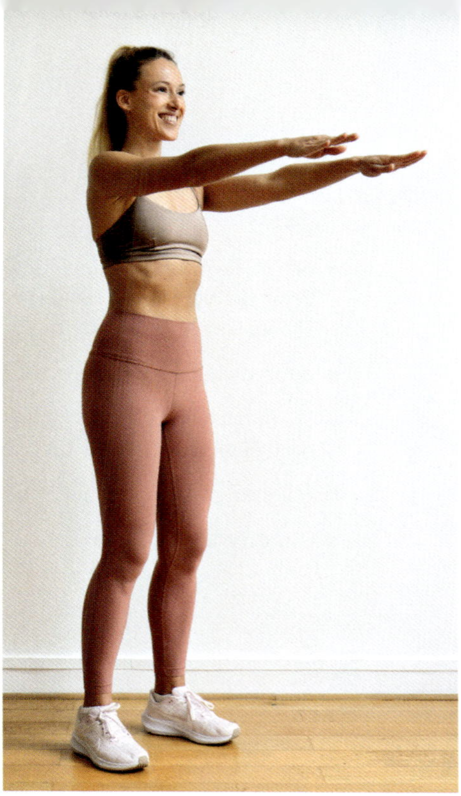

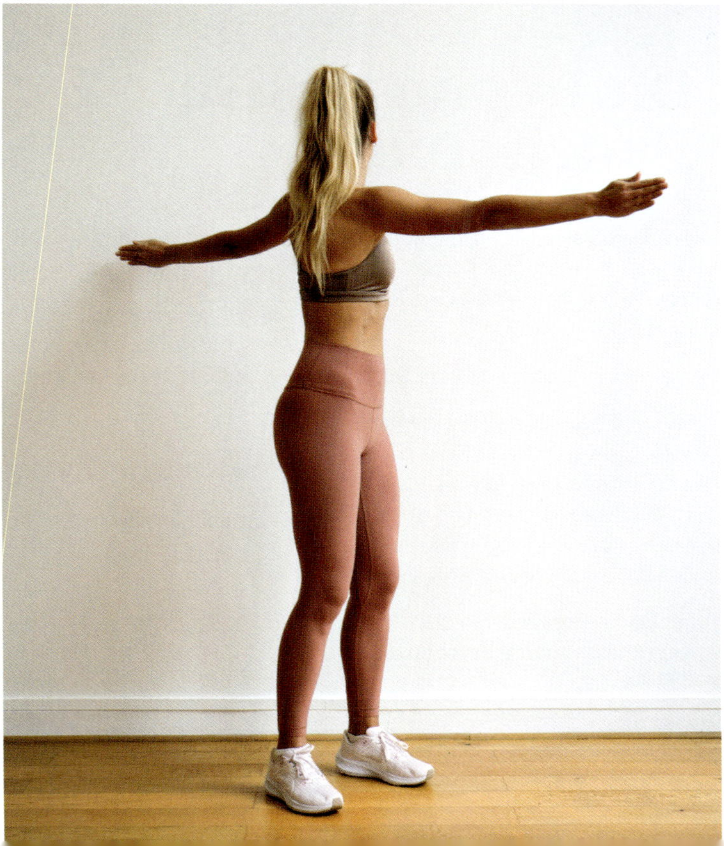

Tag 16

1. Stomach Vacuum

Plank auf den Knien

10 ×

- Geh in die Plank-Position (»Unterarmstütz«) auf den Knien, der Nacken ist lang, deine Unterarme und Hände liegen flach auf dem Boden und drücken hinein, die Ellbogen stehen unter deinen Schultern. Atme tief ein, die Rippen gehen auseinander.
- Atme wieder aus, bis deine Lungen leer sind, und aktiviere deinen Beckenboden.
- Starte mit dem Stomach Vacuum: Sauge deinen Bauch möglichst nach innen und nach oben ein. Halte die Spannung und die Atmung.
- Atme ein paar Mal tief durch, bevor du die Übung fortsetzt.
- Führe die Übung 10 Mal aus.

Hut ab!
Du machst tolle Fortschritte!

2. Die hypopressive Bauchübung

im Fersensitz

10 × auf jeder Seite

- Hocke dich auf deine Fersen, die Arme hängen seitlich neben dem Körper herunter, die Schultern sind locker, der Nacken ist lang.
- Atme tief ein und beginne mit der Übung.
- Atme aus und hebe einen Arm, die Hand abgewinkelt, die Handfläche zeigt nach oben und ist nach innen gewandt, die Taille ist auf dieser Körperseite gestreckt. Aktiviere hierfür die schrägen Bauchmuskeln, den Bauch und deinen Beckenboden.
- Atme ein und kehre wieder in die Ausgangsposition zurück, bevor du die Bewegung auf der anderen Seite wiederholst.
- Führe die Übung 20 Mal im Wechsel aus (je 10 Mal auf jeder Seite). Dein Fokus sollte auf den aktivierten Bauchmuskeln liegen.

ANOUKS QUICK-TIPP

Wenn dir der Fersensitz zu anstrengend ist, kannst du die Übung mit einem Kissen zwischen den Oberschenkeln oder auch im Stehen probieren.

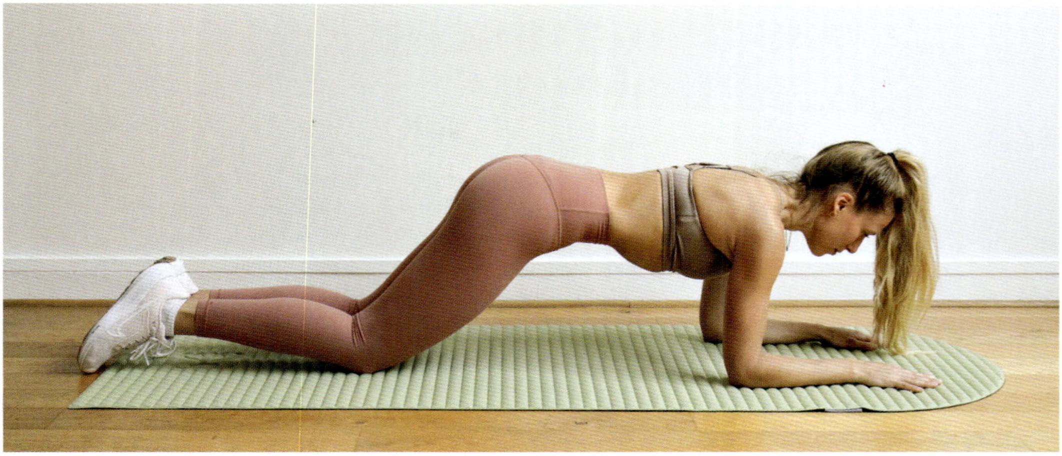

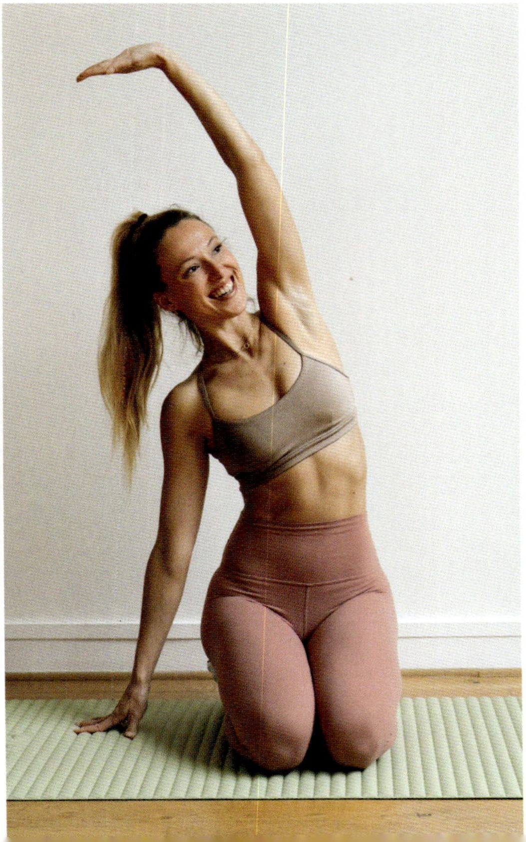

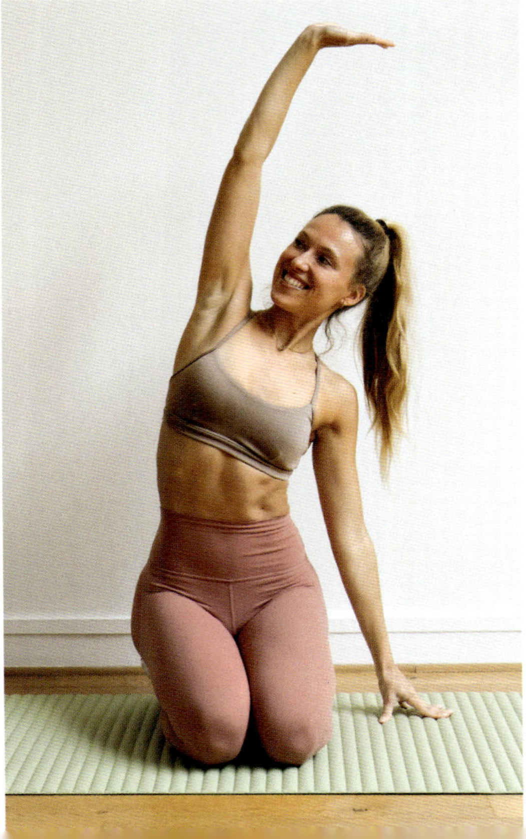

3. Das dynamische Krafttraining

um-
gekehrter
Tisch
5 × auf
jeder Seite

- Setz dich auf den Boden, die Hände liegen hinter den Hüften auf dem Boden (die Finger können nach außen zeigen, wenn es bequemer für dich ist), die Arme sind gestreckt, die Beine angewinkelt. Aktiviere dein Gesäß und hebe dein Becken, sodass Schultern, Becken und Knie eine Linie bilden. In der Position des umgekehrten Tischs stehen deine Handgelenke unter den Schultern und die Füße unter den Knien.
- Ziehe die Schulterblätter zusammen und öffne den Brustkorb, ohne ihn anzuheben.
- Atme ein und aktiviere die schrägen Bauchmuskeln.
- Atme aus und ziehe ein Bein im 90-Grad-Winkel Richtung Brust. Der Rücken bleibt dabei lang und stabil. Die Bauchmuskeln sind angespannt.
- Atme ein und bringe das Bein langsam wieder in die Ausgangsposition zurück, intensiviere hierfür die Aktivierung dienes Zentrums.
- Führe die Übung 10 Mal im Wechsel aus (je 5 Mal auf jeder Seite). Achte besonders auf den *Scoop* im Unterbauch.

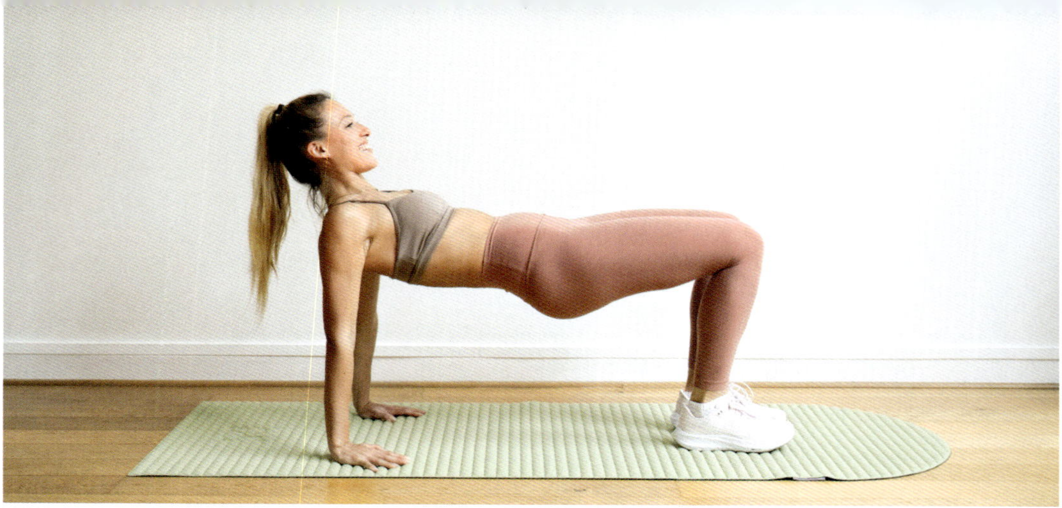

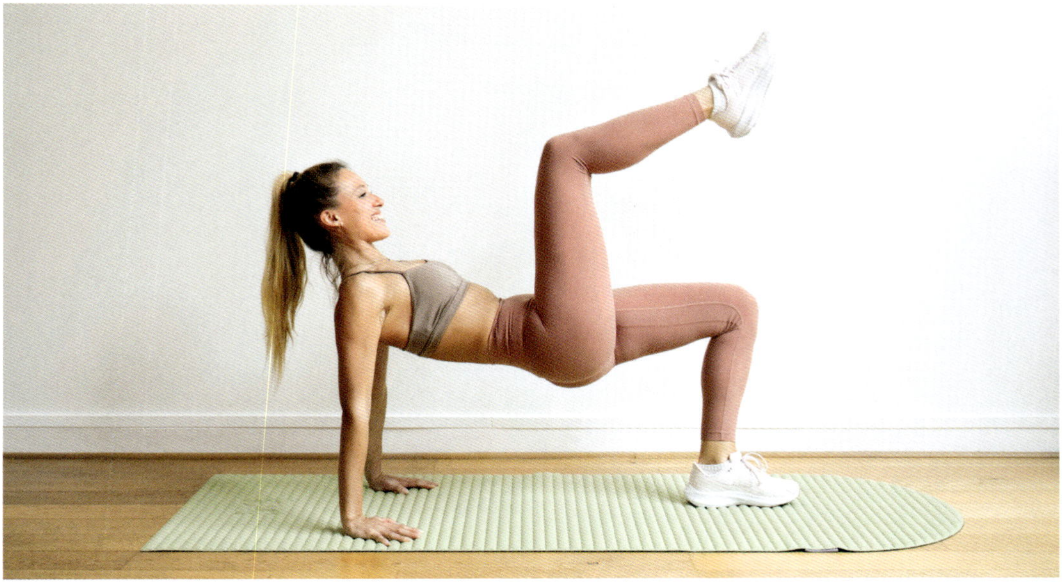

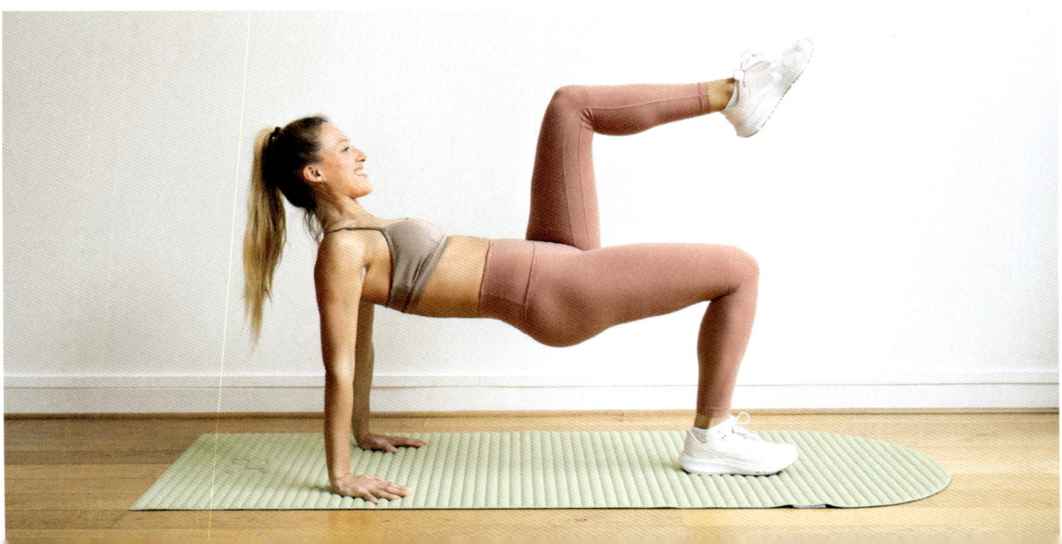

4. Pilates

auf den Knien
10 × auf jeder Seite

- Knie dich hin und strecke dann das linke Bein zur Seite und beide Arme nach oben aus.
- Strecke dich nach oben, dein Brustkorb bleibt flach, der Rücken ist lang. Der Körper sollte eine Linie bilden!
- Atme ein.
- Atme aus und neige deinen Oberkörper nach rechts, um dich zu dehnen und die Taille zu rotieren, als wolltest du sie auswringen. Die Hüfte zeigt weiterhin nach vorne. Aktiviere das Zentrum und den Beckenboden, um der Taille mehr Raum zu geben.
- Atme ein und kehre wieder in die Ausgangsposition zurück.
- Führe die Übung je 10 Mal auf jeder Seite aus.

ANOUKS QUICK-TIPP

Stärke deinen gesamten Körper, ohne dich dabei zu verkrampfen! Flexibilität und Anspannung müssen beide gleichzeitig gegeben sein.

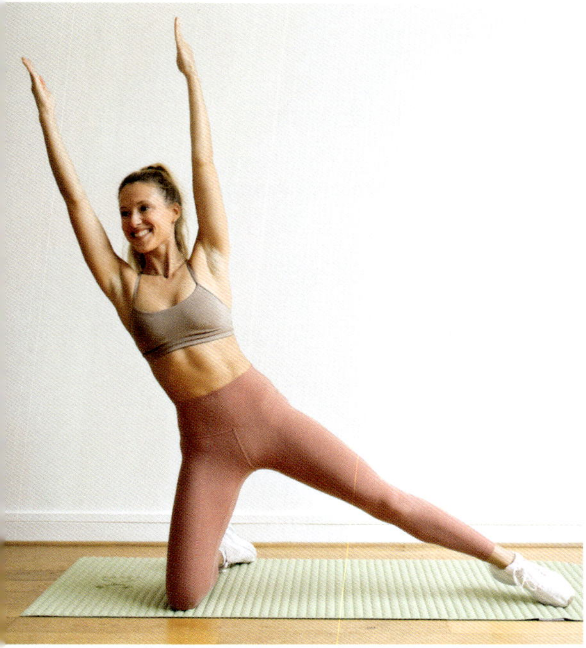

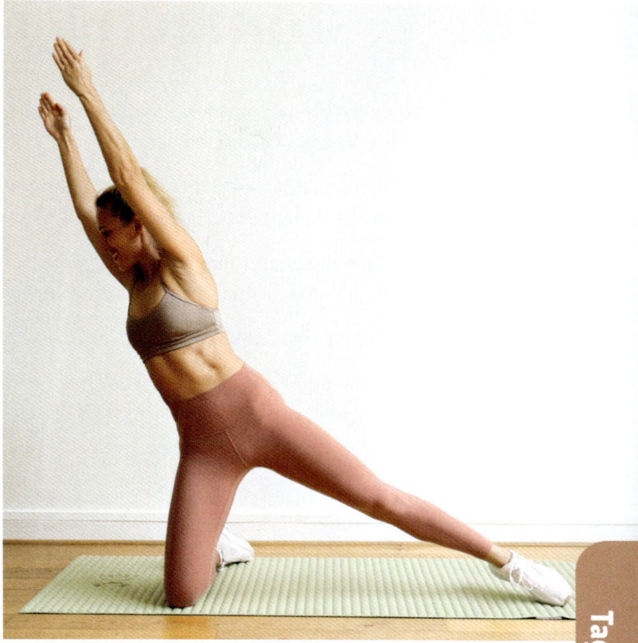

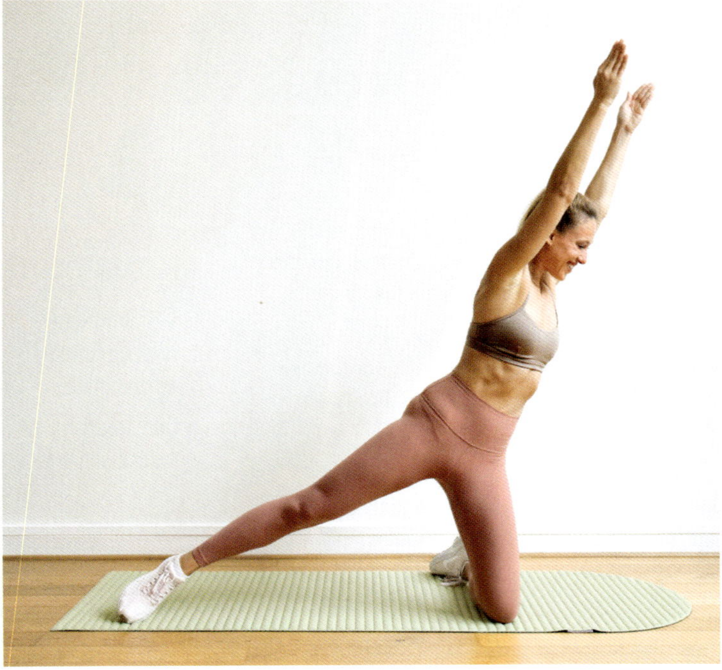

1. Stomach Vacuum

auf den Knien
10 ×

- Knie dich hin, mit den Händen stützt du dich auf den Oberschenkeln ab, der Nacken ist lang. Atme tief ein.
- Atme aus, aktiviere deinen Beckenboden und beginne mit dem Stomach Vacuum. Sauge deinen Bauch möglichst nach innen und nach oben ein.
- Halte die Spannung für ein paar Sekunden. Stütze dich stärker auf den Oberschenkeln ab, um das Stomach Vacuum zu intensivieren.
- Atme ein paar Mal tief durch, bevor du die Übung fortsetzt.
- Führe die Übung 10 Mal aus. Versuche dabei mit jedem Mal etwas länger durchzuhalten, ohne deine Grenzen zu überschreiten.

2. Die hypopressive Bauchübung

im Stehen
10 × auf jeder Seite

- Stelle dich gerade hin, die Füße schulterbreit auseinander, die Hände liegen am Hinterkopf, die Ellbogen zeigen nach außen. Atme tief ein.
- Atme aus, neige deinen Oberkörper nach vorn, bringe gleichzeitig ein Knie zur Brust und deinen Kopf zum Knie, indem du deine Bauchmuskeln aktivierst.
- Mach die Übung 20 Mal im Wechsel (je 10 Mal pro Bein). Dein Fokus liegt auf den aktivierten Bauchmuskeln. Führe die Bewegungen langsam und kontrolliert aus.

ANOUKS QUICK-TIPP

- Der Unterbauch wird beim Ausatmen eingesogen, um das Zentrum einzubinden.
- Das Stützbein ist angespannt und sorgt dadurch für größere Stabilität.

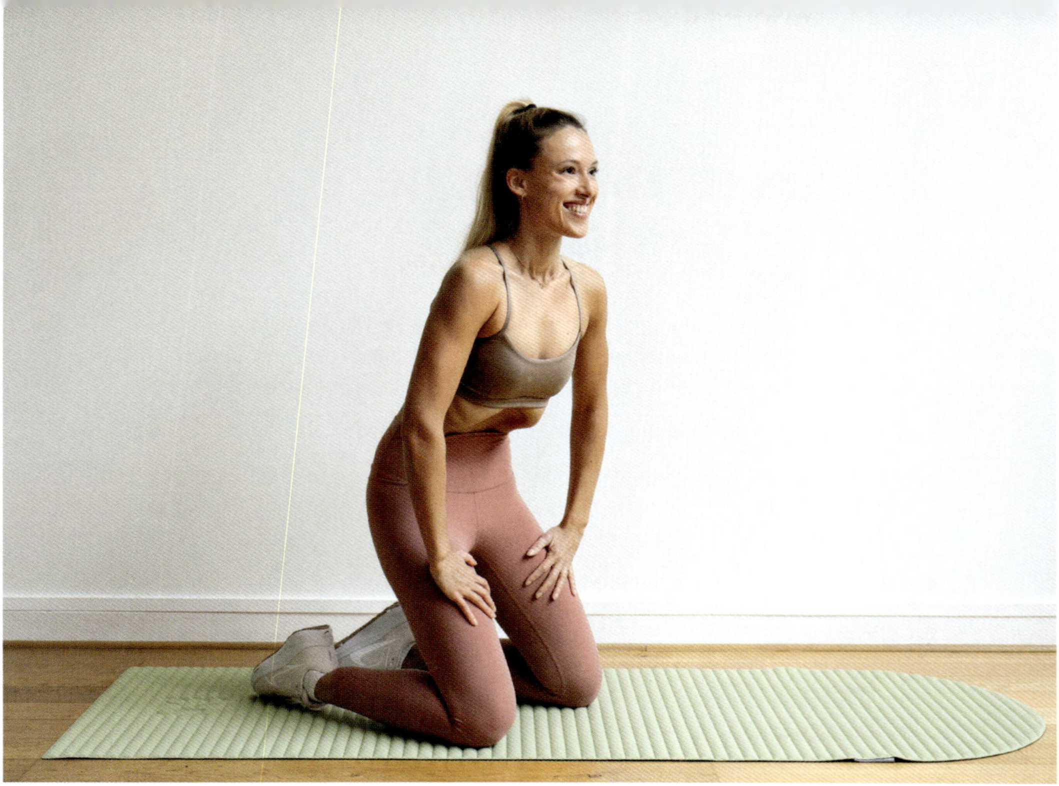

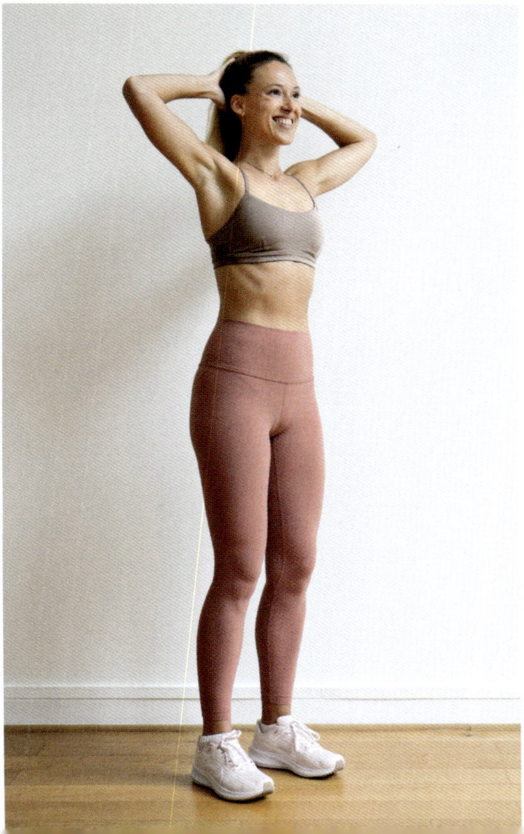

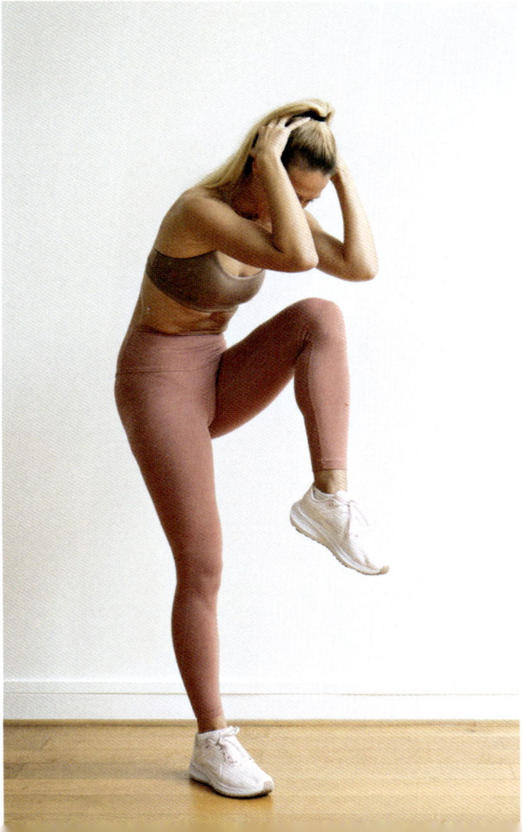

3. Das dynamische Krafttraining

im Vierfüßlerstand

5 × auf jeder Seite

- Gehe in den Vierfüßlerstand, dein Nacken ist lang, deine Hände stehen unter den Schultern und die Knie unter den Hüftgelenken, stütze dich dabei auf den Zehen ab (die Füße sind geflext). Atme tief ein und aktiviere deine schrägen Bauchmuskeln.
- Atme aus und hebe die Knie ein paar Zentimeter vom Boden ab.
- Atme ein. Atme aus und bringe mit dem Zentrum eine Hand zum entgegengesetzten Knie. Der Rücken bleibt stabil, der Unterbauch ist eingesaugt und der Beckenboden ist aktiviert.
- Atme ein und führe die Hand wieder auf den Boden zurück.
- Atme aus und wiederhole die Bewegung mit der anderen Hand und dem anderen Knie.
- Führe die Übung 10 Mal im Wechsel aus (je 5 Mal auf jeder Seite).

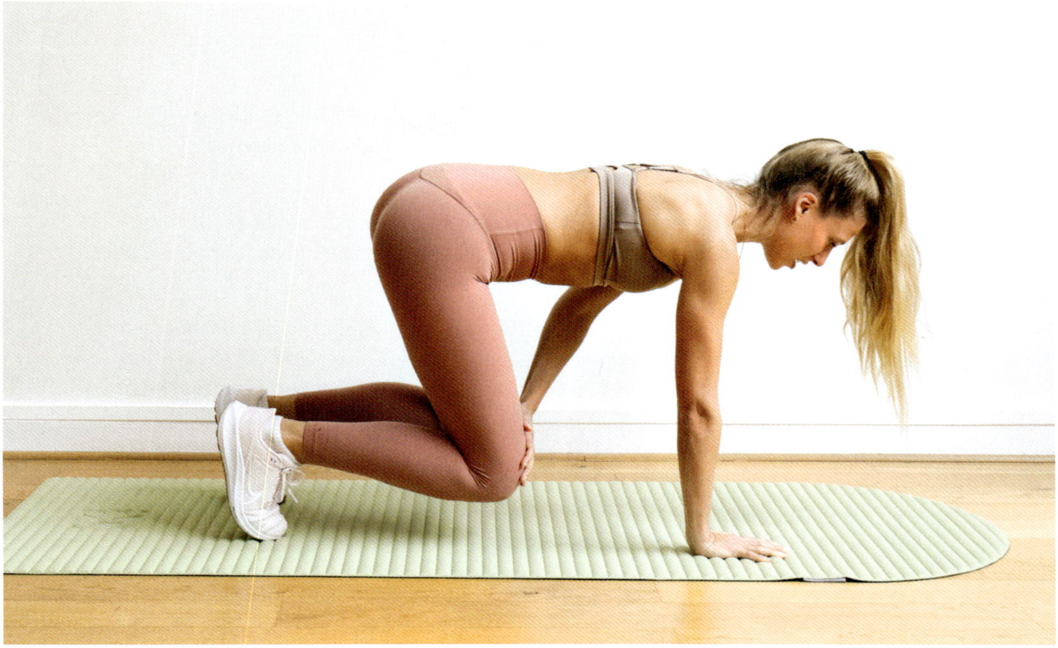

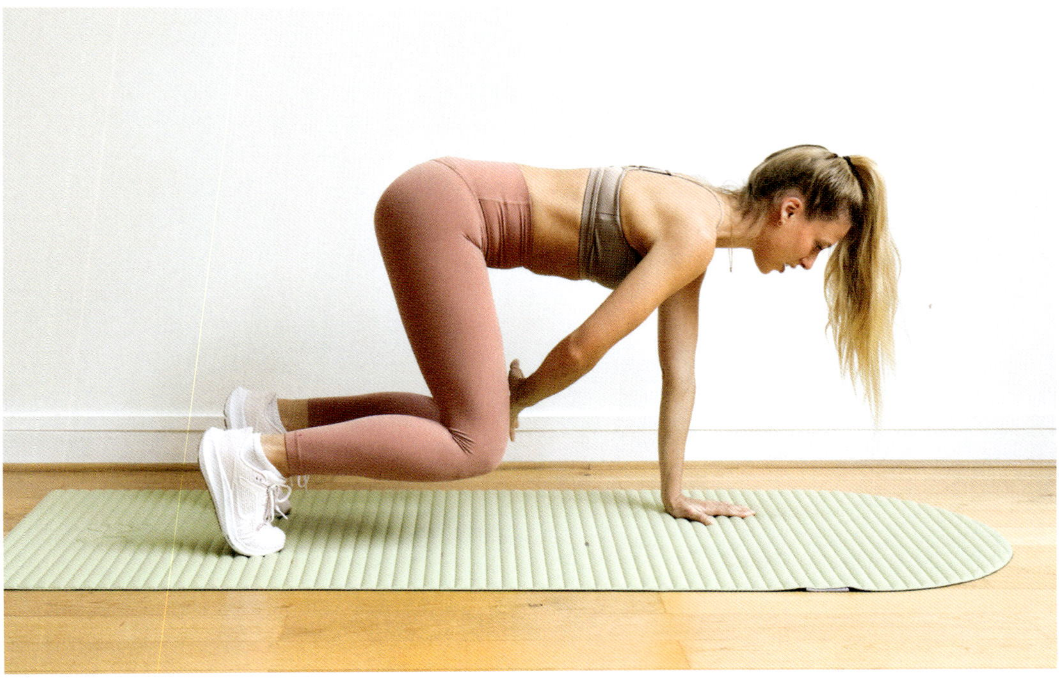

4. Pilates

im Sitzen

10 ×

- Setz dich auf dein Sitzbein und strecke dich nach oben, die Beine sind angewinkelt, die Füße stehen flach auf dem Boden, die Arme sind nach vorne ausgestreckt und die Handflächen zeigen nach oben.
- Rolle dich langsam nach hinten ab, sodass dein Kreuzbein auf den Boden kommt. Hebe die Beine mithilfe der Bauchmuskeln an und lege deine Hände leicht oberhalb der Knöchel auf die Schienbeine.
- Dein Körper bildet einen geschlossenen Rahmen, die Knie sind stabil zwischen den Ellbogen platziert. Die Übung schult den kontrollierten Einsatz und die Aktivierung des Zentrums, da die Bewegung von den Bauchmuskeln ausgehen muss und nicht von den Beinen oder dem Kopf.
- Atme ein und rolle dich weiter ab, aber nicht weiter als bis zu den Schulterblättern.
- Atme aus und kehre allein durch die Kraft deiner Bauchmuskeln und ohne Schwung wieder in die Ausgangsposition zurück.
- Führe die Übung 10 Mal aus.

ANOUKS QUICK-TIPP

Diese Übung wird *Rolling a ball* genannt: Wie der Name nahelegt, ist ihr Ziel, wie ein Ball auf der Wirbelsäule auf- und abzurollen. Dafür bildet dein Körper vom Kopf bis zum Steißbein eine Kurve.
Vorsicht: Rolle dich niemals über den Kopf ab!

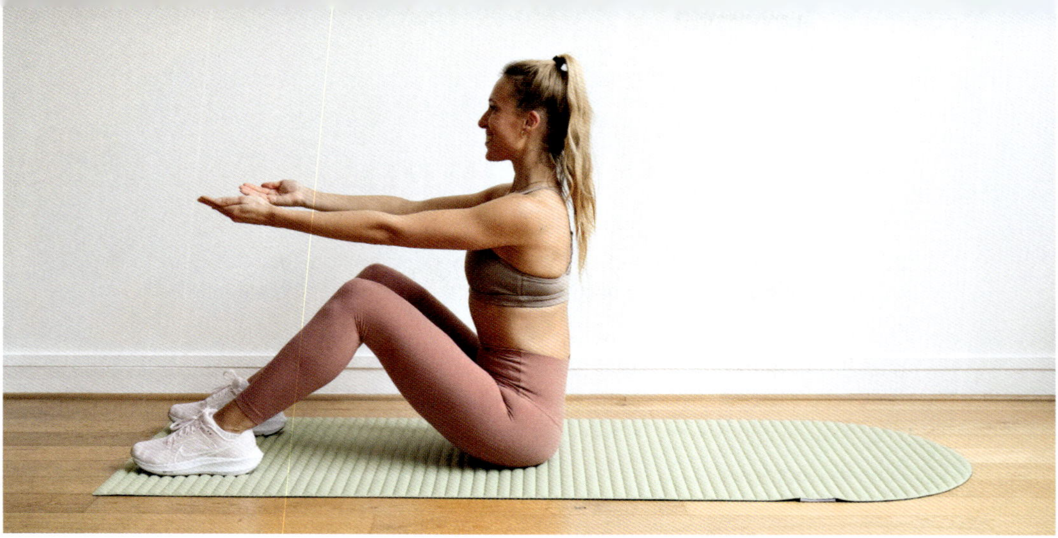

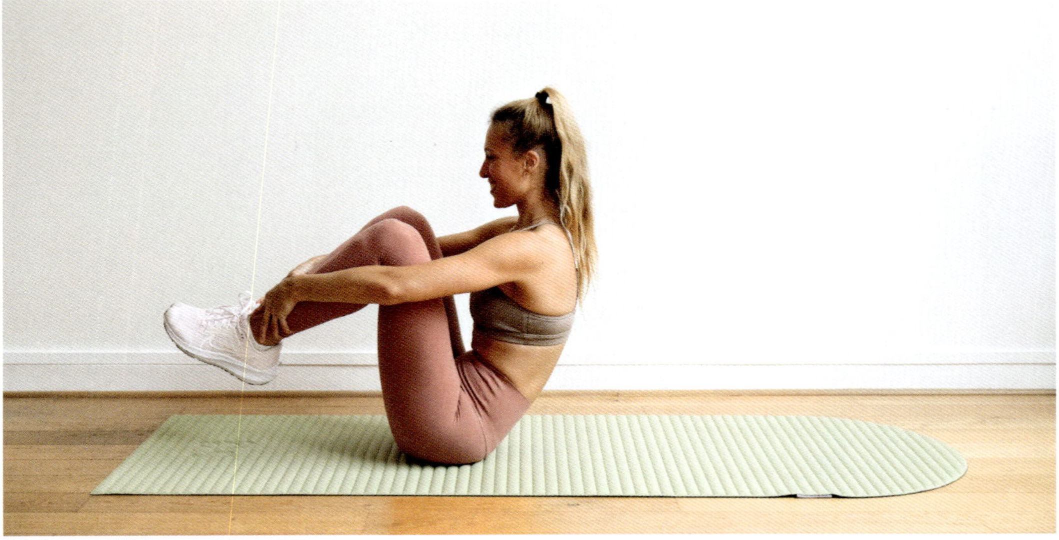

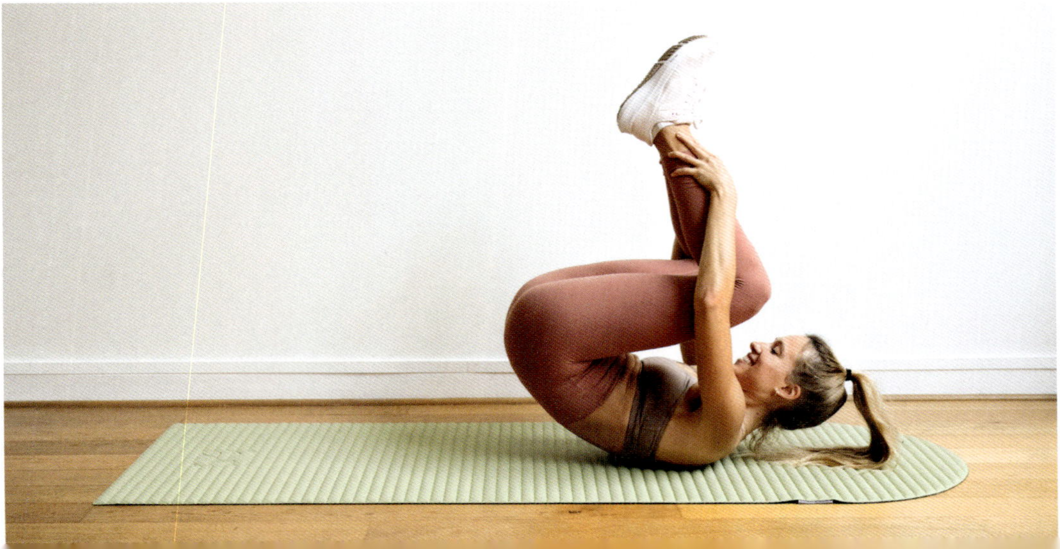

1. Stomach Vacuum

im Stehen
5 ×

- Stelle dich gerade hin, die Hände treffen sich über deinem Kopf (oder hängen neben dem Körper herab), die Beine stehen hüftbreit auseinander. Atme tief ein.
- Atme vollständig aus und aktiviere deinen Beckenboden. Sauge den Bauch möglichst nach innen und nach oben ein. Versuche, beim Stomach Vacuum zusätzliche Bewegungen auszuführen: Strecke dich nach oben, bücke dich, schwanke hin und her, krümme dich …
- Führe die Übung 5 Mal aus.

ANOUKS QUICK-TIPPS

- Beim Stomach Vacuum kannst du Fortschritte erzielen, indem du deinen Atem länger anhältst, die Position veränderst oder auch während der Übung (also mit angehaltenem Atem) eine Bauchwelle machst!
- Wenn du Bewegung reinbringst, hast du die Basis für die »Welle« geschaffen.

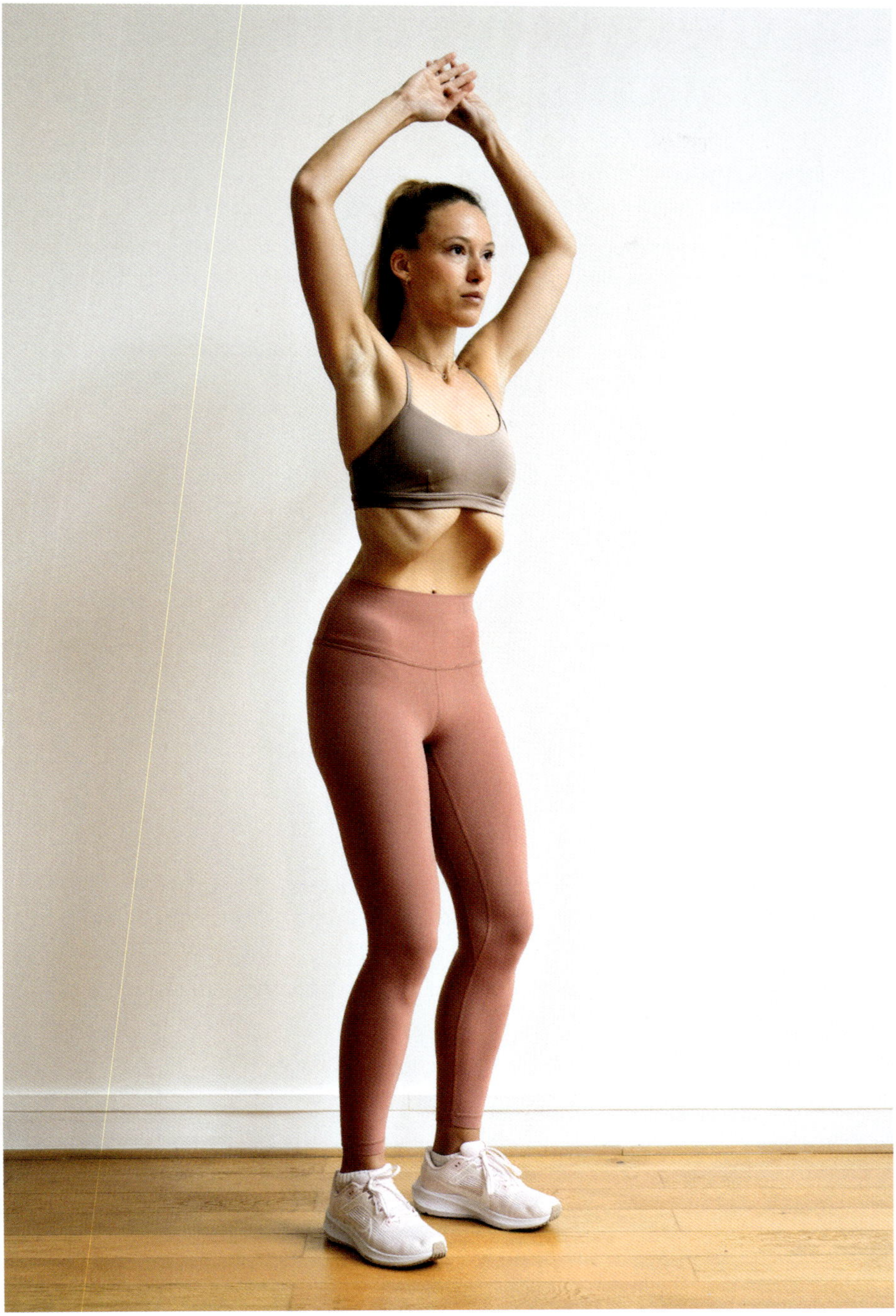

2. Die hypopressive Bauchübung

im Stehen
10 ×

- Stelle dich gerade hin, die Füße stehen schulterbreit auseinander, deine Arme sind nach oben ausgestreckt. Atme tief ein, der Brustkorb hebt sich dabei nicht.
- Atme aus und führe die ausgestreckten Arme mithilfe deiner Bauchmuskelkraft herab neben die Hüften, als würdest du gegen Widerstand arbeiten. Der untere Rücken bleibt neutral, die Schultern sind locker.
- Atme ein und bringe die Arme wieder in die Ausgangsposition zurück. Die Bauchmuskeln bleiben durchgehend aktiviert.
- Führe die Übung 10 Mal aus.

3. Das dynamische Krafttraining

im Stehen
10 × auf jeder Seite

- Stelle dich gerade hin, die Füße stehen schulterbreit auseinander, die Arme sind nach oben ausgestreckt und die Handflächen zeigen nach innen. Atme tief ein, der Brustkorb hebt sich dabei nicht.
- Atme aus und ziehe ein Knie mithilfe der Bauchmuskelkraft zur Brust hoch. Der Rücken bleibt dabei gerade.
- Atme ein und kehre wieder in die Ausgangsposition zurück.
- Mach die Übung 10 Mal im Wechsel (immer 5 Mal pro Bein). Dein Fokus liegt dabei auf den aktivierten Bauchmuskeln. Führe die Bewegung langsam und kontrolliert aus.

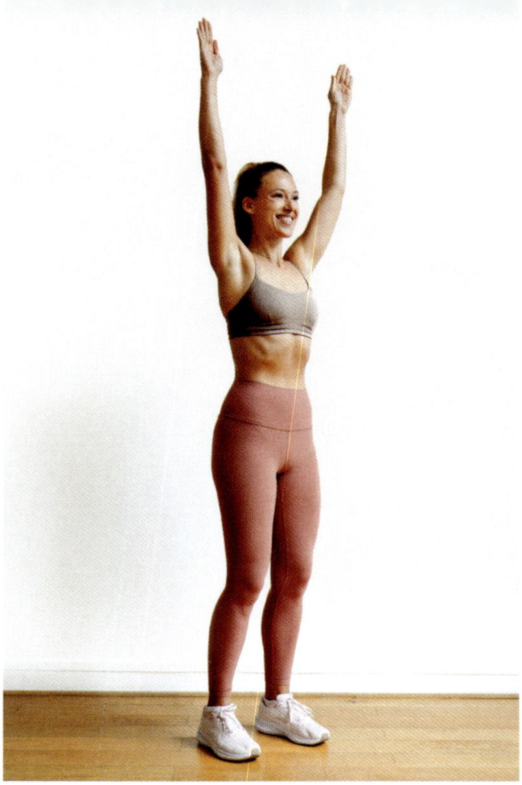
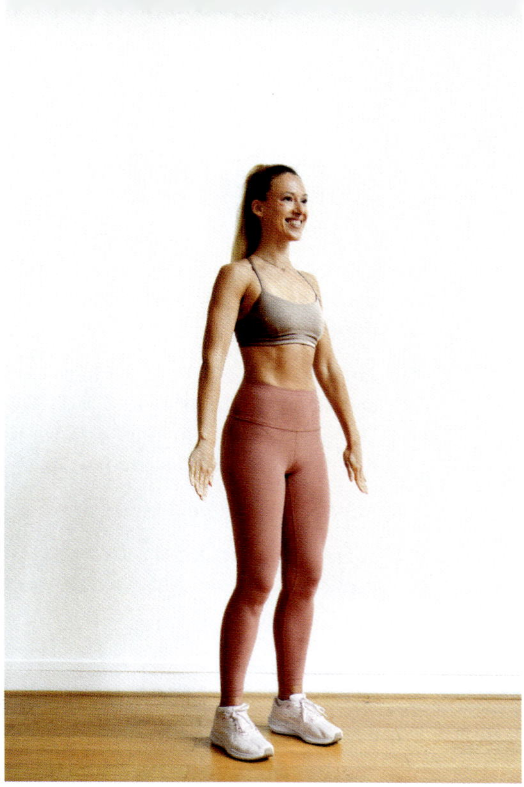

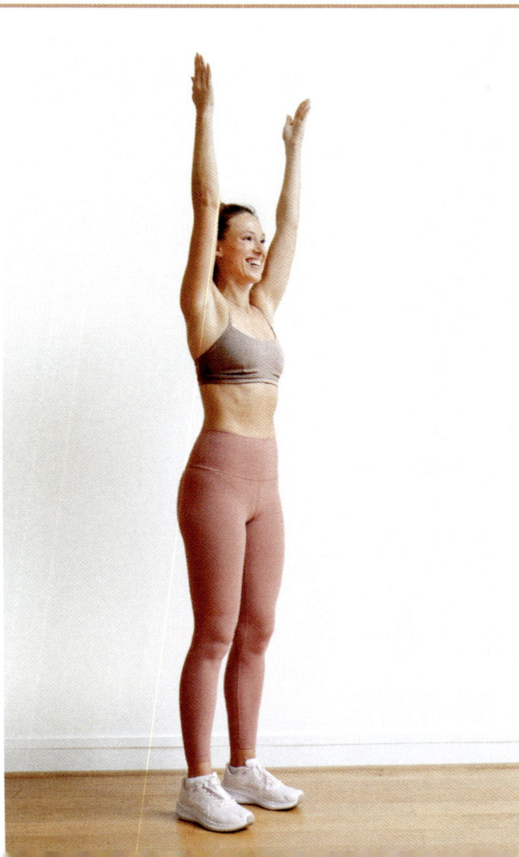
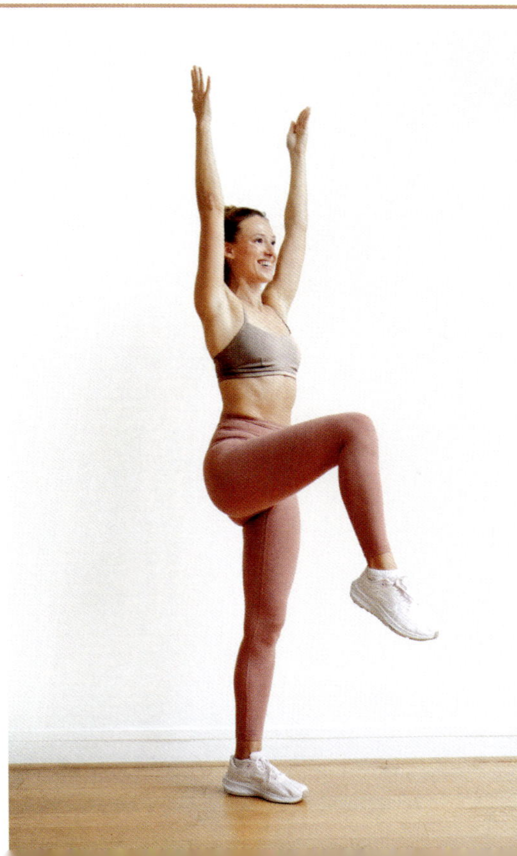

4. Pilates

im Sitzen
10 × auf jeder Seite

- Setz dich auf den Boden, ein Arm stützt sich hinter dem Po auf den Boden, der andere ist nach vorne ausgestreckt, die Beine sind angewinkelt. Atme tief ein.
- Atme aus und drücke die hintere Hand und beide Füße fest in den Boden, um dein Becken anzuheben und in die Position »umgekehrter Tisch« zu kommen. Den gestreckten Arm führst du über den Kopf. Aktiviere dabei die schrägen Bauchmuskeln, den Bauch und deinen Beckenboden.
- Atme ein und kehre wieder in die Ausgangsposition zurück.
- Führe die Übung 20 Mal im Wechsel aus (je 10 Mal auf jeder Seite). Der Fokus liegt dabei auf den aktivierten Bauchmuskeln.

ANOUKS QUICK-TIPP

Nimm dir ausreichend Zeit, um dich richtig zu dehnen und Raum für deinen Solarplexus zu schaffen!

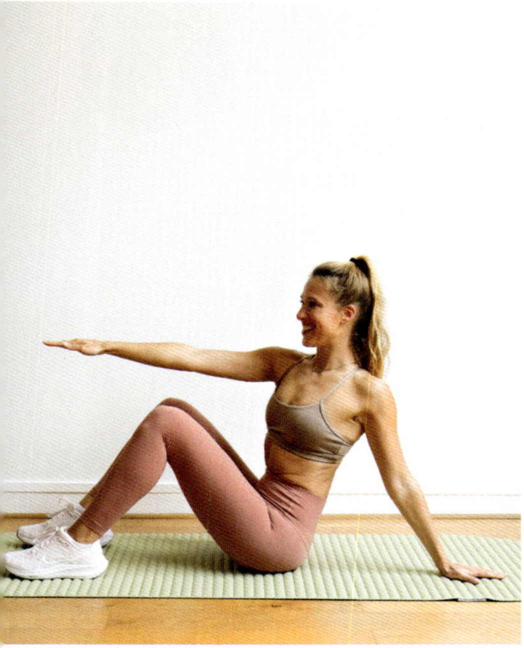

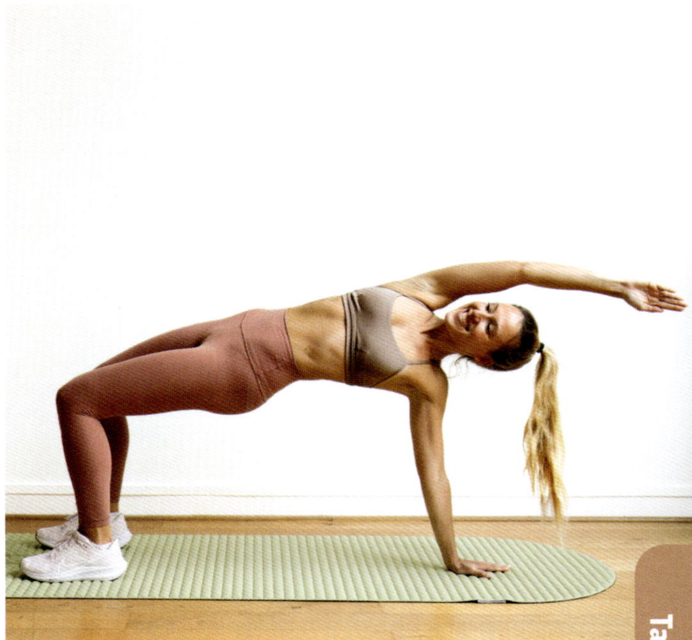

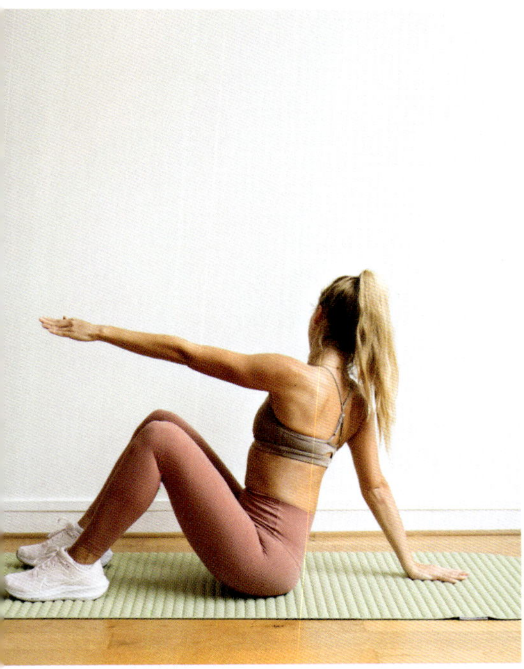

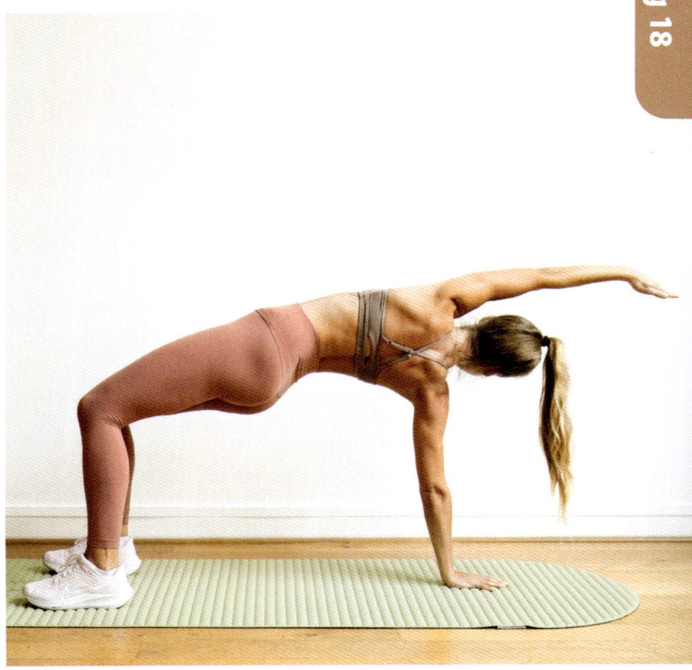

Tag 19

1. Stomach Vacuum

Brücke
5 × in jeder Position

- Geh in die Brückenhaltung. Die Arme liegen in der ersten Einheit seitlich neben dem Körper, dann ausgestreckt neben dem Kopf. Atme ein paar Mal durch, um dich zu entspannen.
- Atme tief ein und strecke deine Wirbelsäule.
- Atme wieder aus, bis die Lungen völlig leer sind.
- Am Ende der Ausatmung aktivierst du deinen Beckenboden und startest mit dem Stomach Vacuum. Sauge deinen Bauchnabel möglichst nach innen und nach oben ein.
- Halte die Spannung.
- Atme ein paar Mal tief durch, bevor du die Übung fortsetzt.
- Führe die Übung 5 Mal mit den Armen neben dem Körper, dann 5 Mal mit den Armen neben dem Kopf aus.

2. Die hypopressive Bauchübung

im Vierfüßlerstand
5 × auf jeder Seite

- Gehe in den Vierfüßlerstand, der Nacken ist lang, deine Hände stehen unter den Schultern und die Knie unter den Hüftgelenken, drück dich dabei auf den Zehenspitzen ab. Atme ein, die Rippen gehen auseinander.
- Atme aus und hebe die Knie ein paar Zentimeter vom Boden ab, aktiviere dabei die schrägen Bauchmuskeln, den Bauch und deinen Beckenboden.
- Atme ein und strecke ein Bein nach hinten aus, während die Aktivierung des Unterbauchs intensiviert wird.
- Atme aus und kehre in die Ausgangsposition zurück.
- Führe die Übung 10 Mal im Wechsel aus (je 5 Mal auf jeder Seite).

ANOUKS QUICK-TIPP

Bei dieser Übung kommt der ganze Körper zum Einsatz. Das Springen als Ausdauertraining können wir uns damit also getrost sparen!

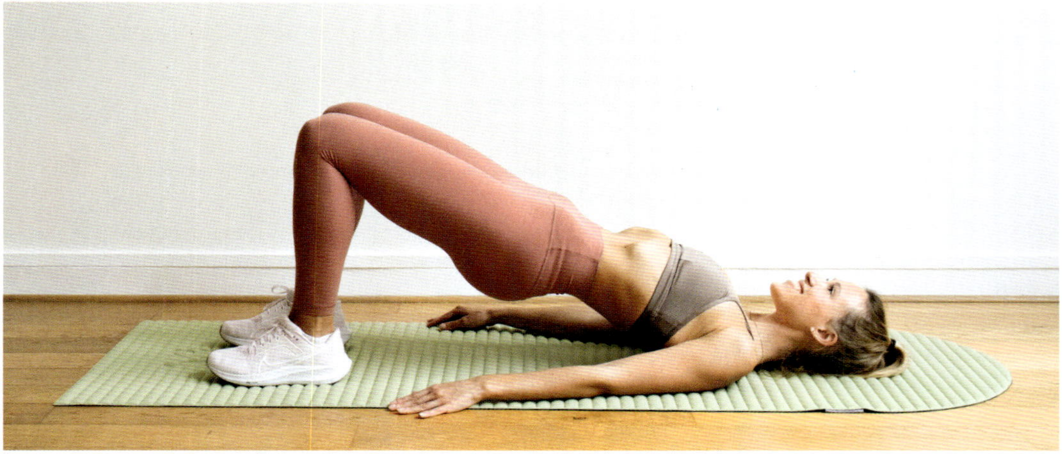

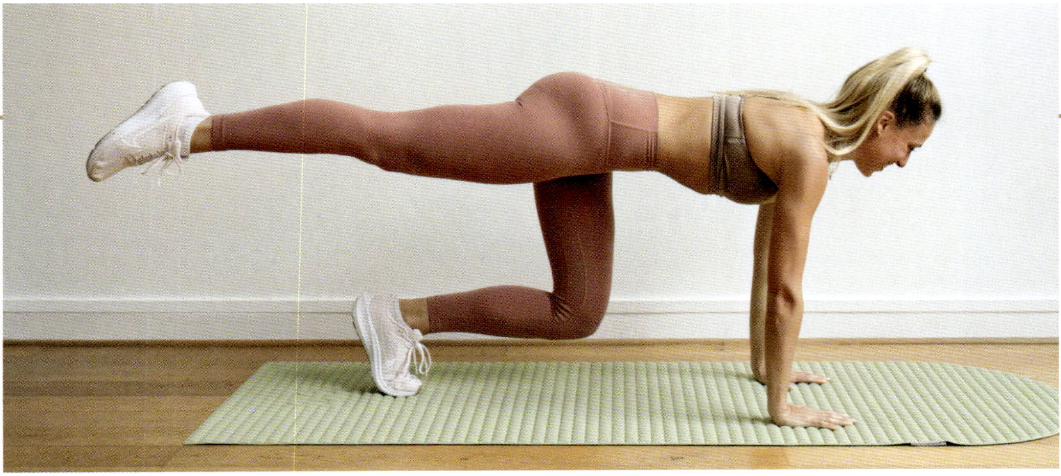

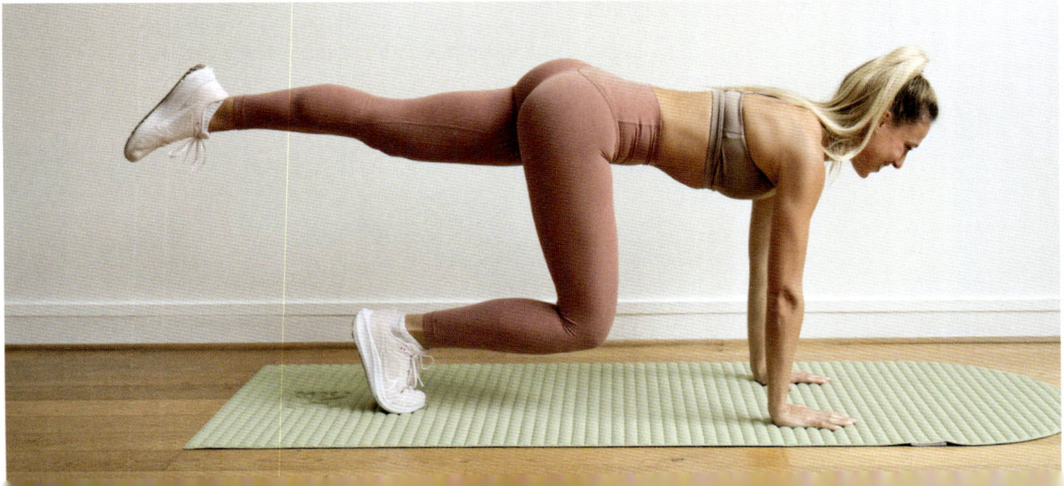

3. Das dynamische Krafttraining

seitliche Plank
10 × auf jeder Seite

- Nimm die seitliche Plank-Position (»Unterarmstütz«) ein, dein rechter Ellbogen liegt unter der Schulter, der Unterarm ist nach vorne ausgerichtet, die Beine sind gestreckt, die Füße liegen übereinander. Atme tief ein. Atme aus und aktiviere deine schrägen Bauchmuskeln.
- Atme ein und strecke den linken Arm nach oben aus.
- Atme aus und bringe Ellbogen und Knie auf der linken Seite mithilfe deiner Bauchmuskelkraft zusammen.
- Halte die Spannung für mehrere Sekunden.
- Führe die Übung 10 Mal aus.
- Nimm die Position auf der rechten Seite ein und führe die Übung ebenfalls 10 Mal aus.

Variante

Um die Übung einfacher zu machen, kannst du auch das jeweils untere Knie auf dem Boden ablegen.

Tag 19

4. Pilates

auf den Knien
10 ×

- Knie dich hin, die Arme sind gerade nach vorne ausgestreckt, dein Nacken ist lang und der Rücken gerade. Atme ein und aktiviere dein Zentrum. Lehne dich etwas nach hinten, dabei bleibt dein Rücken gerade (als lägest du auf einem Brett). Es geht nicht darum, dich besonders weit nach hinten zu lehnen. Strecke dabei die Wirbelsäule und den unteren Rücken.
- Die Schultern sind locker. Der Beckenboden und die schrägen Bauchmuskeln sind aktiviert und halten die Spannung.
- Atme aus und kehre wieder in die Ausgangsposition zurück, intensiviere dabei die Aktivierung der schrägen Bauchmuskeln.
- Führe die Übung 10 Mal aus.

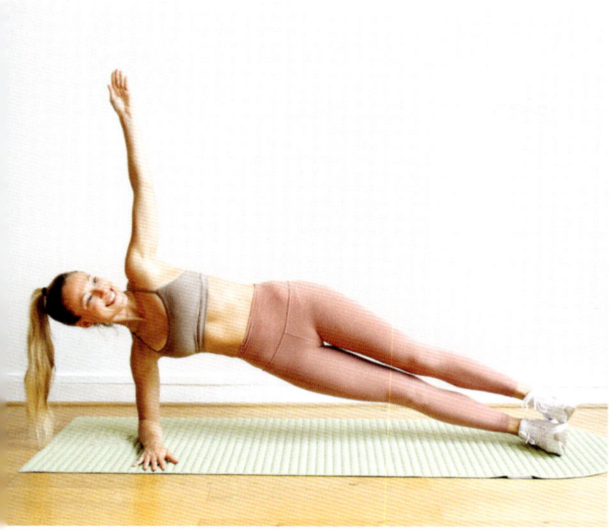

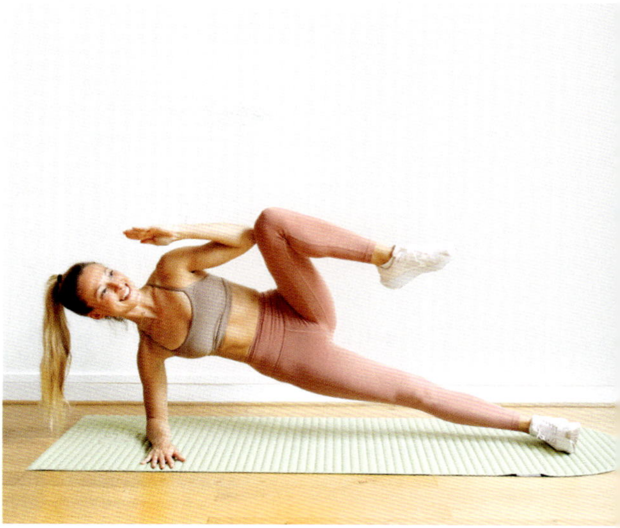

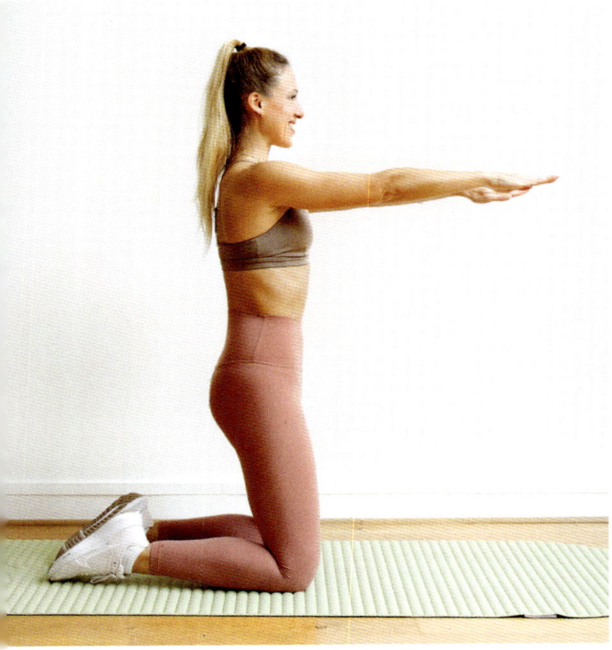

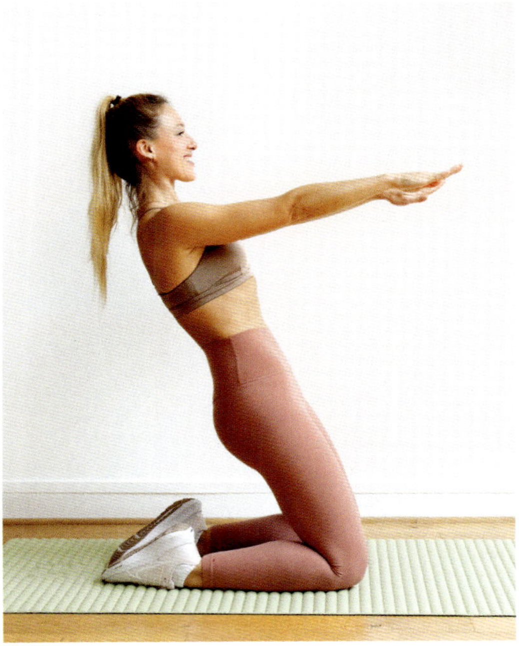

1. Stomach Vacuum

im Stehen

10 ×

- Stell dich aufrecht hin, die Beine schulterbreit auseinander, die Arme stützt du auf deinen Oberschenkeln ab. Atme tief ein.
- Atme aus und aktiviere deinen Beckenboden.
- Am Ende der Ausatmung startest du mit dem Stomach Vacuum, indem du dich von den Oberschenkeln abdrückst. Sauge deinen Bauch möglichst nach innen und nach oben ein.
- Halte die Spannung für mehrere Sekunden.
- Atme ein paar Mal tief durch, bevor du die Übung fortsetzt.
- Führe die Übung 10 Mal aus.

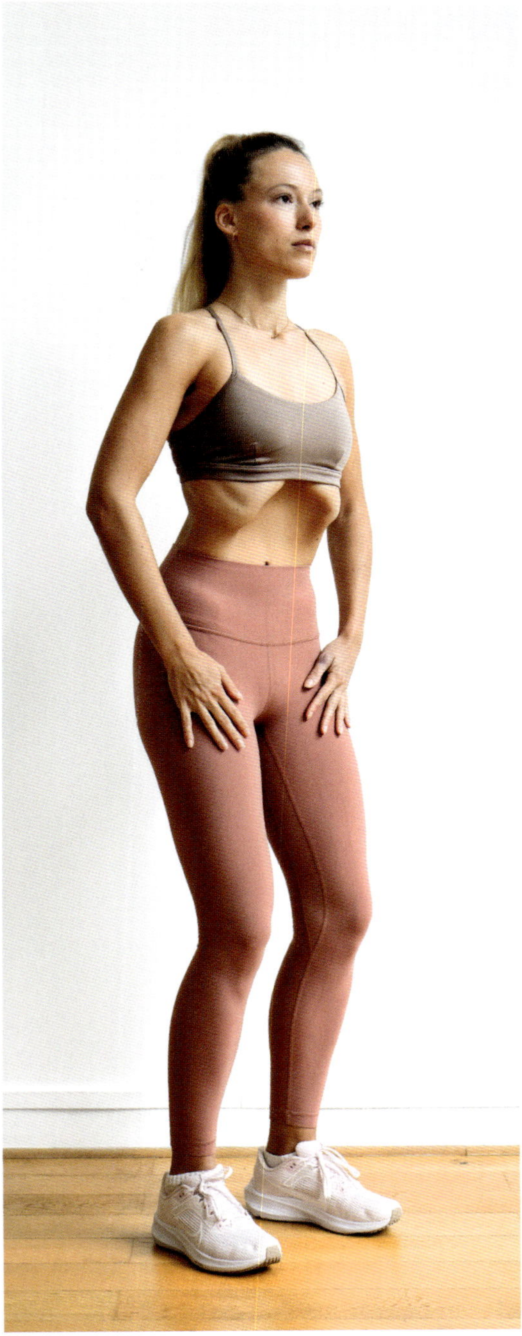

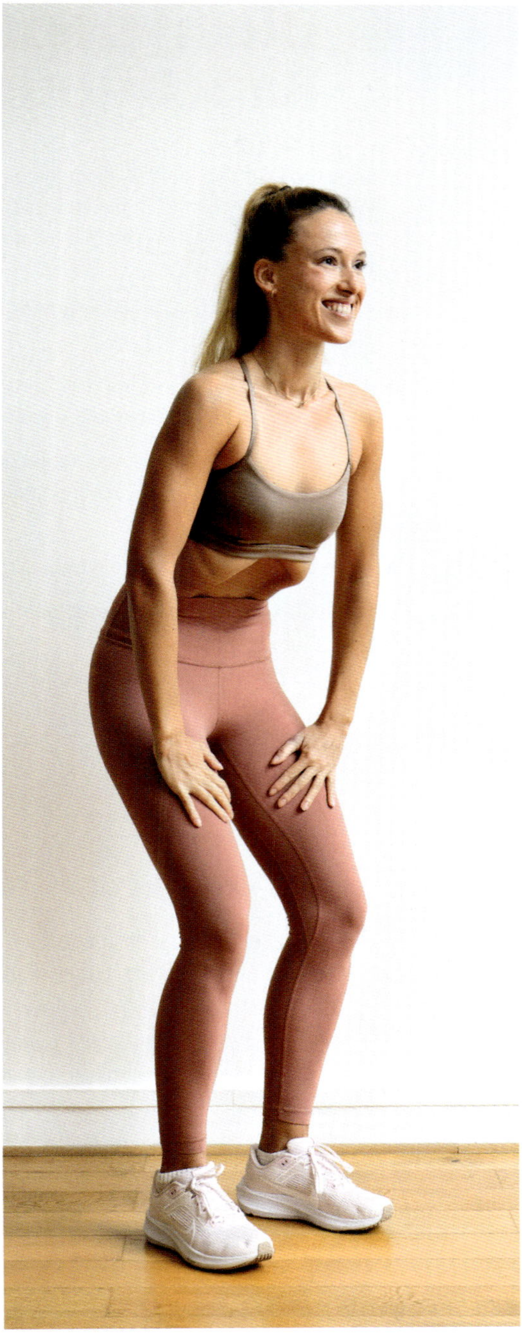

2. Die hypopressive Bauchübung

in Rückenlage

5 × auf jeder Seite

- Lege dich auf den Rücken, deine Beine sind angehoben und angewinkelt (im 90-Grad-Winkel), das Becken ist in der Neutralstellung, Sitz- und Kreuzbein sind zum Boden ausgerichtet. Atme ein paar Mal tief durch, um die Bauchmuskeln und deinen Beckenboden zu aktivieren.
- Strecke das linke Bein in der Luft in Richtung Boden aus, das rechte Bein bleibt angewinkelt.
- Atme tief ein. Atme aus und drücke die beiden aufeinandergelegten Hände gegen den Oberschenkel, sauge dabei den Unterbauch ein und aktiviere deinen Beckenboden.
- Atme ein. Strecke beide Arme neben dem Kopf aus, die Handflächen zeigen nach innen, und strecke das zweite Bein nach vorne aus, scoope dabei den Unterbauch noch weiter.
- Atme aus und wiederhole die Übung mit dem anderen Bein.
- Führe die Übung 5 Mal auf jeder Seite aus.

Tag 20

Variante

Ein Fuß ruht auf dem Boden. Wechsle das Bein jedes Mal während der Übung.

ANOUKS QUICK-TIPP

- Warum musst du in der Neutralstellung (natürliche Lendenwölbung) bleiben? Wenn du das Becken zu stark nach innen kippst, werden der Psoas-Muskel verkürzt, die geraden Bauchmuskeln angespannt (siehe S. 24) und Druck auf die Bandscheiben ausgeübt. Gib deinem Körper ausreichend Raum!
- Versuche stets, dich in der Länge zu strecken, auch in liegender Position.

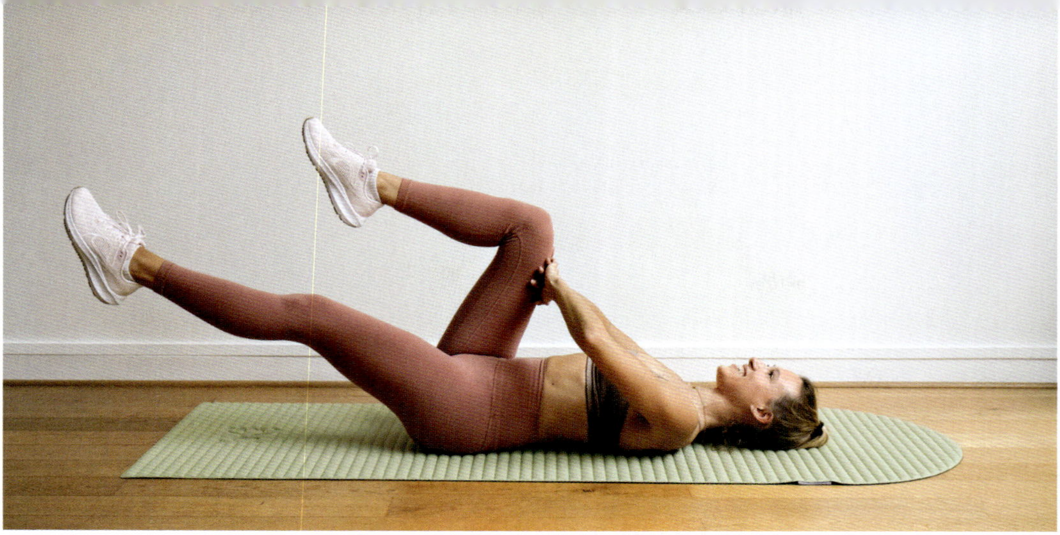

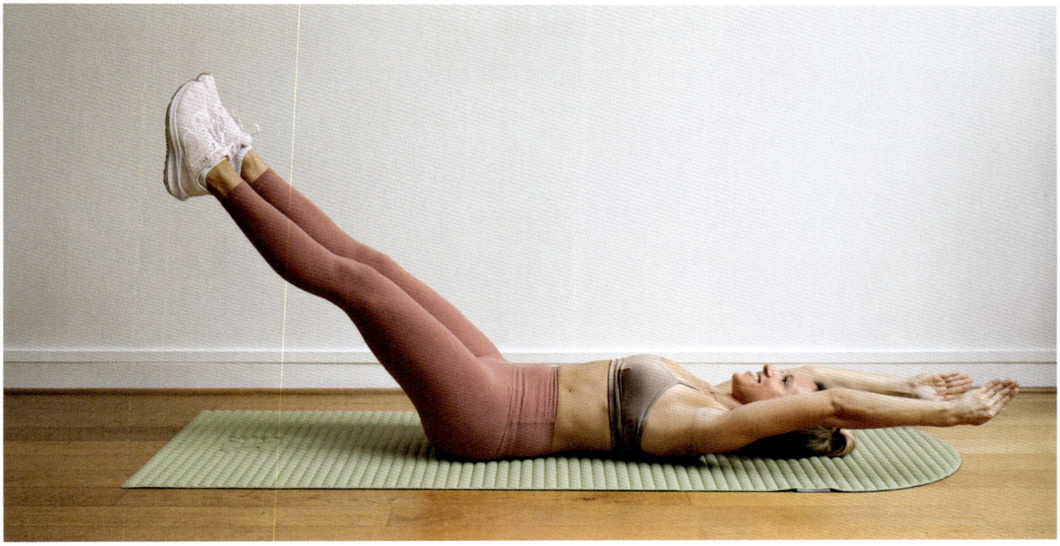

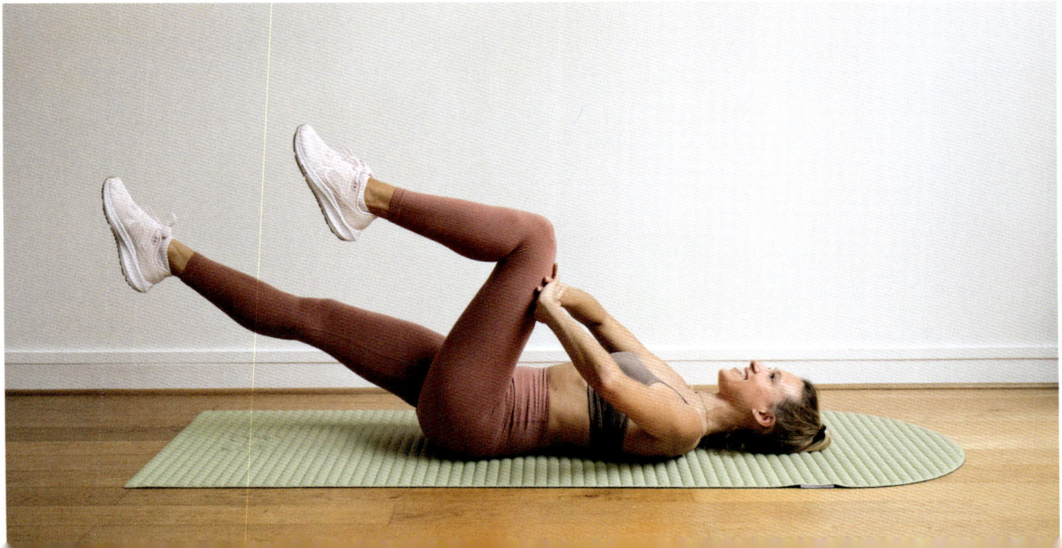

3. Das dynamische Krafttraining

Plank

10 × auf jeder Seite

- Geh in die Plank-Position auf den Händen, deine Arme sind ausgestreckt, die Ellbogen sind jedoch nicht steif, dein Körper bildet eine Linie. Atme ein paar Mal tief durch, um das Zentrum zu aktivieren und die Wirbelsäule zu strecken.
- Führe eine tiefe 3D-Einatmung aus (siehe S. 62), der Bauch wird gescoopt.
- Atme aus und drücke den Po nach oben, die Beine bleiben gestreckt oder sind leicht angewinkelt. Bringe deine rechte Hand zum linken Fuß, aktiviere dabei die schrägen Bauchmuskeln.
- Atme aus und kehre in die Ausgangsposition zurück.
- Mach die Übung 20 Mal im Wechsel (je 10 Mal auf jeder Seite). Führe die Bewegungen kontrolliert aus.

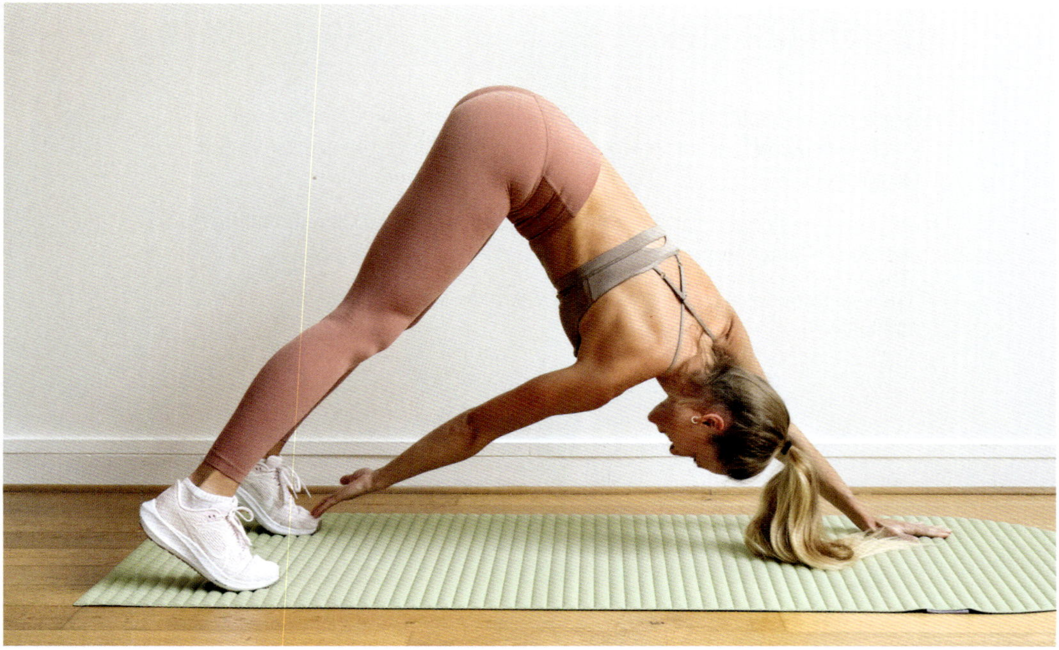

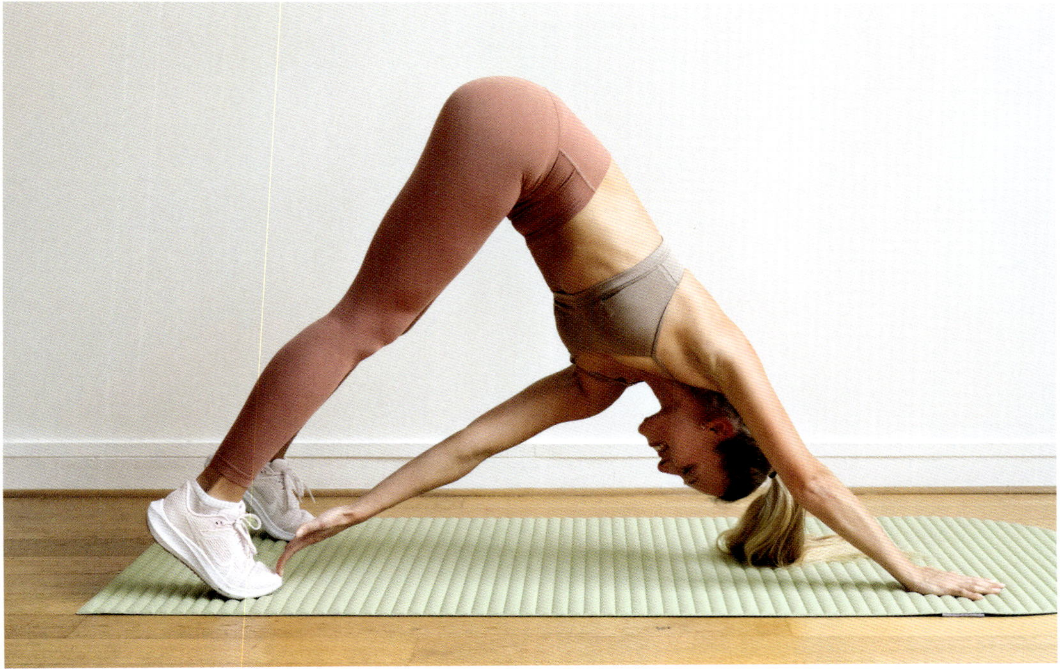

4. Pilates

im Stehen
10 × auf jeder Seite

- Stelle dich aufrecht hin. Atme ein und strecke dann gleichzeitig das linke Bein nach hinten und den linken Arm nach oben aus. Der rechte Arm ist seitlich ausgestreckt.
- Atme aus und bringe dabei das linke Knie und den linken Ellbogen mithilfe der aktivierten Bauchmuskeln nach vorne zusammen.
- Führe die Übung 10 Mal im Wechsel aus, um die schrägen Bauchmuskeln und die Taille zu stärken.

ANOUKS QUICK-TIPP

Bei dieser Übung halten die Bauchmuskeln das Gleichgewicht.
Richte deinen Blick fest auf einen Punkt und los geht's!

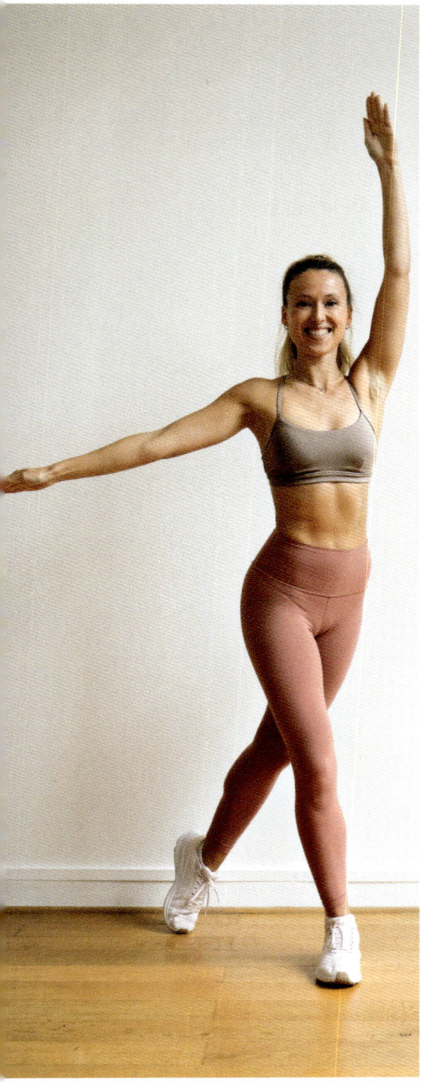

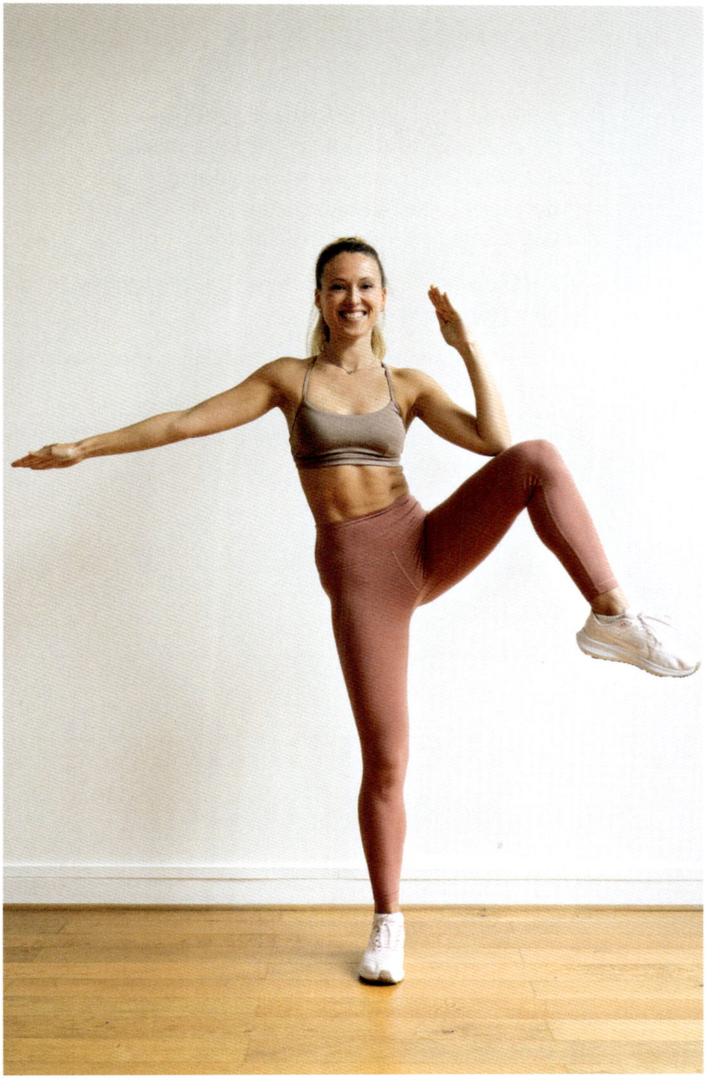

1. Stomach Vacuum

Plank auf den Ellbogen
10 ×

- Nimm die Plank-Position (»Unterarmstütz«) auf den Ellbogen ein, deine Unterarme und Hände drücken flach auf den Boden, die Schultern weg von den Ohren, das Gesäß ist aktiviert, die Beine sind gestreckt, die Füße sind geflext, die Fersen ziehen den Körper vom Kopf ausgehend in die Länge. Atme tief ein und aus und aktiviere dein Zentrum.
- Am Ende der Ausatmung aktivierst du deinen Beckenboden und startest mit dem Stomach Vacuum.
- Halte die Spannung so lange wie möglich (diese Variante ist besonders herausfordernd).
- Führe die Übung 10 Mal aus. Bei Bedarf kannst du auch die Knie auf den Boden bringen.

2. Die hypopressive Bauchübung

in Rückenlage
10 ×

- Leg dich auf den Rücken, die Beine sind angewinkelt, die Füße stehen hüftbreit auseinander. Atme tief ein und aus, um dich im Boden zu verankern.
- Atme ein und strecke beide Arme über deinen Kopf aus, aktiviere dabei das Zentrum. Der Brustkorb hebt sich dabei nicht.
- Atme aus, platziere die gestreckten Arme neben deinen Hüften und hebe deinen Po in die Brückenposition, intensiviere dabei die Aktivierung des Zentrums weiter. Der Brustkorb bleibt flach und der untere Rücken ist gestreckt. Je höher du den Po hebst, desto stärker wird dein Zentrum beansprucht.
- Atme ein und bringe die gestreckten Arme über deinen Kopf und den Po auf den Boden.
- Führe die Übung 10 Mal aus.

Es geht noch mehr!

Für ein super Rundum-Training spanne auch deine Gesäßmuskeln an!

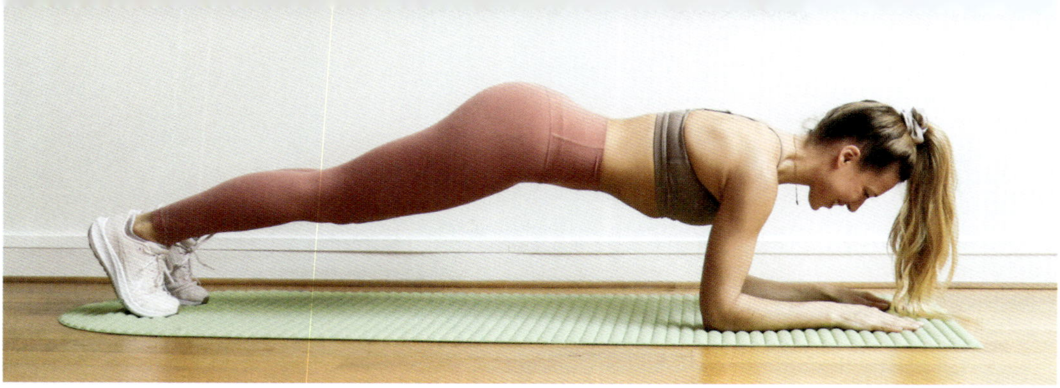
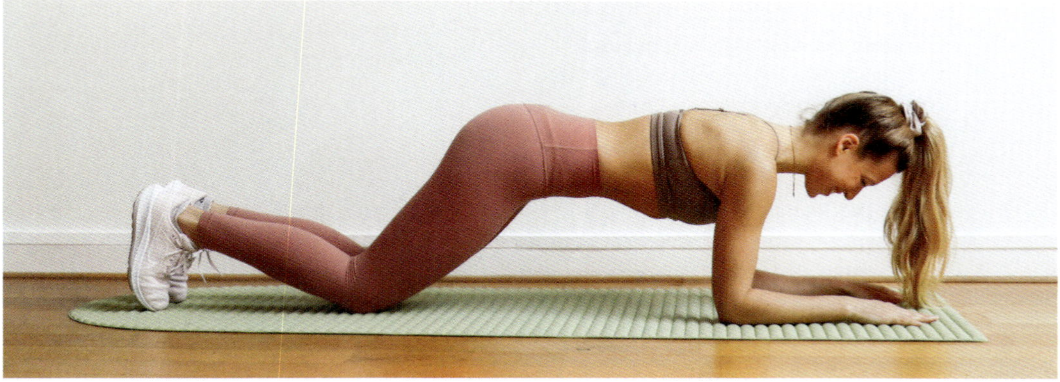
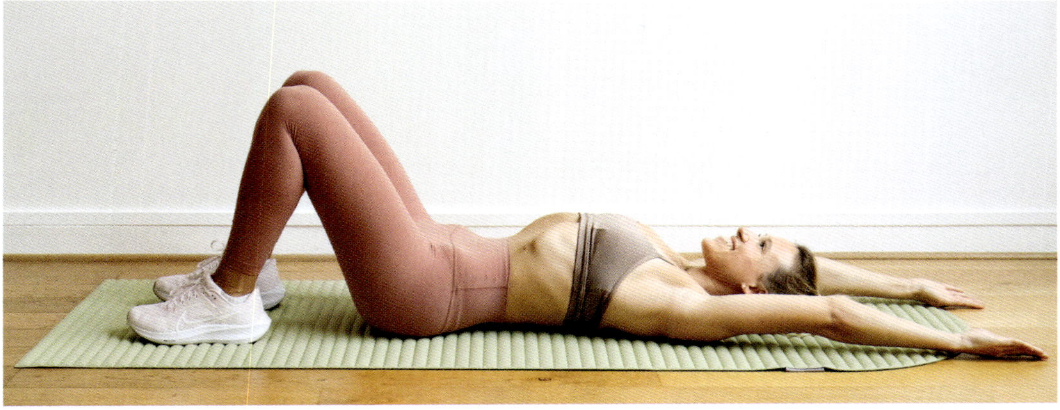
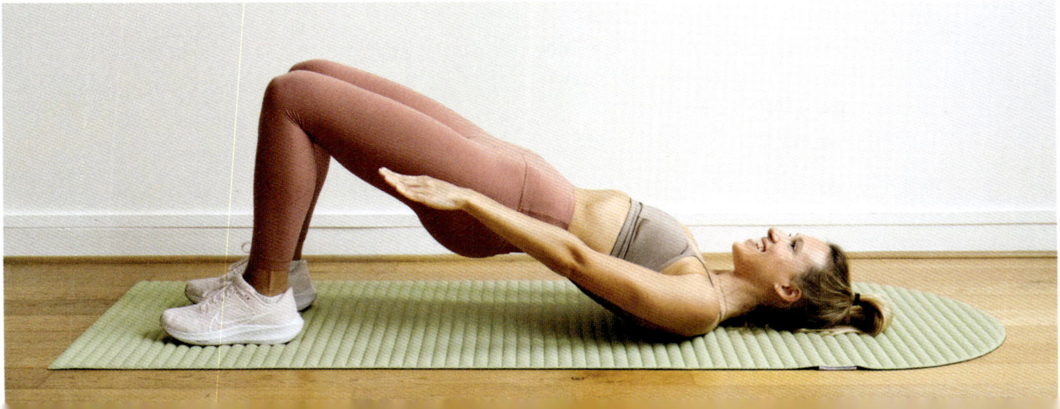

3. Das dynamische Krafttraining

Plank
5 × auf jeder Seite

- Geh in die Plank-Position auf den Händen, die Schultern sind weg von den Ohren, die Gesäßmuskeln aktiviert, die Beine sind gestreckt, die Fersen ziehen den Körper vom Kopf ausgehend in die Länge. Atme tief ein und aus und aktiviere dein Zentrum.
- Atme aus, führe ein Knie in Richtung Brust und sauge dabei den Unterbauch ein. Drücke mit den Händen in den Boden, um deine Bauchmuskeln zu aktivieren.
- Atme ein, strecke das Bein wieder und bring es in die Ausgangsposition zurück.
- Führe die Übung 10 Mal im Wechsel aus (immer 5 Mal pro Bein).

4. Pilates

im Sitzen
10 ×

- Setz dich auf den Boden, richte deinen Rücken gerade, die Beine sind leicht angewinkelt, die Arme nach vorne ausgestreckt mit den Handflächen nach oben. Ziehe dich in die Länge, indem du deinen Kopf nach oben streckst.
- Atme tief ein.
- Atme aus und aktiviere den Beckenboden und scoope den Unterbauch. Rolle den Rücken Wirbel für Wirbel auf dem Boden auf (als würdest du dich in eine Hängematte legen), bis dein Kreuzbein auf dem Boden aufliegt.
- Kehre wieder in die Ausgangsposition zurück, indem du die Bewegung umkehrst: Beginne mit dem oberen Rücken und ende mit der unteren Wirbelsäule.
- Führe die Übung 10 Mal aus, während du die Aktivierung mit jeder Wiederholung intensivierst.

DAS KREUZBEIN

Das Kreuzbein, auch *Os sacrum* »heiliger Knochen«, ist ein dreieckiger Knochen zwischen Lendenwirbelsäule und Steißbein, der das Becken mit der Wirbelsäule verbindet.

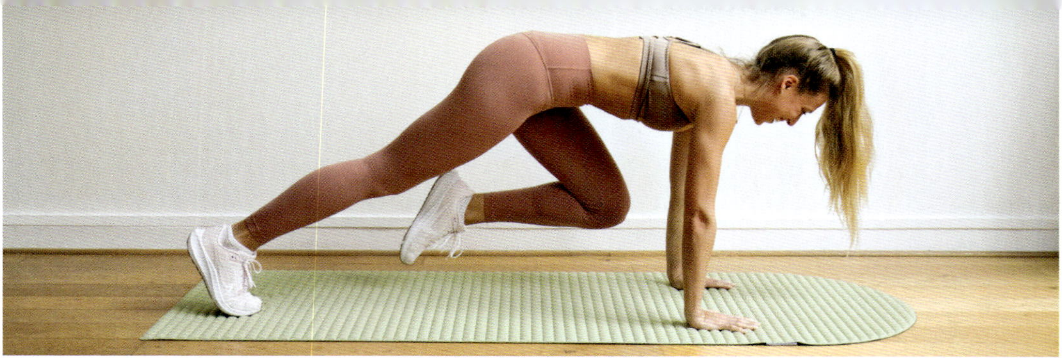

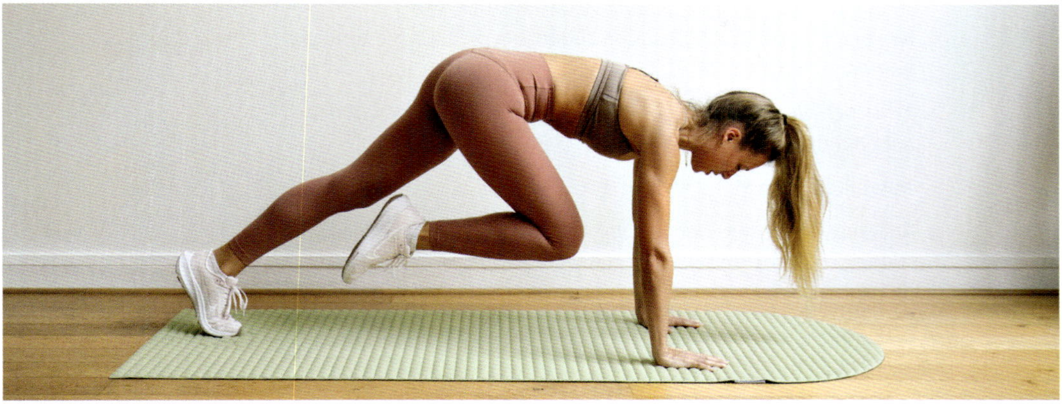

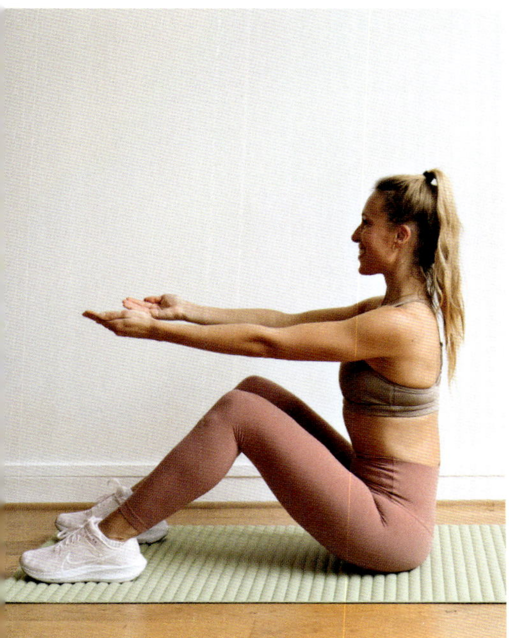

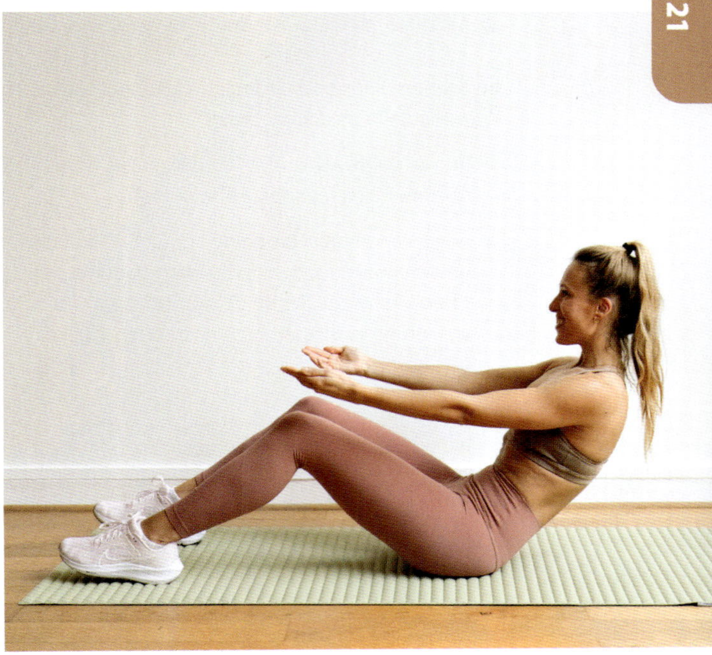

1. Stomach Vacuum

in Rückenlage
5 ×

im Stehen
3 ×

Tag
22

In Rückenlage: Führe das Stomach Vacuum 5 Mal aus.

- Deine Schultern sind locker, der Nacken ist lang und die Wirbelsäule gestreckt, das Becken liegt in Neutralstellung auf dem Boden. Deine Beine sind entweder ausgestreckt oder angewinkelt.
- Beginne mit ein paar tiefen Atemzügen, um dich auf die Übung einzustimmen.
- Atme tief ein. Strecke deine Wirbelsäule lang, die Rippen gehen auseinander.
- Atme durch den Mund wieder aus.
- Am Ende der Ausatmung aktivierst du deinen Beckenboden und startest mit dem Stomach Vacuum. Sauge deinen Bauchnabel möglichst nach innen und nach oben ein.
- Du kannst das Becken leicht nach innen kippen, um das Stomach Vacuum zu begünstigen.
- Halte die Atmung für etwa 10 Sekunden und löse sie dann wieder.
- Atme ein paar Mal tief durch, bevor du die Übung fortsetzt.

Im Stehen: Führe das Stomach Vacuum 3 Mal aus, während du deine Wirbelsäule in die Länge ziehst.

- Bringe deine Arme über dem Kopf zusammen, die Füße stehen hüftbreit auseinander. Atme tief ein.
- Atme wieder aus, bis deine Lungen völlig leer sind, und aktiviere deinen Beckenboden. Sauge den Bauch möglichst nach innen und nach oben ein. Versuche, beim Stomach Vacuum zusätzliche Bewegungen auszuführen: Strecke dich nach oben, bücke dich, schwanke hin und her, krümme dich.

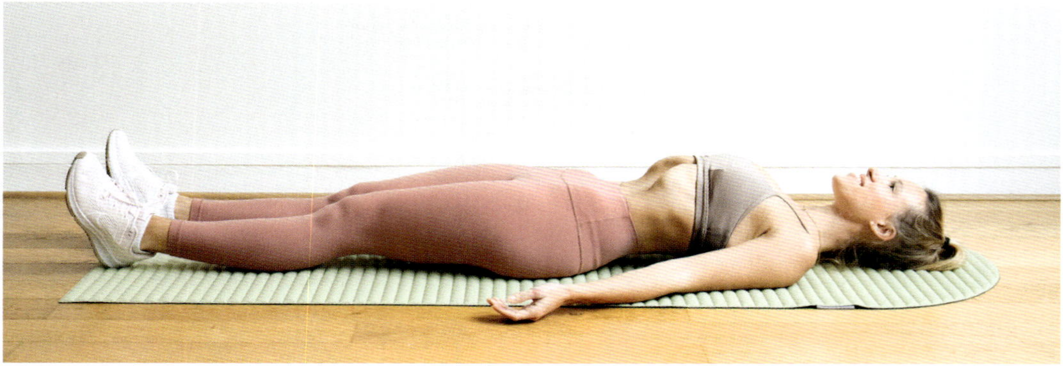

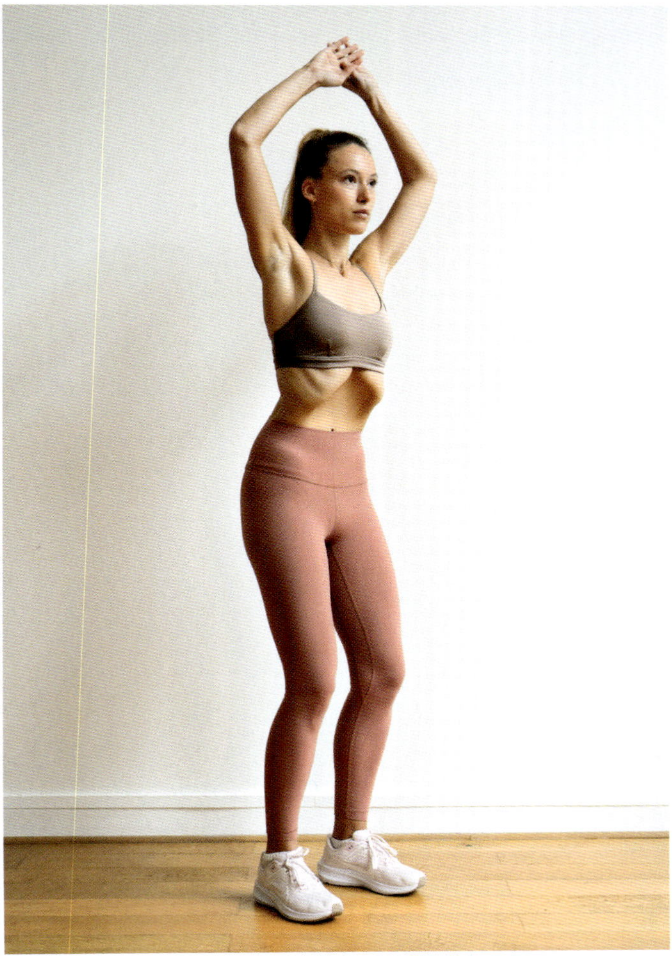

2. Die hypopressive Bauchübung

in Rückenlage
5 × in jeder Richtung

- Leg dich auf den Rücken, streck deine Beine zur Decke (winkle sie bei Bedarf leicht an), der Nacken und die Wirbelsäule sind lang, die Schultern weg von den Ohren, das Sitzbein ist zum Boden ausgerichtet (Neutralstellung des Beckens).
- Atme ein und führe mit deinen Beinen Halbkreisbewegungen in entgegengesetzten Richtungen aus (wenn das rechte Bein unten ist, startet das linke Bein).
- Atme aus und bringe das linke Bein wieder in die Ausgangsposition zurück. Achte darauf, dass deine Bewegungen flüssig sind. Der Brustkorb bleibt flach, die schrägen Bauchmuskeln und der Beckenboden sind aktiviert. Strecke dich stets in die Länge.
- Führe die Übung 10 Mal in jeder Richtung aus.

ANOUKS QUICK-TIPP

Stell dir bei der Übung die Rotation eines Helikopterpropellers vor.

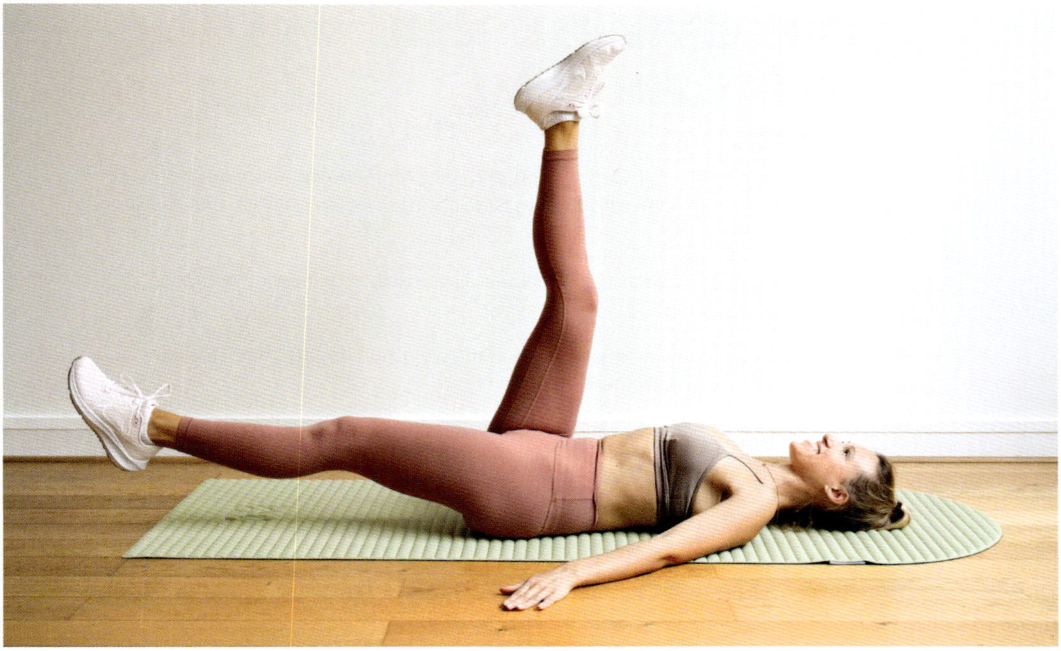

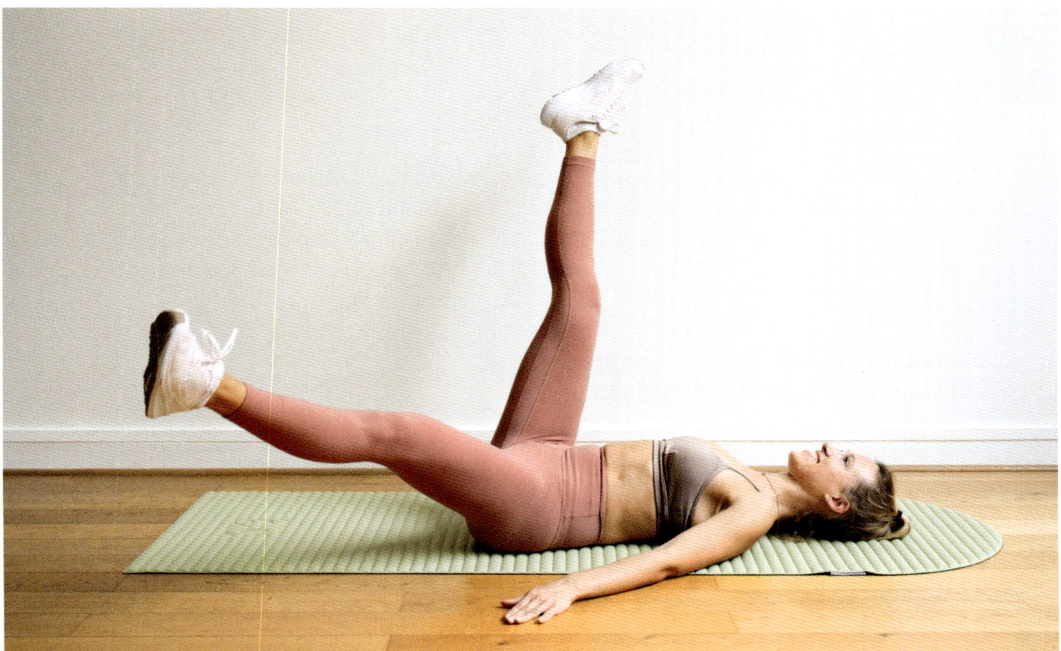

3. Das dynamische Krafttraining

Plank
10 × auf jeder Seite

- Geh in die Plank-Position auf den Händen, zieh die Schultern weg von den Ohren, die Hände drücken in den Boden, das Becken ist leicht nach innen gekippt, um den Unterbauch zu aktivieren.
- Atme tief. Die Rippen gehen auseinander und begünstigen den *Scoop* von Bauchmuskulatur und Beckenboden.
- Atme aus und hebe ein Bein an, deine Gesäßmuskeln sind angespannt. Das Bein ist gestreckt und du hebst es möglichst hoch.
- Atme aus und bringe das Bein wieder auf den Boden.
- Führe die Übung 20 Mal im Wechsel aus (immer 10 Mal pro Bein).

Tag 22

4. Pilates

im Stehen
10 × auf jeder Seite

- Stelle dich aufrecht hin. Dein Körper ist gut im Boden verankert, deine Arme sind seitlich ausgestreckt, Becken und Hüften stabil.
- Aktiviere dein Zentrum.
- Bewege Oberkörper und Taille zur Seite. Die Arme sind weiterhin horizontal ausgestreckt, das Becken bleibt stabil. Nur der Rumpf bewegt sich. Strecke die Arme bis zu den Fingerspitzen, als wolltest du eine Wand außer deiner Reichweite berühren.
- Kehre in die Ausgangsposition zurück. Führe dann die Dehnung auf der anderen Seite aus. Das Becken bewegt sich auch dabei nicht.
- Führe die Übung 20 Mal im Wechsel aus (je 10 Mal auf jeder Seite). Achte darauf, tief und regelmäßig zu atmen.

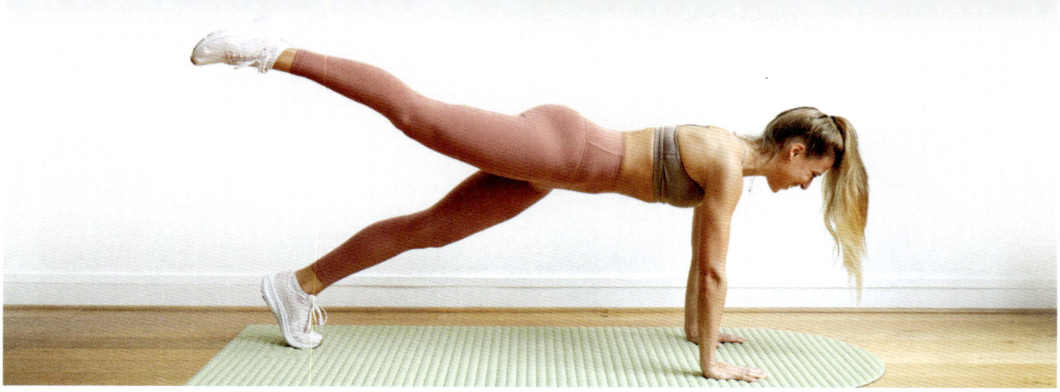

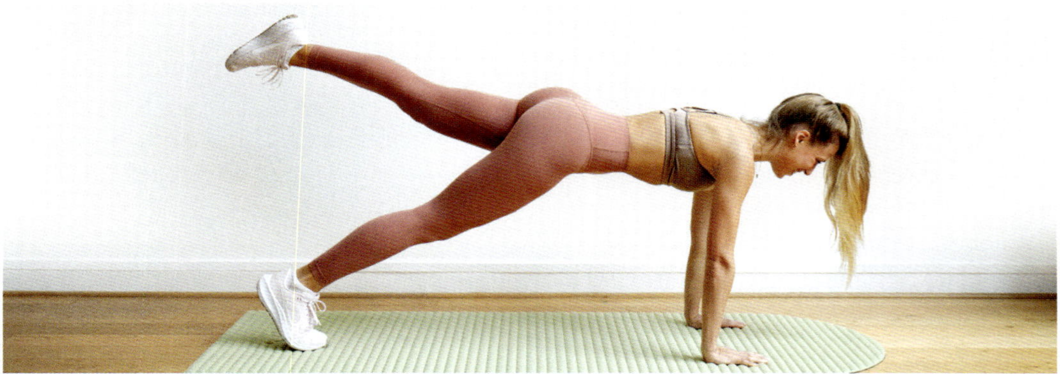

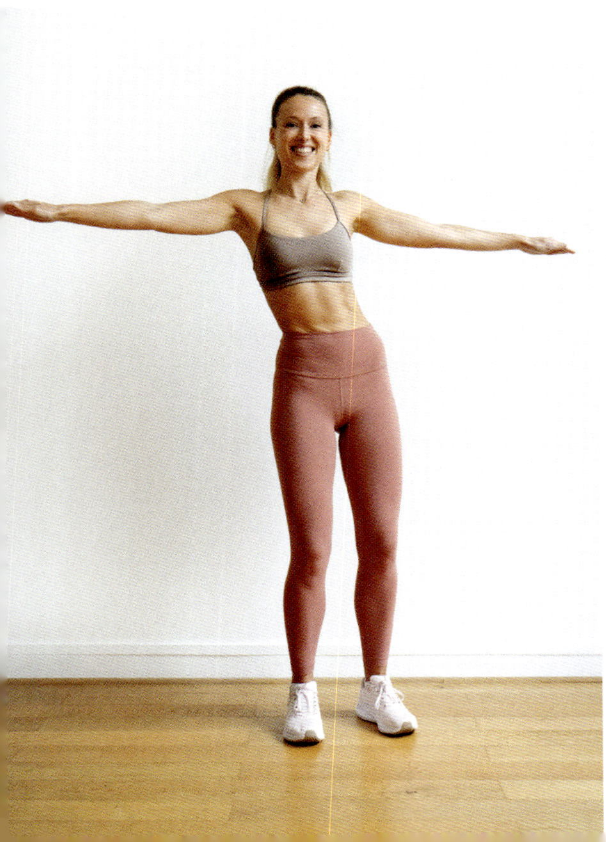

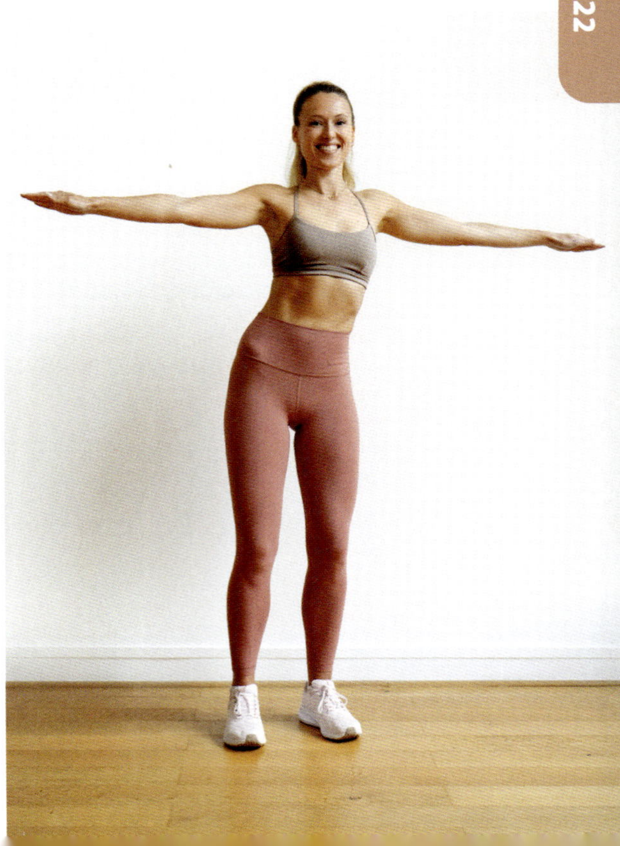

1. Stomach Vacuum

auf den Knien
3 ×

im Stehen
3 ×

Auf den Knien: Führe das Stomach Vacuum 3 Mal aus.

- Knie dich hin, die Hände sind leicht einwärts gedreht und stützen sich auf den Oberschenkeln ab, der Nacken ist lang. Atme tief ein.
- Atme aus, aktiviere deinen Beckenboden und starte mit dem Stomach Vacuum. Sauge den Bauch möglichst tief nach innen und nach oben ein.
- Halte die Spannung für ein paar Sekunden. Verstärke den Druck auf die Oberschenkel, um das Stomach Vacuum zu intensivieren.
- Atme ein paar Mal tief durch, bevor du die Übung fortsetzt.
- Führe die Übung 3 Mal aus. Versuche, dabei jedes Mal etwas länger durchzuhalten, ohne deine Grenzen zu überschreiten.

Im Stehen: Führe das Stomach Vacuum 3 Mal aus und stütze dich dabei wieder auf den Oberschenkeln ab, um die Aktivierung des Zentrums zu intensivieren.

Tag 23

2. Die hypopressive Bauchübung

in Rückenlage
10 × auf jeder Seite

- Lege dich auf den Rücken, Arme und Beine sind zur Decke hochgestreckt (bei Bedarf kannst du die Beine leicht beugen), das Becken ist in Neutralstellung, das Zentrum aktiviert. Sauge deinen Bauch nach innen und nach oben ein.
- Atme ein und senke dein eines gestrecktes Bein langsam ab, ohne es auf dem Boden abzulegen. Sauge dabei den Bauch noch stärker ein (damit entlastest du deinen Beckenboden und die Organe).
- Atme aus und bringe das Bein mit der Bauchmuskelkraft wieder in die Ausgangsposition.
- Führe die Übung 20 Mal im Wechsel aus (immer 10 Mal pro Bein).

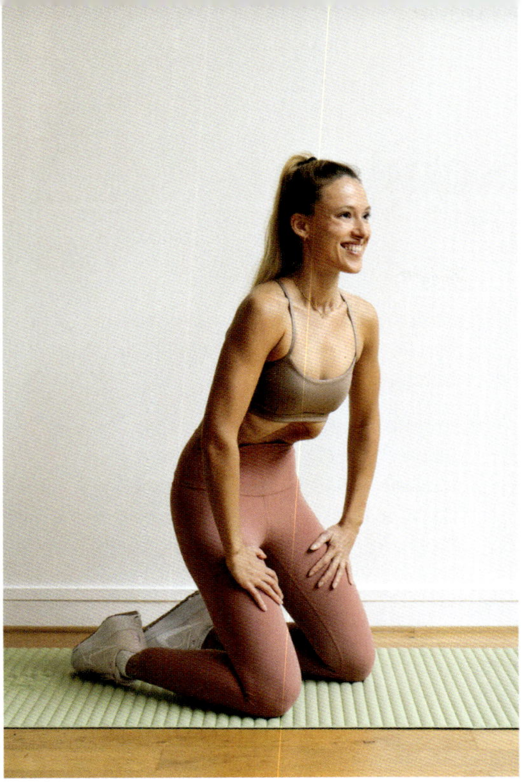
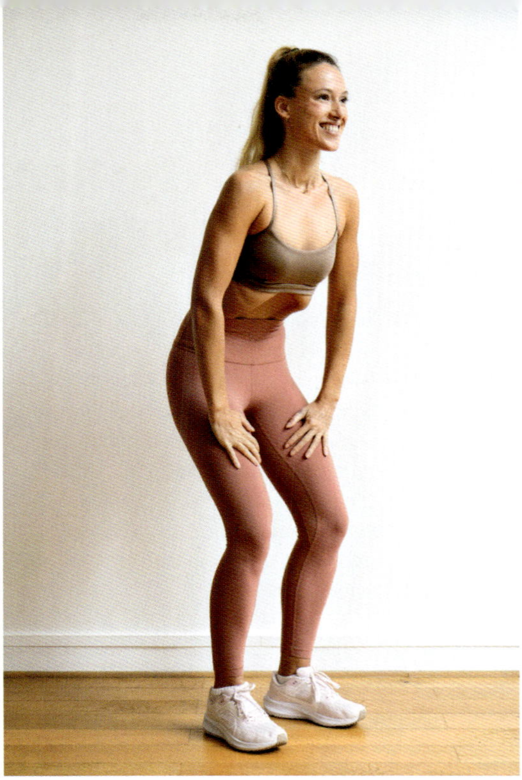
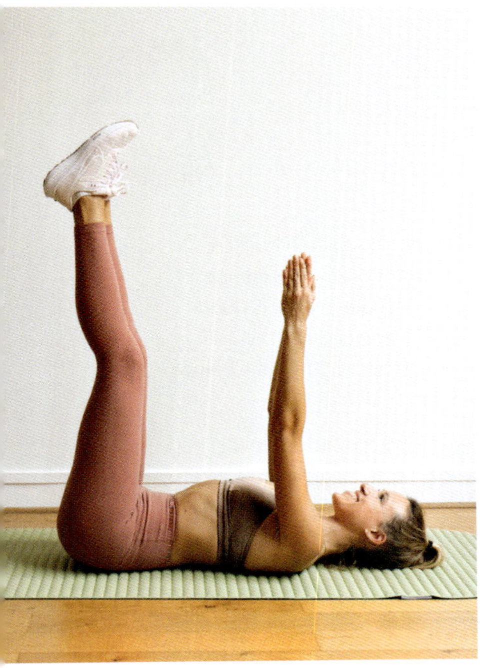
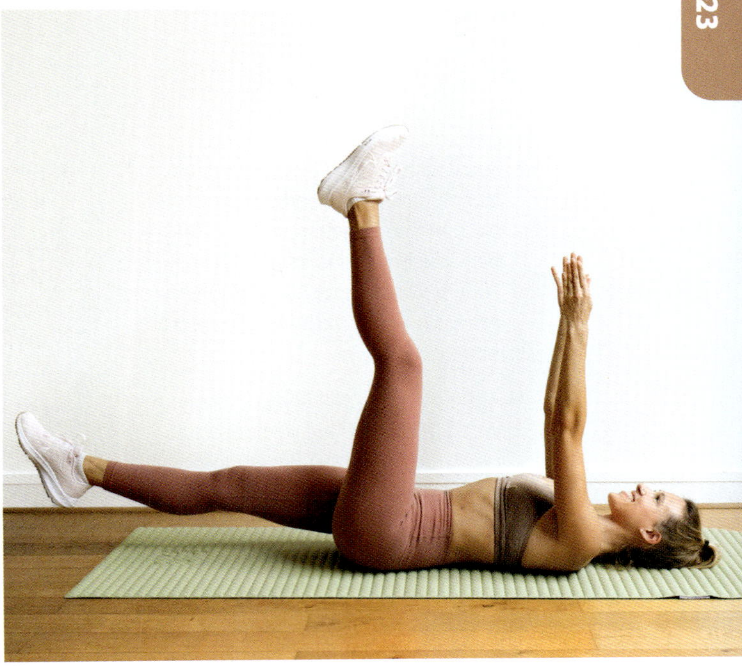

3. Das dynamische Krafttraining

umgekehrte Plank
10 ×

- Geh in die umgekehrte Plank-Position, dein Blick ist zur Decke gerichtet. Die Hände liegen unter den Schultern, die Schultern sind weg von den Ohren, das Schlüsselbein ist nach oben geöffnet und die Gesäßmuskeln sind aktiviert. Die Hände sind in einer für dich bequemen Position ausgerichtet (wobei die Fingerspitzen auch zu dir zeigen dürfen).
- Atme ein und senke ganz langsam den Po, ohne ihn auf den Boden zu bringen.
- Atme aus und kehre wieder in die Plank-Position zurück, während die Muskeln in Bauch, Beckenboden und Gesäß aktiviert sind. Öffne deinen Brustkorb, um dir Raum zu schaffen.
- Führe die Übung 10 Mal aus.

4. Pilates

im Sitzen
10 ×

- Setze dich auf den Boden, der Rücken ist gestreckt, der Oberkörper ruht leicht nach hinten geneigt auf dem Kreuzbein, die Beine sind angewinkelt, die Füße berühren den Boden nicht, die Arme sind nach vorne ausgestreckt. Atme ein.
- Atme aus und rolle deinen Rücken Wirbel für Wirbel auf den Boden ab. Die Arme folgen der Bewegung. Die Knie gehen auch mit, bis sie über deinen Hüftgelenken stehen.
- Atme ein und bringe die Arme über den Kopf.
- Atme aus und rolle deinen Rücken Wirbel für Wirbel wieder auf, sauge dabei den Unterbauch ein, bis du in die Teaser-Position gelangt bist (der Oberkörper ist aufgerichtet, die Beine berühren den Boden nicht).
- Mach die Übung 10 Mal. Führe die Bewegungen ausschließlich mit den Bauchmuskeln aus, langsam und ohne Schwung.

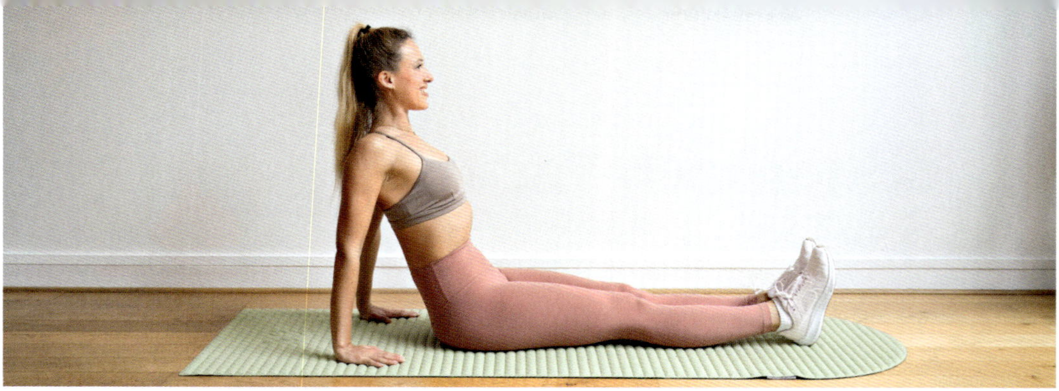

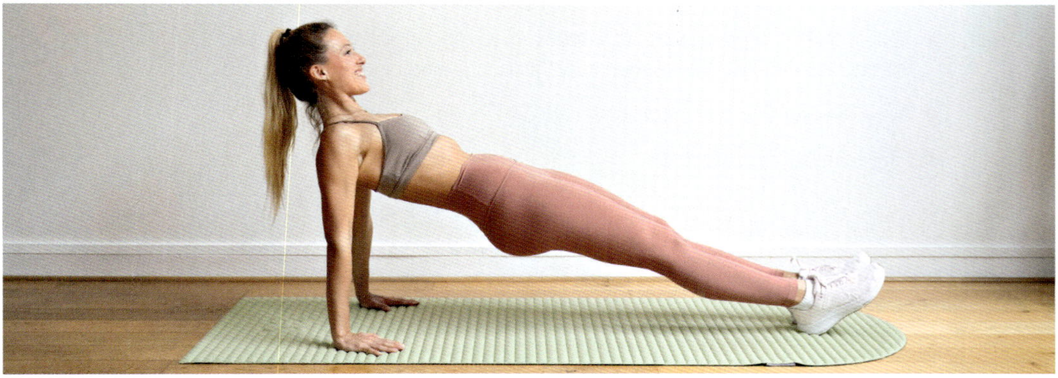

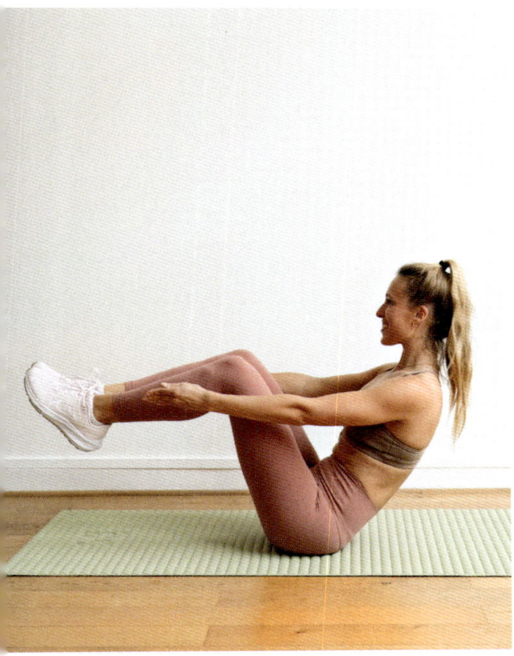

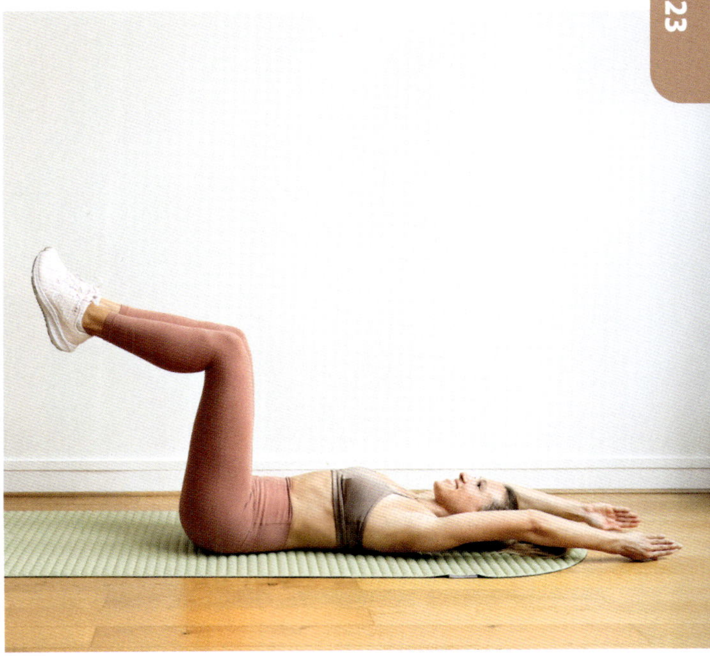

1. Stomach Vacuum

Brücke

10 ×

- Nimm die Brückenhaltung ein. Atme ein paar Mal tief durch.
- Bringe die Arme über deinem Kopf auf den Boden.
- Atme ein paar Mal tief durch.
- Aktiviere deinen Beckenboden und starte mit dem Stomach Vacuum.
- Rolle deine Wirbelsäule während des Stomach Vacuums vom Nacken bis zum Becken Wirbel für Wirbel auf den Boden aus. Das bringt eine neue Dimension in die Übung.
- Atme ein paar Mal tief durch, bevor du die Übung fortsetzt.
- Führe die Übung 10 Mal aus.

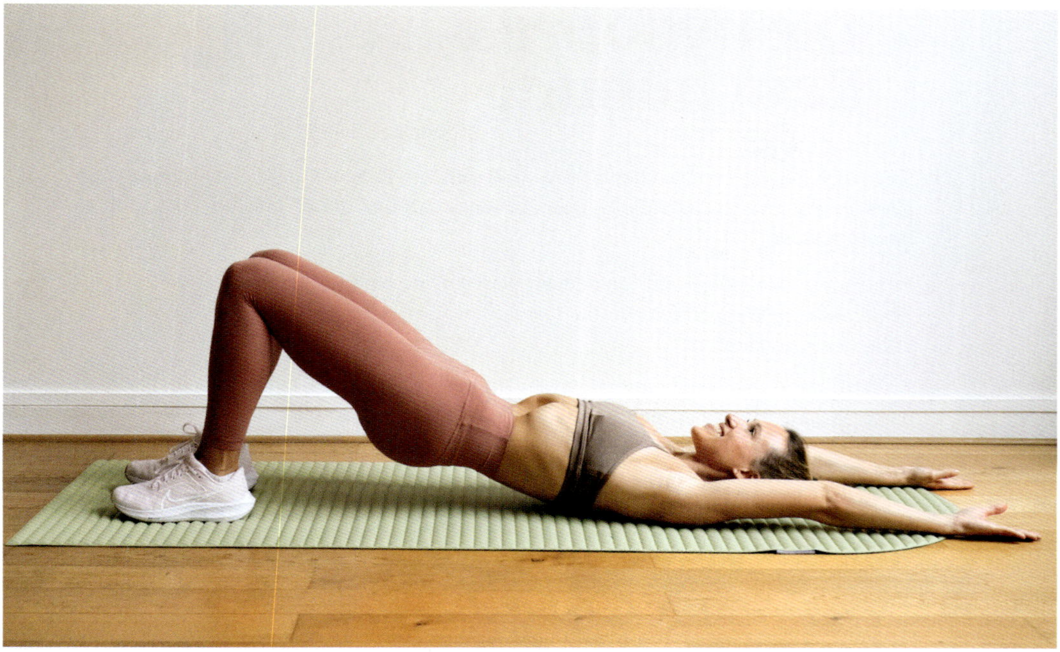

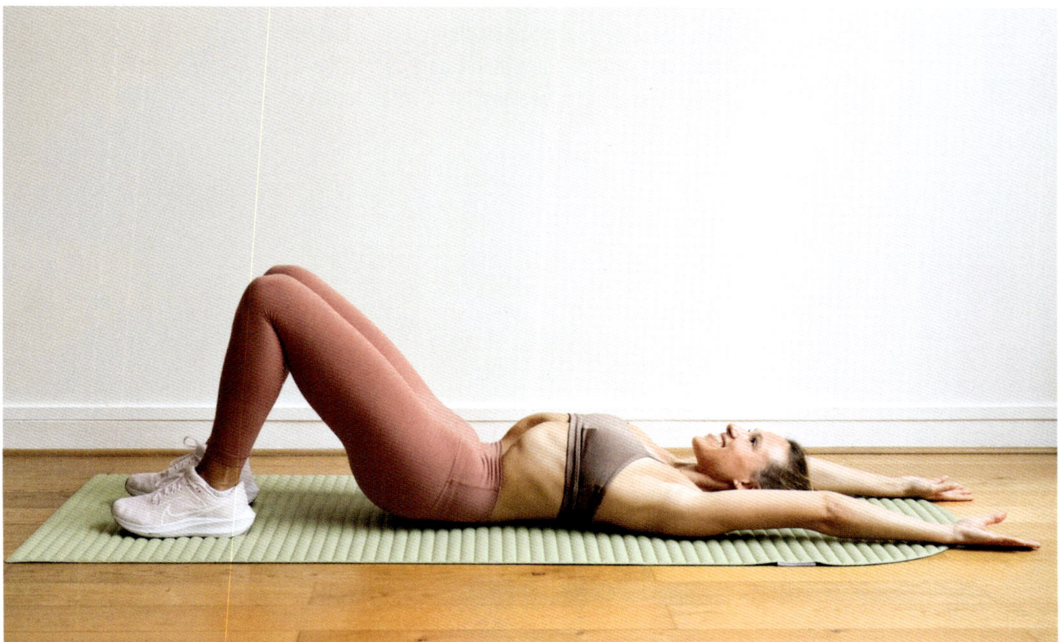

2. Die hypopressive Bauchübung

im Sitzen
5 × auf jeder Seite

- Setze dich hin, die Beine stehen angewinkelt auf dem Boden. Atme tief ein, strecke ein Bein (etwa im 45-Grad-Winkel) gerade vor dir aus und umschließe die Wade mit beiden Händen.
- Atme aus und lass die Hände an deinem Bein entlang hinabgleiten, während du deinen Rücken Wirbel für Wirbel auf den Boden abrollst. Atme ein, wenn du auf dem Boden zu liegen kommst.
- Atme aus und rolle deinen Rücken Wirbel für Wirbel wieder auf, indem du den Bauch einsaugst und mit den Armen an deinem Bein »hochkletterst«. Du bist nun wieder in der Ausgangsposition. Atme ein. Wiederhole die Bewegung beim Ausatmen.
- Führe die Übung 5 Mal im Wechsel aus (also 5 Mal pro Bein).

ANOUKS QUICK-TIPP

Wie du bereits weißt, habe ich mich bei meiner Methode *Body by Anouk* von mehreren Sportarten inspirieren lassen. Diese Übung geht auf die Reformer-Übung *Climb a Tree* aus dem Pilates zurück!

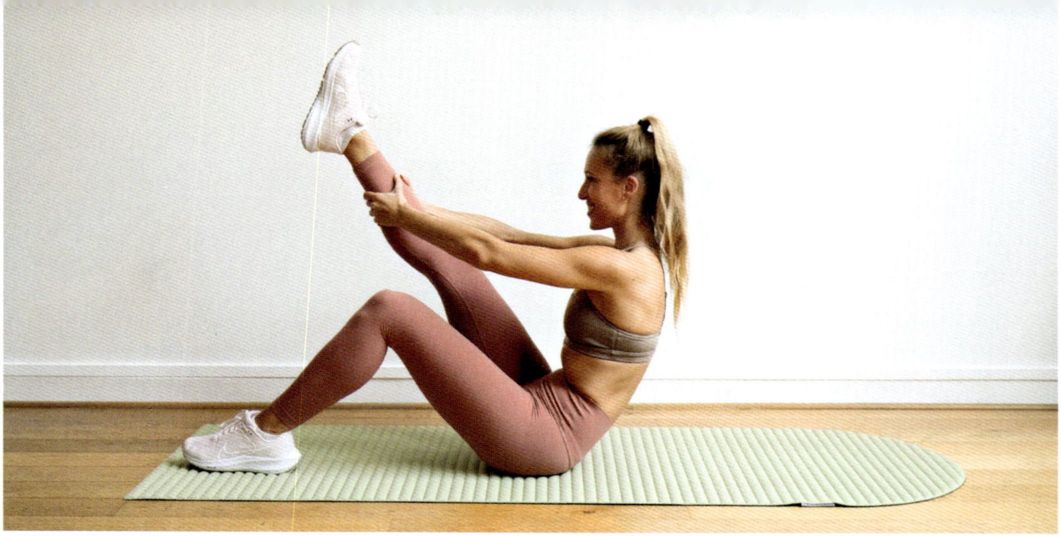

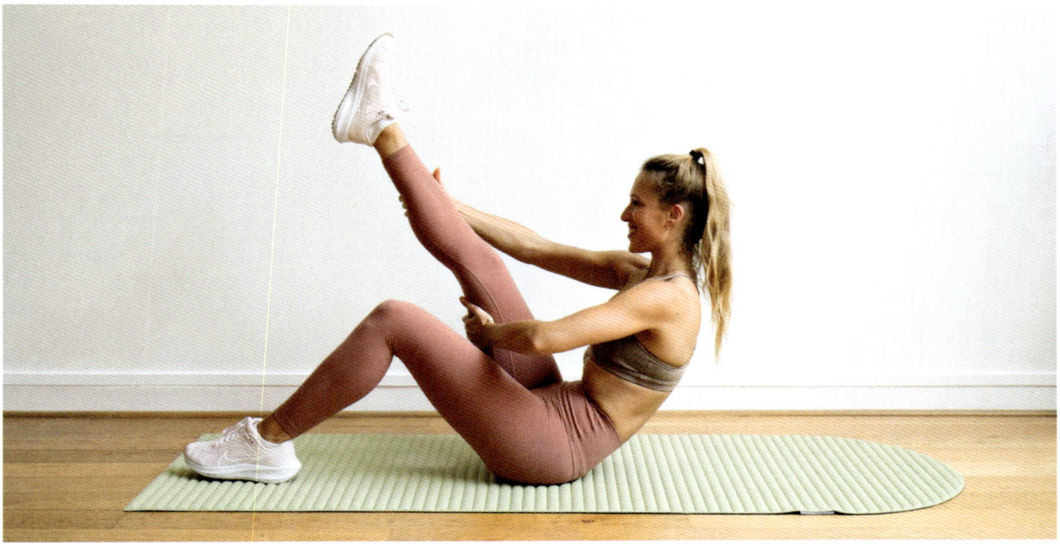

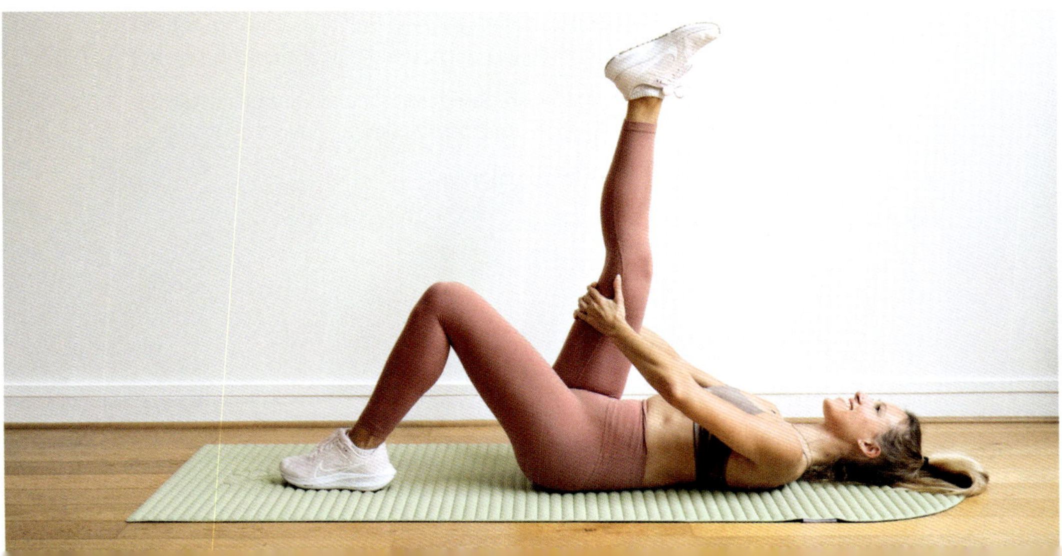

3. Das dynamische Krafttraining

seitliche Plank

5 × auf jeder Seite

- Geh auf der rechten Körperseite in die seitliche Plank-Position, dein Ellbogen steht unter der Schulter, dein Unterarm und die Hand drücken gegen den Boden, um die schrägen Bauchmuskeln zu aktivieren.
- Atme tief ein und strecke den linken Arm nach oben aus.
- Atme aus, winkle dein rechtes Bein an und hebe es mit der Kraft deiner Bauchmuskeln nach innen an, während du die linke Hand zum Knie führst. Deine Adduktoren (die Muskeln auf der Oberschenkelinnenseite) arbeiten dabei im Einklang mit der Schließmuskulatur, dem Beckenboden und den schrägen Bauchmuskeln.
- Führe die Übung 5 Mal im Wechsel langsam aus.

ANOUKS QUICK-TIPP

Drücke dich stark mit dem Fuß ab, um an Stabilität zu gewinnen.

4. Pilates

auf den Knien

10 × auf jeder Seite

- Knie dich hin und strecke dann das linke Bein zur Seite aus, die Fußspitze berührt den Boden, dein rechter Arm ist ausgestreckt, die Hand steht unter der Schulter, während die linke Hand nach oben ausgestreckt ist.
- Strecke dich in die Länge, um der Taille auf beiden Seiten Raum zu schaffen. Der Brustkorb bleibt flach, die Wirbelsäule ist gestreckt und dein Zentrum aktiviert. Achte auf eine gerade Haltung (krümme dich nicht und neige dich nicht nach vorn).
- Atme aus und bringe das gestreckte rechte Bein langsam und kontrolliert so weit wie möglich nach oben, ohne den Raum der Taille zu beschneiden.
- Atme ein und bringe das Bein wieder zum Boden.
- Führe die Übung 10 Mal auf jeder Seite aus.

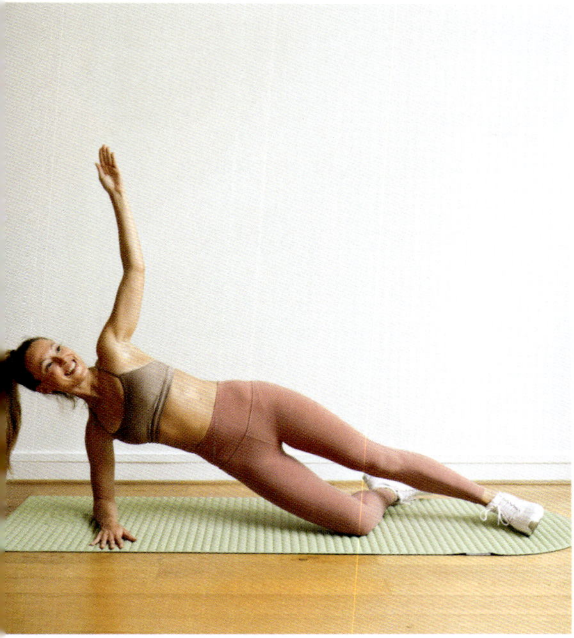

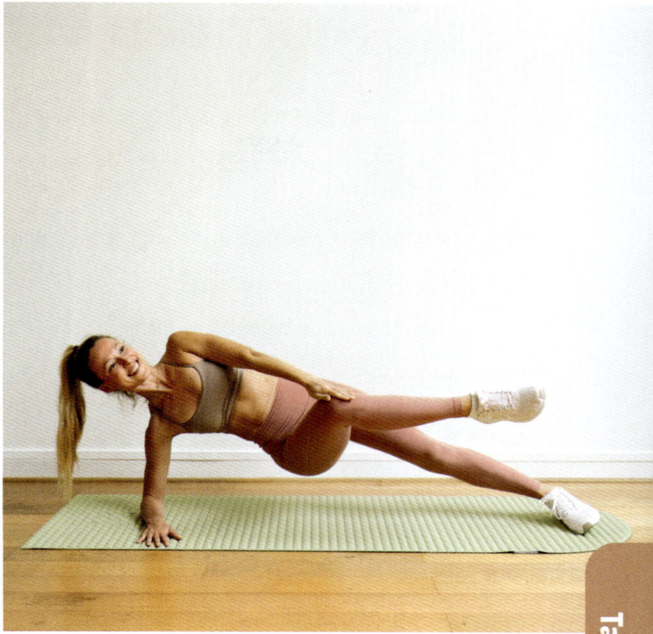

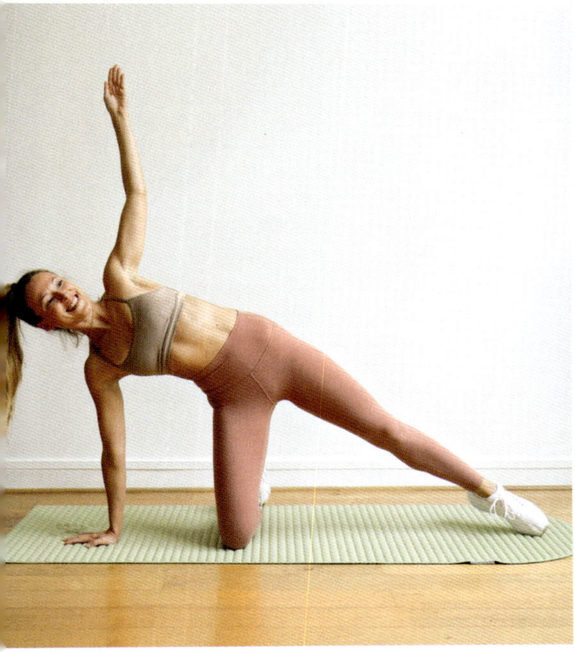

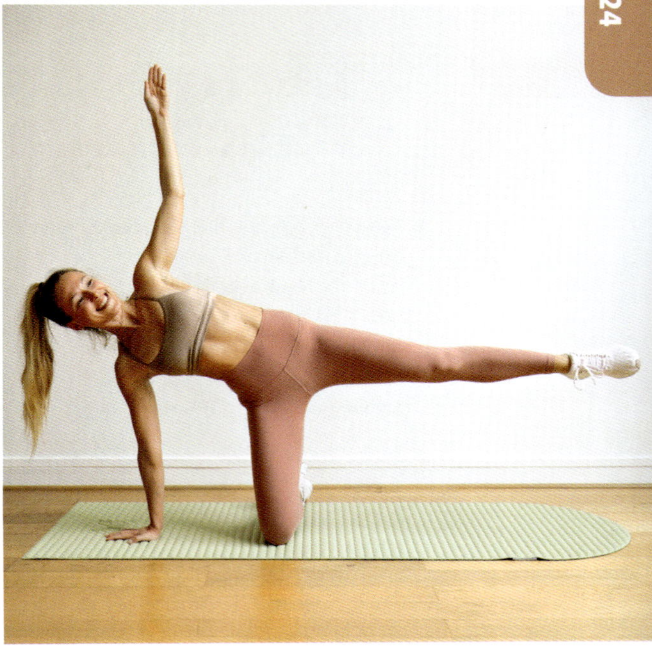

1. Stomach Vacuum

Brücke
10 ×

- Geh in die Brückenposition. Atme ein paar Mal tief durch.
- Lege die Arme seitlich neben deinen Rumpf oder über deinem Kopf auf dem Boden ab.
- Atme ein und dann wieder aus, bis deine Lungen völlig leer sind.
- Aktiviere deinen Beckenboden und starte mit dem Stomach Vacuum.
- Rolle deine Wirbelsäule während des Stomach Vacuums Wirbel für Wirbel vom Nacken bis zum Becken auf den Boden ab.
- Atme ein paar Mal tief durch, bevor du die Übung fortsetzt.
- Führe die Übung 10 Mal aus, um deine Bauch- und Lendenmuskulatur zu stärken.

2. Die hypopressive Bauchübung

in Rückenlage
5 × auf jeder Seite

- Lege dich auf den Rücken, deine Beine sind im 90-Grad-Winkel angehoben, das Becken ist in der Neutralstellung, Sitz- und Kreuzbein sind zum Boden ausgerichtet. Nimm dir Zeit für ein paar tiefe Atemzüge, um erst die Bauchmuskeln und dann den Beckenboden zu aktivieren.
- Senke das linke Bein ausgestreckt ab, es sollte etwa 30 Zentimeter Abstand zum Boden haben, das rechte Bein bleibt angewinkelt.
- Atme tief ein.
- Atme aus und drücke mit übereinandergelegten Händen gegen deinen rechten Oberschenkel, sauge dabei den Unterbauch ein und aktiviere deinen Beckenboden.
- Atme ein. Strecke beide Arme aus und das zweite Bein nach vorn, sauge dabei den Unterbauch noch weiter ein.
- Führe die Übung 10 Mal im Wechsel aus (immer 5 Mal pro Bein), um die schrägen Bauchmuskeln zu stärken.

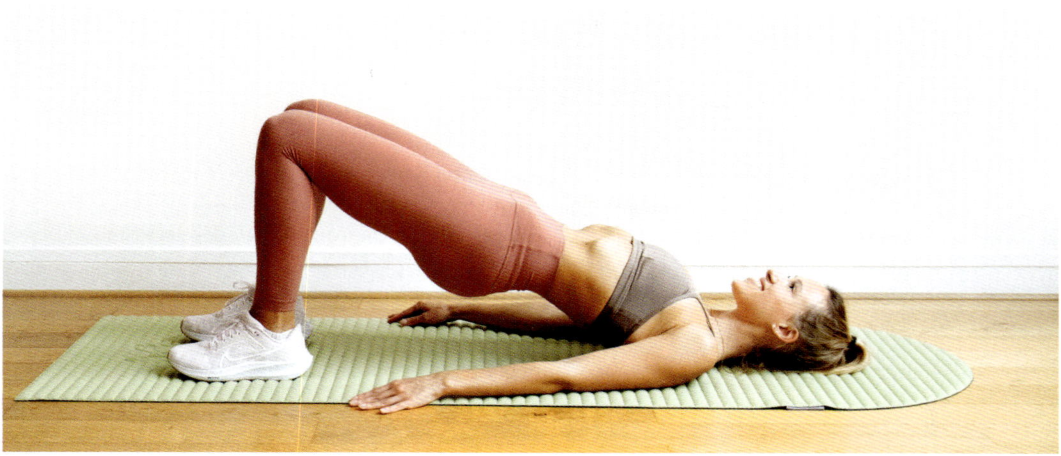

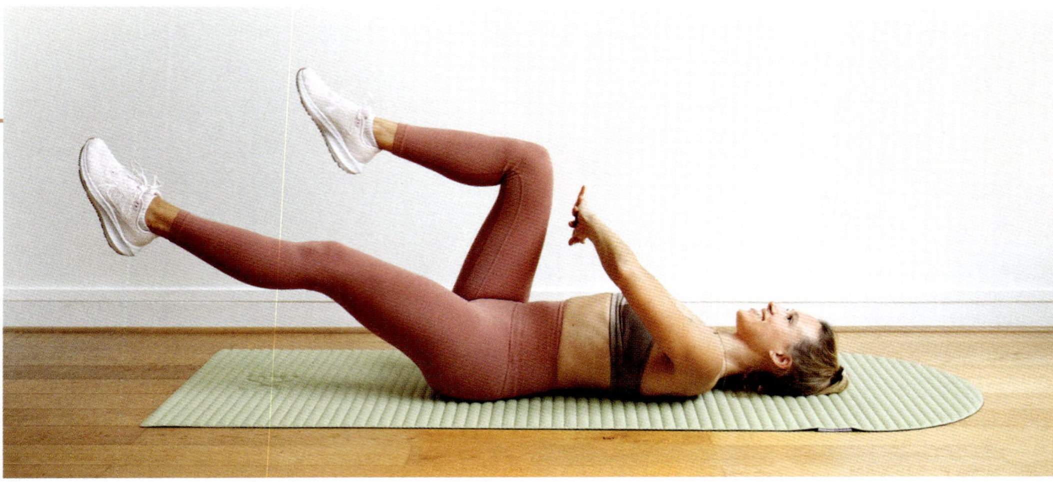

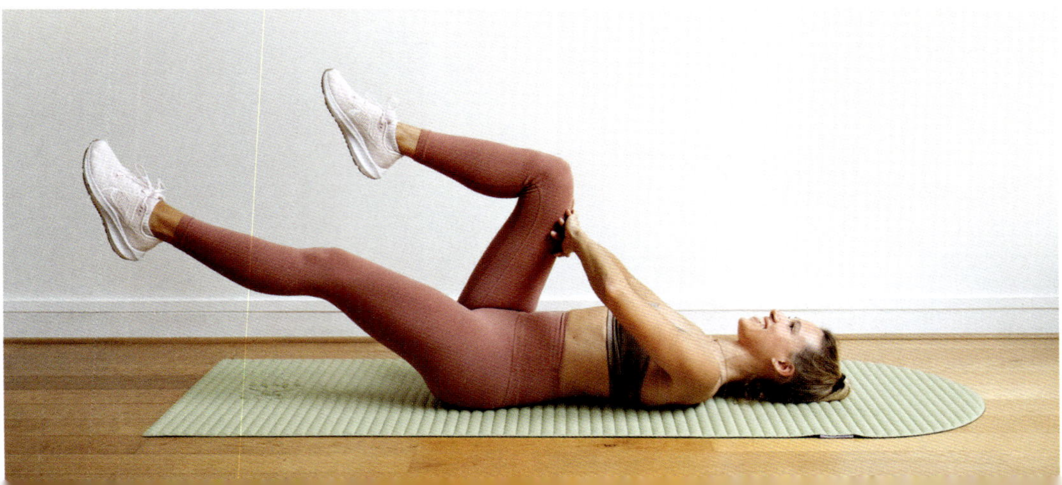

3. Das dynamische Krafttraining

umge-
kehrter Tisch
5 × auf jeder Seite

- Setze dich auf den Boden, die Hände liegen hinter deinen Hüften auf dem Boden (die Finger können nach außen zeigen, wenn es dir so bequemer ist), die Arme sind gestreckt, die Beine angewinkelt, und die Füße stehen flach auf dem Boden. Aktiviere dein Gesäß und hebe dein Becken, sodass Schultern, Becken und Knie eine Linie bilden. In der Position des umgekehrten Tischs stehen deine Handgelenke unter den Schultern und die Füße unter den Knien.
- Ziehe die Schulterblätter zusammen und öffne deinen Brustkorb, ohne ihn anzuheben.
- Atme ein und aktiviere die schrägen Bauchmuskeln, während du den Körper wieder auf den Boden bringst.
- Atme aus, hebe das Becken wieder an, winkle ein Bein zu 90 Grad an und ziehe es zur Brust.
- Dein Rücken bleibt dabei lang und stabil. Die Bauchmuskeln sind während der Bewegung angespannt.
- Führe die Übung 10 Mal im Wechsel aus (immer 5 Mal pro Bein), um die Bauch- und die Oberschenkelmuskulatur zu stärken.

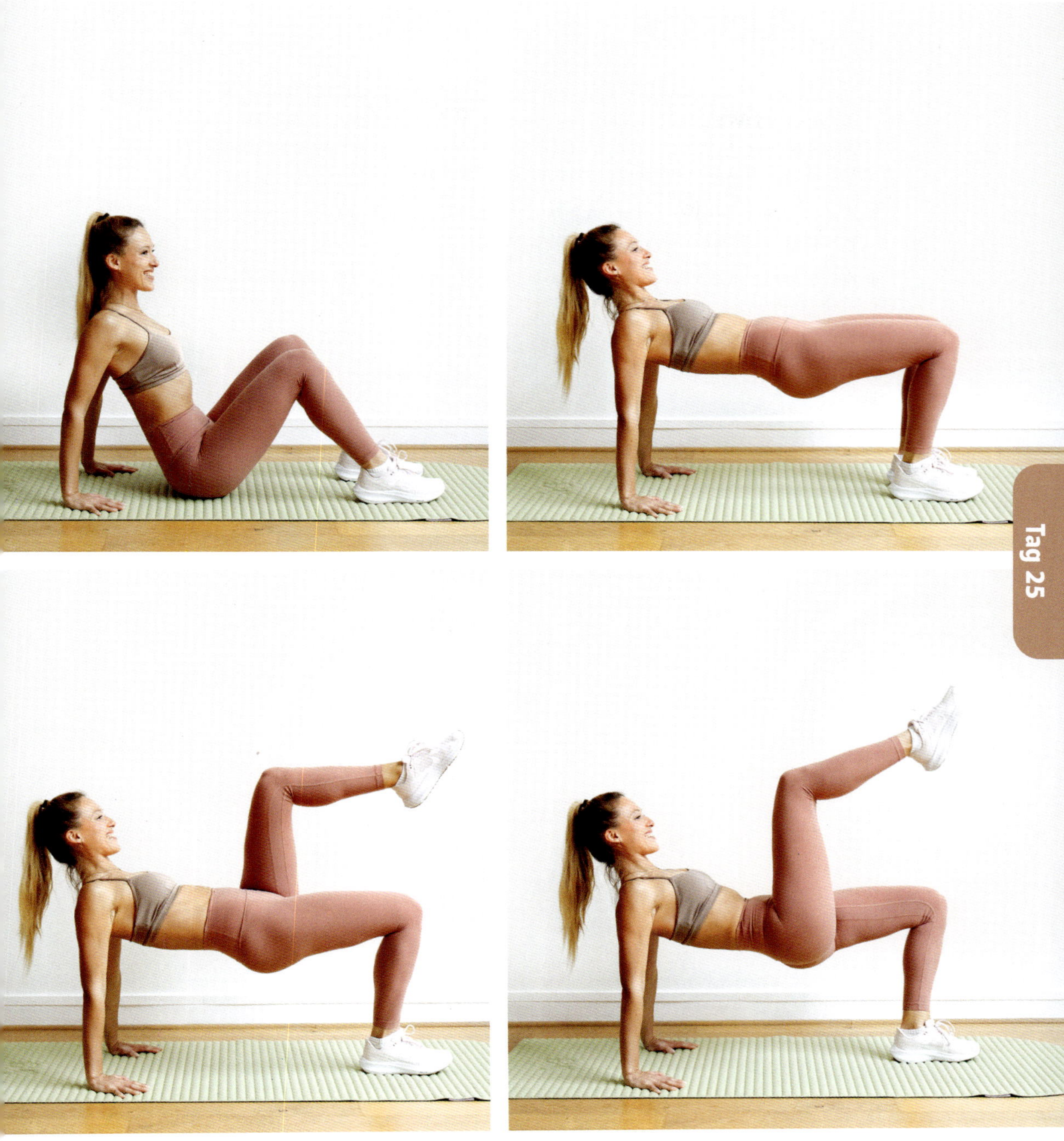

4. Pilates

im Vierfüßlerstand
10 × auf jeder Seite

- Gehe in den Vierfüßlerstand. Atme ein und stütze dich auf deinen Händen ab, um das Becken anzuheben und die Haltung des herabschauenden Hundes einzunehmen. In dieser Position ist das Sitzbein nach oben ausgerichtet. Hände, Ellbogen, Schultern und Becken müssen eine Linie bilden.
- Atme aus und bringe ein Bein angewinkelt zur Brust, indem du den Unterbauch einsaugst und den Beckenboden aktivierst.
- Kehre wieder in die Ausgangsposition zurück. Wiederhole die Bewegung mit dem anderen Bein.
- Führe die Übung 20 Mal aus (je 10 Mal auf jeder Seite).

ANOUKS QUICK-TIPP

Drücke durchgehend mit den Händen in den Boden, um das Zentrum intensiver zu aktivieren.

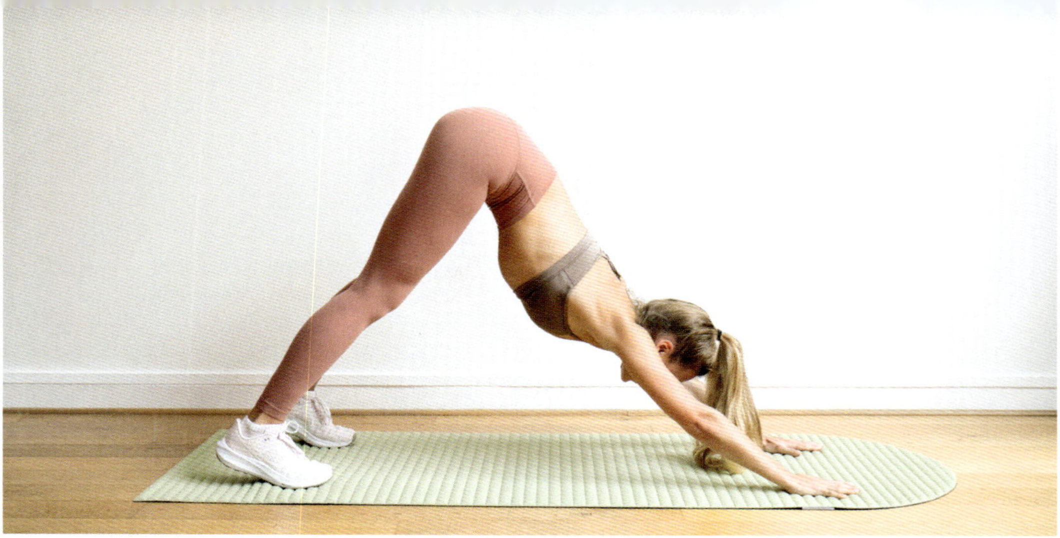

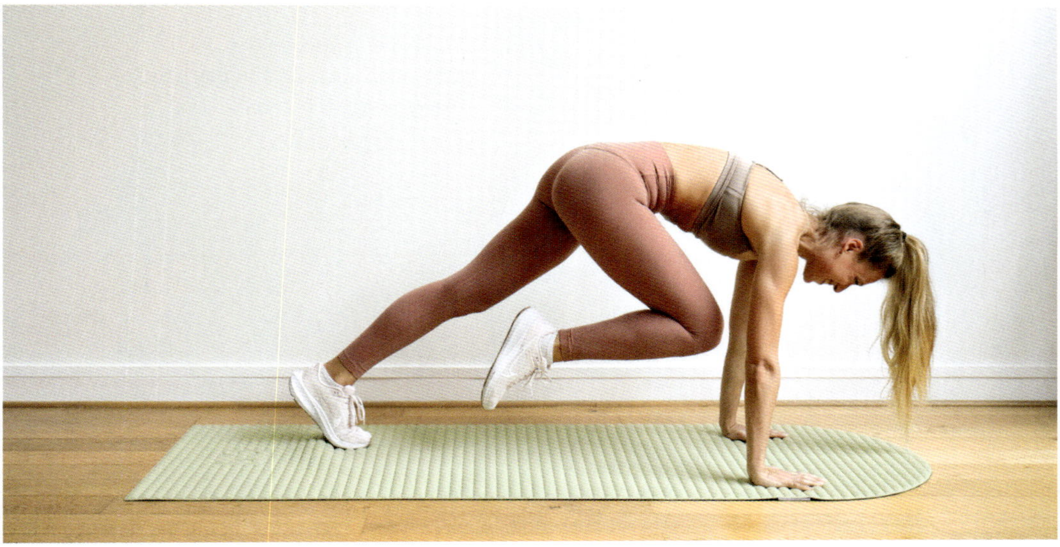

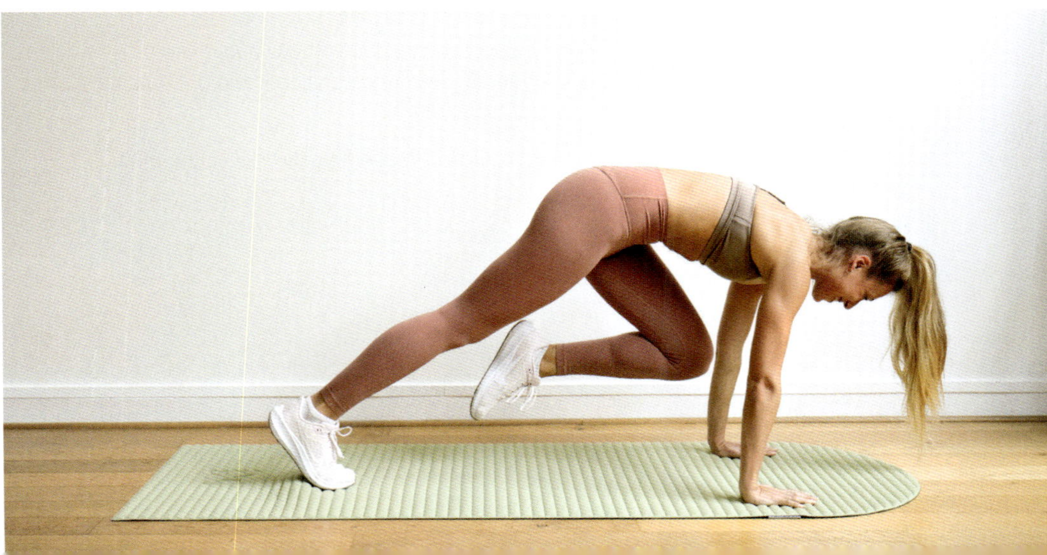

Tag 26

1. Stomach Vacuum

im Stehen

3 × pro Position

- Stelle dich hin und neige den Oberkörper leicht nach vorn, geh leicht in die Knie, bleib locker dabei, auch die Schultern sind entspannt, die leicht einwärts gedrehten Hände liegen auf deinen Oberschenkeln.
- Atme tief ein, richte dich auf und strecke deine Wirbelsäule.
- Atme wieder aus, bis die Lungen völlig leer sind.
- Am Ende der Ausatmung aktivierst du deinen Beckenboden und startest mit dem Stomach Vacuum. Sauge den Bauchnabel möglichst nach innen und nach oben ein und stütze dich dabei mit den Händen auf den Oberschenkeln ab, um das Zentrum intensiver zu aktivieren.
- Halte die Spannung für ungefähr 10 Sekunden, dann löse sie.
- Wiederhole die Bewegung 2 Mal.
- Führe nun das Stomach Vacuum noch mal aus, während deine Arme zum Himmel hochgestreckt sind.
- Ruhe dich zwischen den Wiederholungen kurz aus und mach die Bewegung noch 2 Mal.

2. Die hypopressive Bauchübung

Brücke

5 × auf jeder Seite

- Lege dich auf den Rücken und geh in die Brückenposition. Die Füße stehen unter den Knien, Beckenboden und Unterbauch sind aktiviert. Hole ein paar Mal tief Atem, um dich im Boden zu verankern.
- Atme ein. Atme aus und hebe ein Bein im 90-Grad-Winkel an. Rolle nun deinen Rücken Wirbel für Wirbel kontrolliert auf den Boden ab, sauge dabei den Unterbauch immer mehr ein.
- Atme ein und kehre in die Brückenposition zurück. Wiederhole die Bewegung mit dem anderen Bein.
- Führe die Übung 10 Mal aus (also 5 Mal pro Seite).

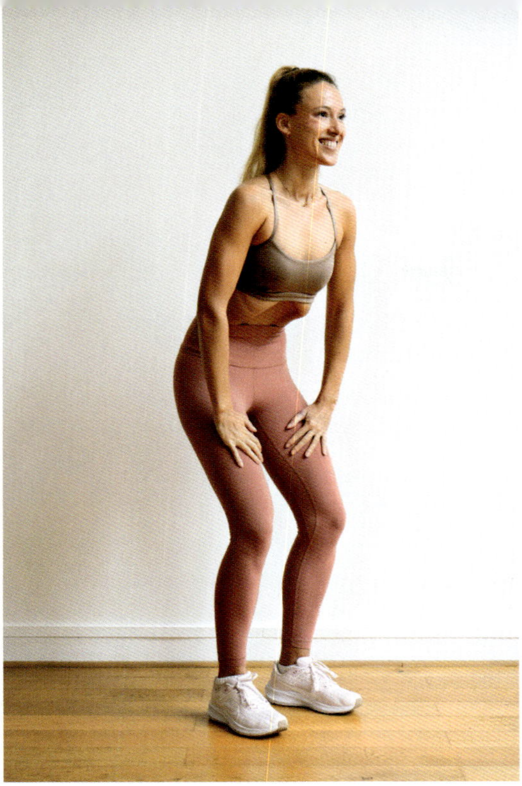
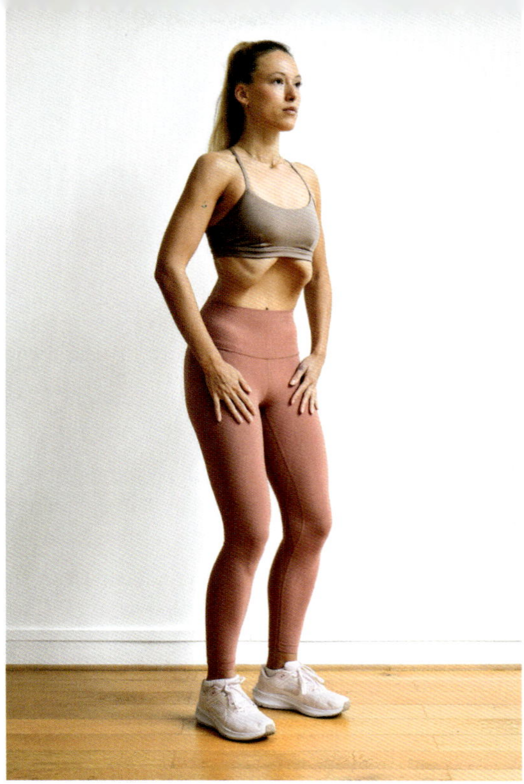

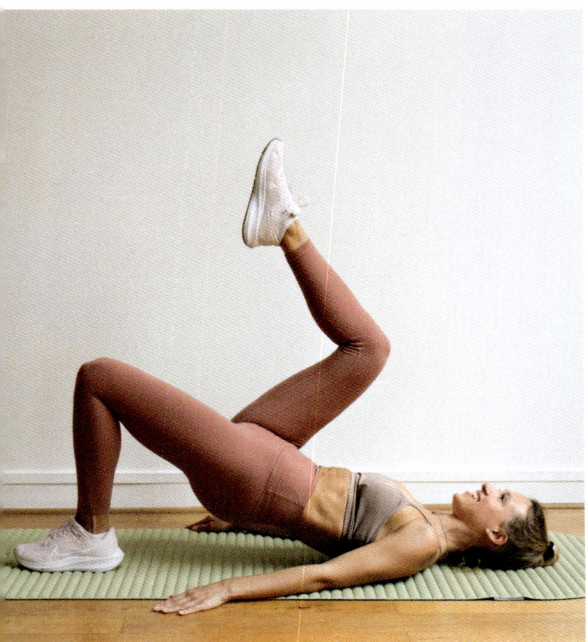
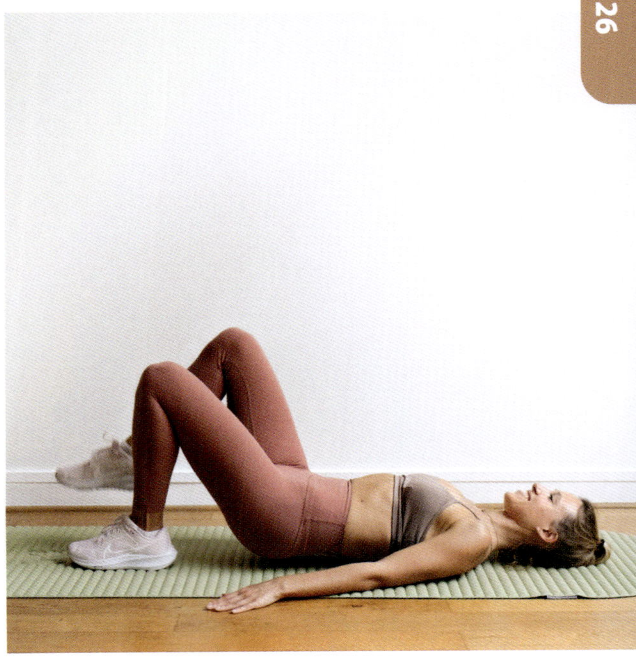

3. Das dynamische Krafttraining

Plank auf den Ellbogen

10 ×

Tag 26

- Geh in die Plank-Position (»Unterarmstütz«) auf den Ellbogen und strecke dabei die Wirbelsäule. Nimm ein paar tiefe Atemzüge, um dein Zentrum zu aktivieren.
- Drehe dich mit einer dynamischen Bewegung auf die rechte Seite, um dich zu öffnen, während du den rechten Arm zur Decke hochstreckst. Dein Blick folgt dem Arm.
- Wechsle danach auf die andere Seite und strecke dabei entsprechend den anderen Arm hoch. Atme jedes Mal aus, wenn du wieder in die Ausgangsposition, in die Mitte, kommst.
- Drücke durchgehend mit den Händen in den Boden, um insbesondere deine schrägen Bauchmuskeln zu trainieren.
- Auch wenn die Übung dazu verleitet, immer schneller zu werden, solltest du die Bewegungen trotzdem langsam und kontrolliert ausführen, damit dein Körper nicht nach und nach einsinkt.
- Führe die Übung 10 Mal aus, um deine schrägen Bauchmuskeln zu stärken und deine Taille zu definieren.

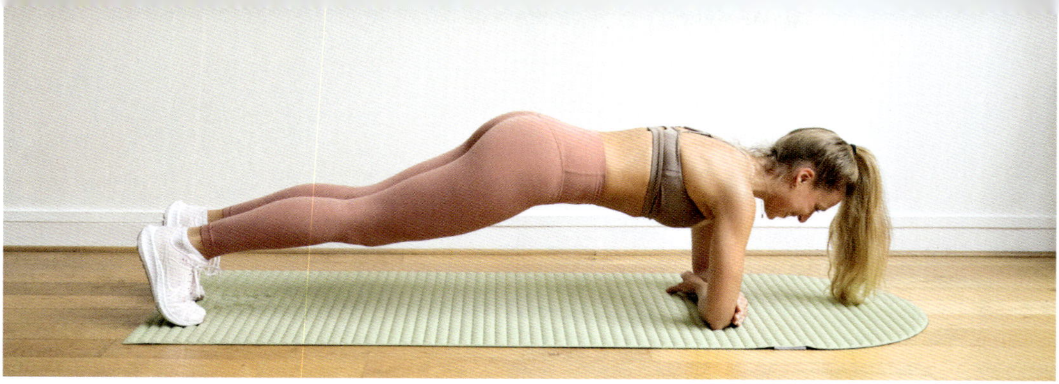

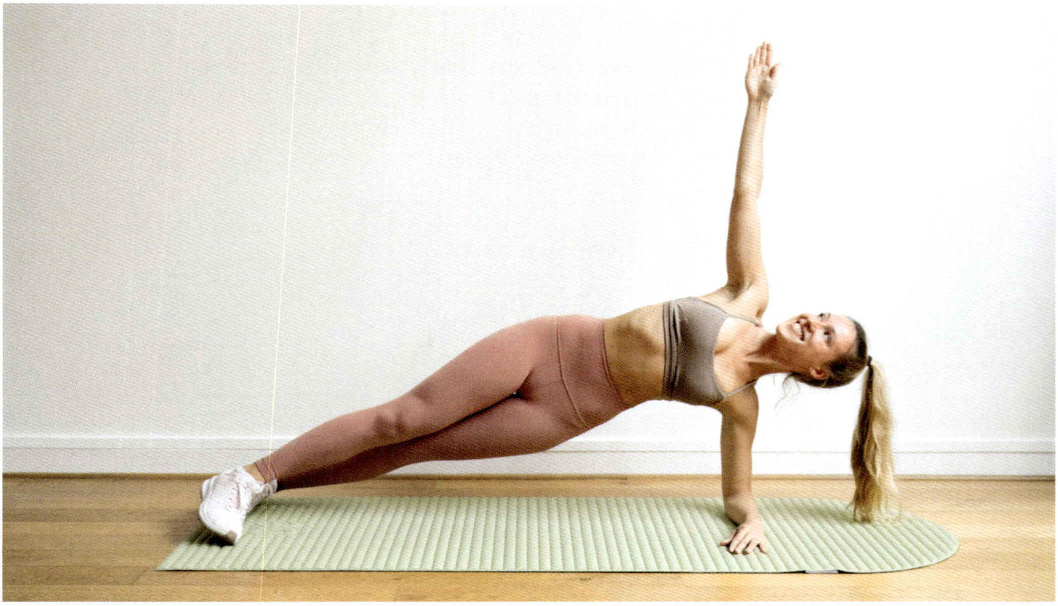

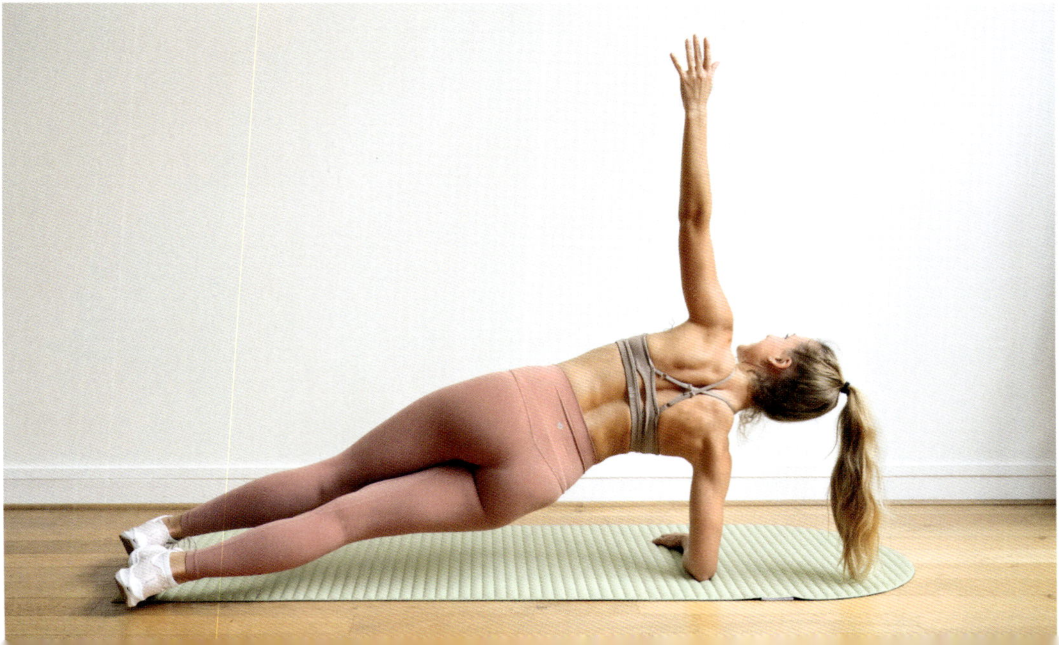

4. Pilates

auf den Knien

10 × auf jeder Seite

- Knie dich hin, strecke das linke Bein zur Seite aus und beide Arme nach oben. Die Fußspitze berührt den Boden, die Handflächen zeigen nach innen.
- Strecke dich nach oben, der Brustkorb bleibt flach, der Rücken ist lang. Der Körper sollte eine Linie bilden!
- Atme ein.
- Atme aus und neige deinen Oberkörper über dem rechten Knie nach rechts, um dich zu dehnen und die Taille zu rotieren, als wolltest du sie auswringen. Die Hüfte zeigt weiterhin nach vorn. Aktiviere dein Zentrum und den Beckenboden, um der Taille mehr Raum zu geben.
- Kehre mit jeder Einatmung wieder in die Ausgangsposition zurück.
- Führe die Übung je 10 Mal auf jeder Seite aus.

Du bekommst eine wahrhaft königliche Körperhaltung!

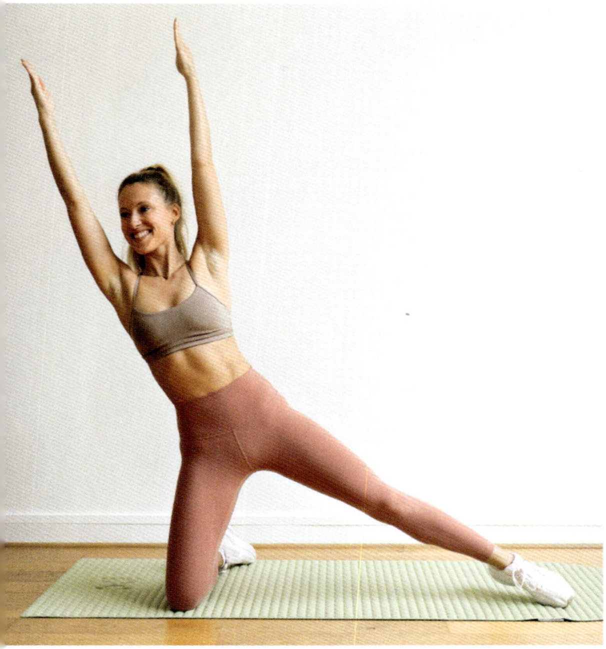

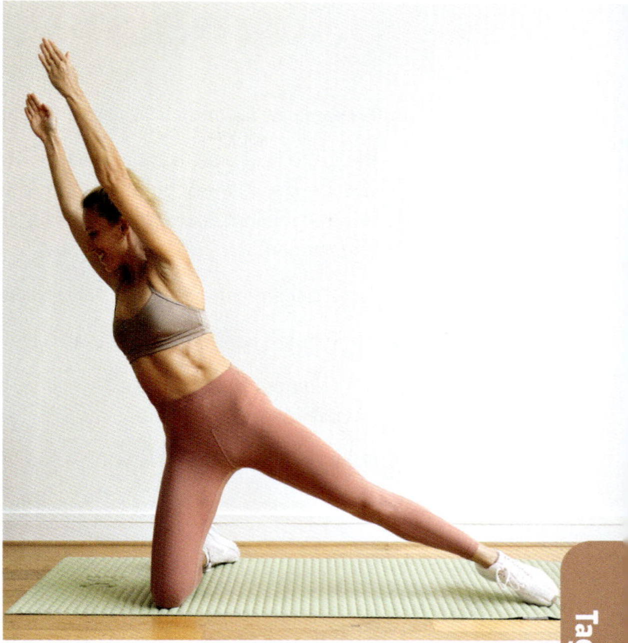

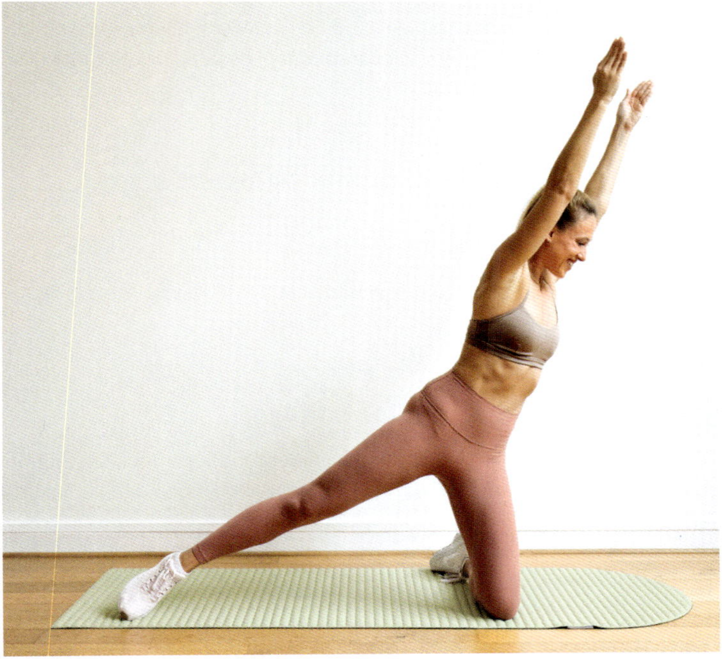

1. Stomach Vacuum

in Rückenlage
3 ×

im Vierfüßlerstand
3 ×

im Stehen
3 ×

In Rückenlage: Führe das Stomach Vacuum 3 Mal aus.

- Die Arme liegen seitlich neben dem Körper, Handflächen nach oben, die Beine sind gestreckt, die Schultern locker, der Nacken ist lang, die Wirbelsäule in Neutralstellung. Beginne mit ein paar tiefen Atemzügen, um dich zu entspannen.
- Atme tief ein. Strecke deine Wirbelsäule.
- Atme durch den Mund wieder aus, bis deine Lungen restlos leer sind.
- Am Ende der Ausatmung aktivierst du deinen Beckenboden und startest mit dem Stomach Vacuum.
- Halte die Spannung für etwa 10 Sekunden und löse sie dann wieder.
- Atme ein paar Mal tief durch, bevor du die Übung fortsetzt.

Tag 27

Im Vierfüßlerstand: Führe das Stomach Vacuum 3 Mal aus.

- Der Nacken ist lang, die Hände liegen unter den Schultern, die Knie stehen unter den Hüften. Atme tief ein, die Rippen gehen auseinander.
- Atme aus, bis deine Lungen völlig leer sind und aktiviere deinen Beckenboden. Starte mit dem Stomach Vacuum. Du kannst dabei deinen Rücken runden, um das Stomach Vacuum zu intensivieren.
- Halte die Spannung und Atmung.
- Atme ein paar Mal tief durch, bevor du die Übung fortsetzt.

Im Stehen: Führe das Stomach Vacuum 3 Mal aus.

- Die Beine sind leicht gespreizt, die Knie und Schultern locker. Lege die Handrücken auf deine Stirn.
- Atme tief ein und strecke deine Wirbelsäule.
- Atme wieder aus, bis die Lungen völlig leer sind.
- Am Ende der Ausatmung aktivierst du deinen Beckenboden und startest mit dem Stomach Vacuum. Sauge deinen Bauch möglichst nach innen und nach oben ein.
- Halte die Spannung für etwa 10 Sekunden und löse sie dann wieder.
- Atme ein paar Mal tief durch, bevor du die Übung wiederholst.

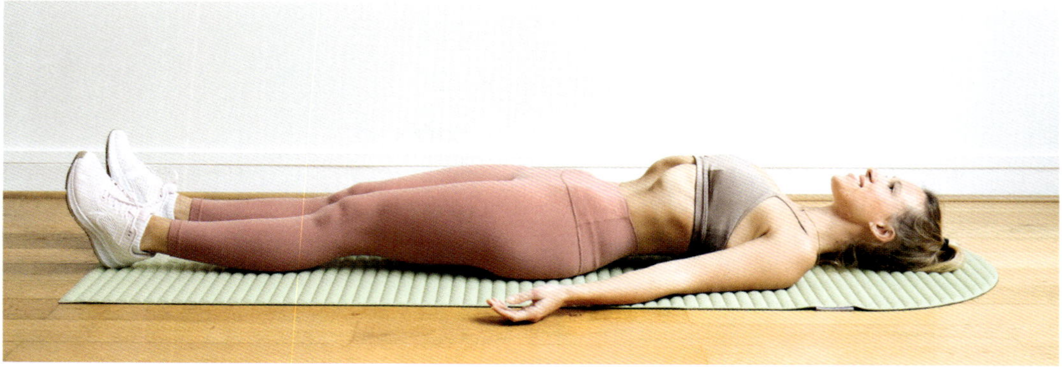

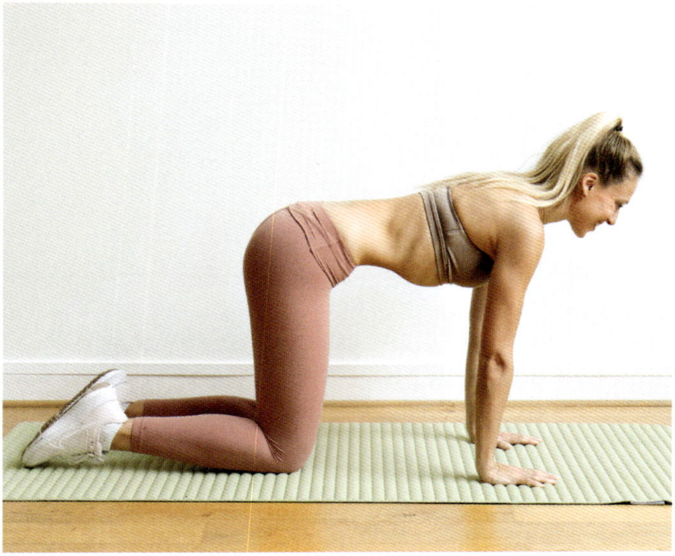

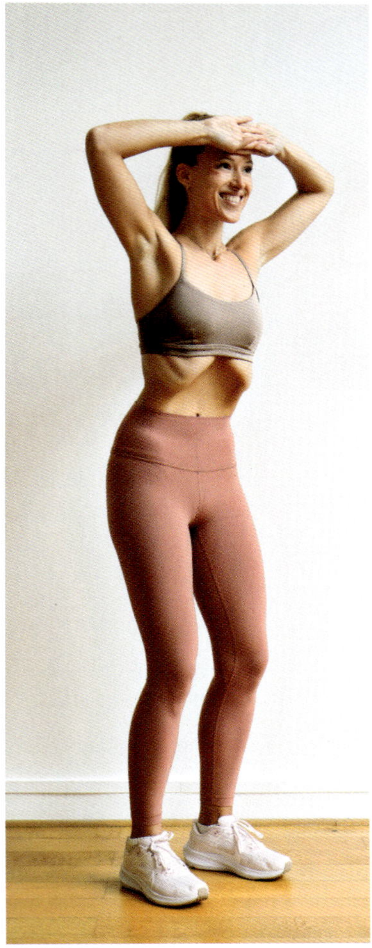

2. Die hypopressive Bauchübung

in Rückenlage

10 ×

- Lege dich auf den Rücken, deine Beine sind schulterbreit geöffnet und im 90-Grad-Winkel angehoben. Atme ein und bringe beide Füße nebeneinander so auf den Boden, dass sie sich berühren.
- Sauge dabei den Unterbauch ein und aktiviere den Beckenboden und die Bauchmuskeln, die in Richtung Boden ziehen. Atme aus und kehre in die Ausgangsposition zurück, scoope dabei den Unterbauch noch stärker.
- Führe die Übung 10 Mal aus.

3. Das dynamische Krafttraining

im Vierfüßlerstand

10 ×

- Gehe in den Vierfüßlerstand und stütz dich dabei auf den Zehen ab. Atme ein. Atme wieder aus und hebe die Knie an, bis sie ein paar Zentimeter über dem Boden sind.
- Drücke mit den Händen in den Boden, um dein Zentrum intensiver zu aktivieren.
- Bewege dich dynamisch, aber kontrolliert vor und zurück. Dein Rücken bleibt durchgehend stabil.
- Führe die Übung 10 Mal aus, um die Bauchmuskeln und Oberschenkel zu stärken.

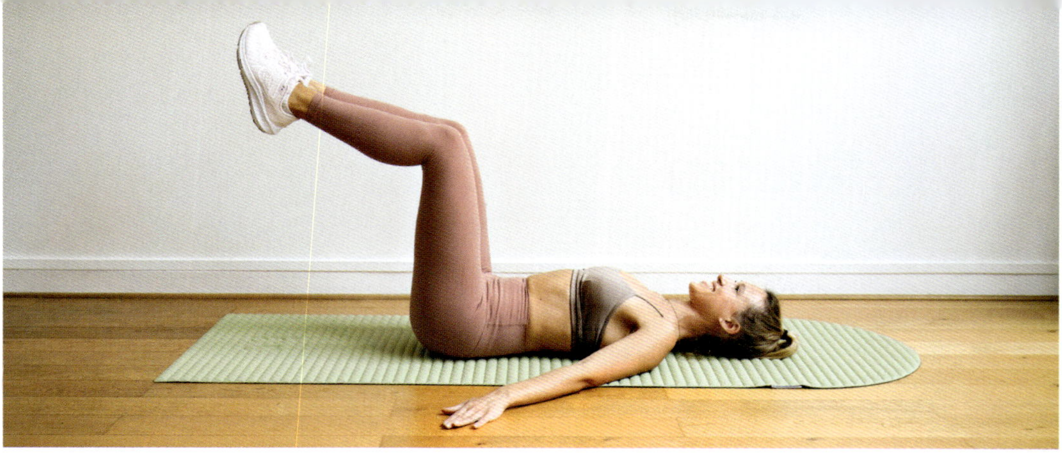

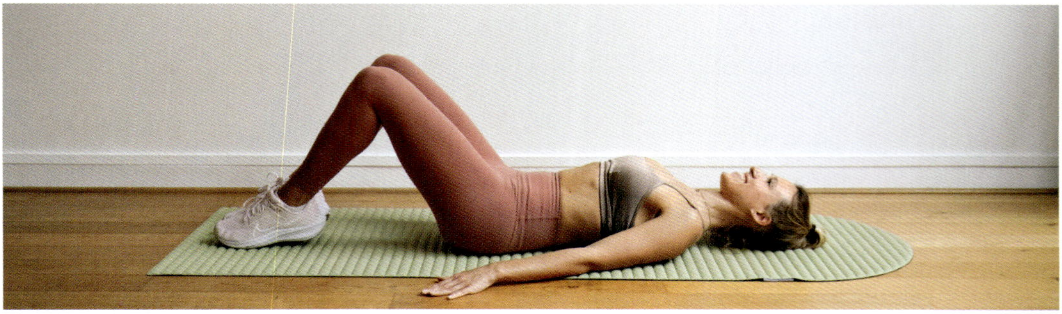

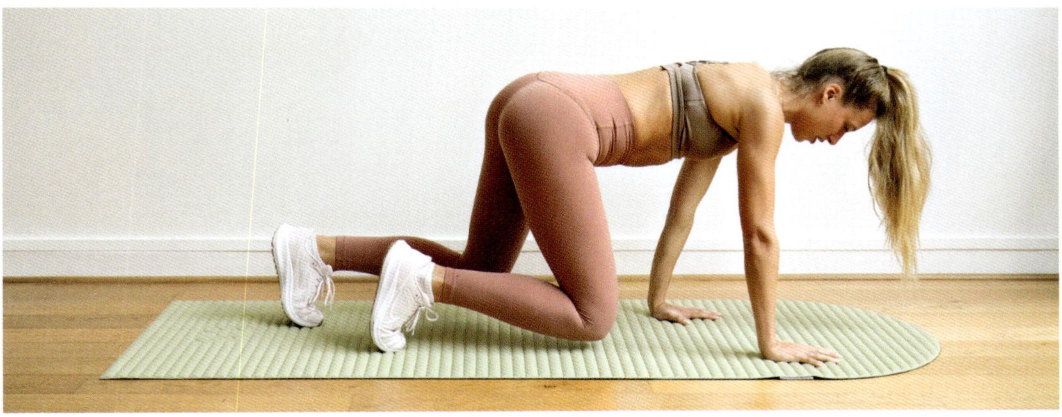

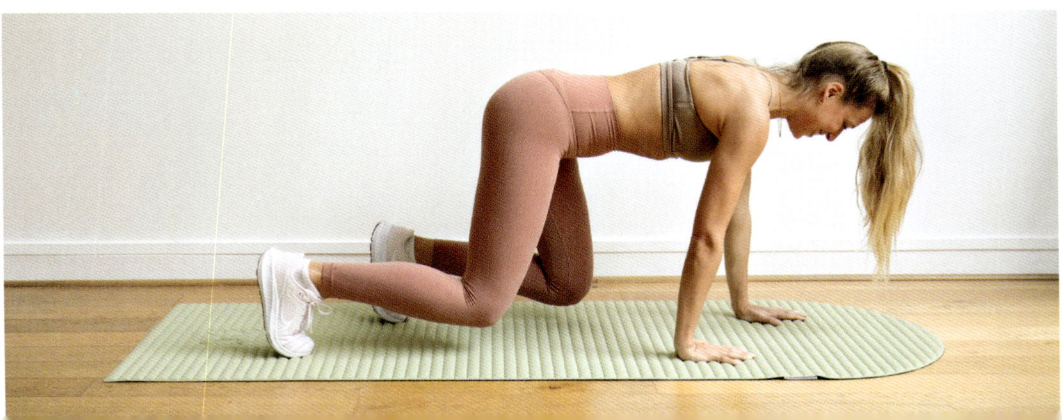

4. Pilates

im Stehen

10 × auf jeder Seite

- Stelle dich hin und strecke das rechte Bein zur Seite, während du dein Gewicht auf das leicht angewinkelte linke Bein verlagerst. Streck die Arme nach oben. Atme ein und drehe Oberkörper und Taille nach links, wobei du die Arme in der entgegengesetzten Richtung zum ausgestreckten Bein dehnst und dadurch eine Linie bildest. Die Taille ist in einer starken Rotation.
- Atme aus und drehe den Oberkörper nach rechts, während du den Ellbogen zum Knie bringst. Kehre wieder in die Ausgangsposition zurück. Dabei den *Scoop* nicht vergessen.
- Führe die Übung 20 Mal aus (je 10 Mal auf jeder Seite).

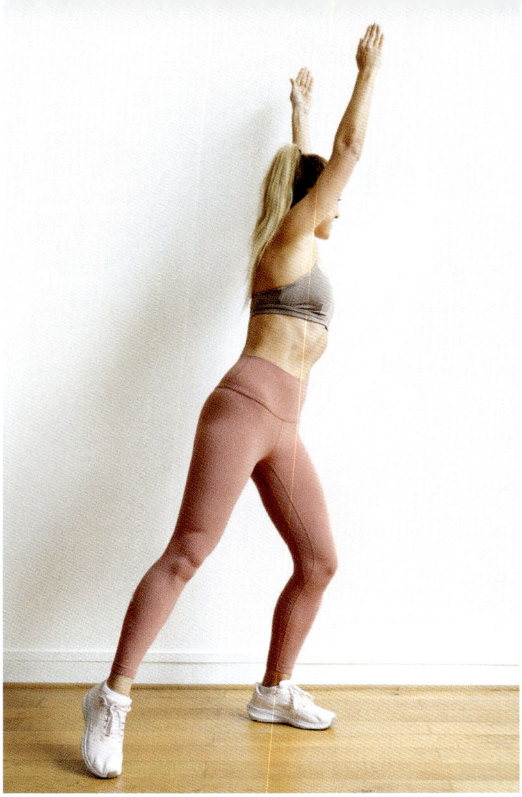
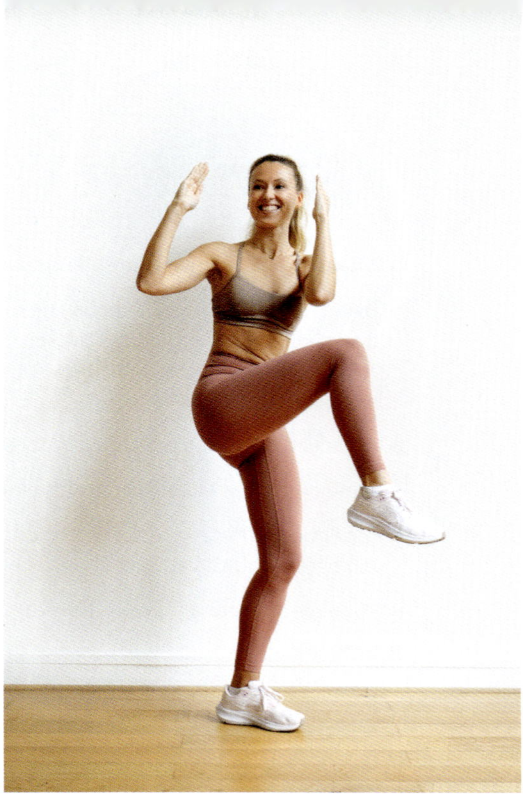
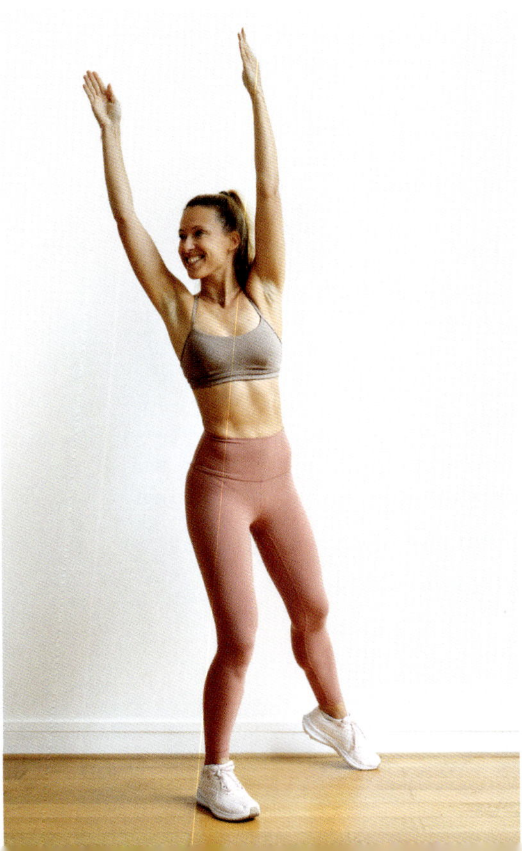
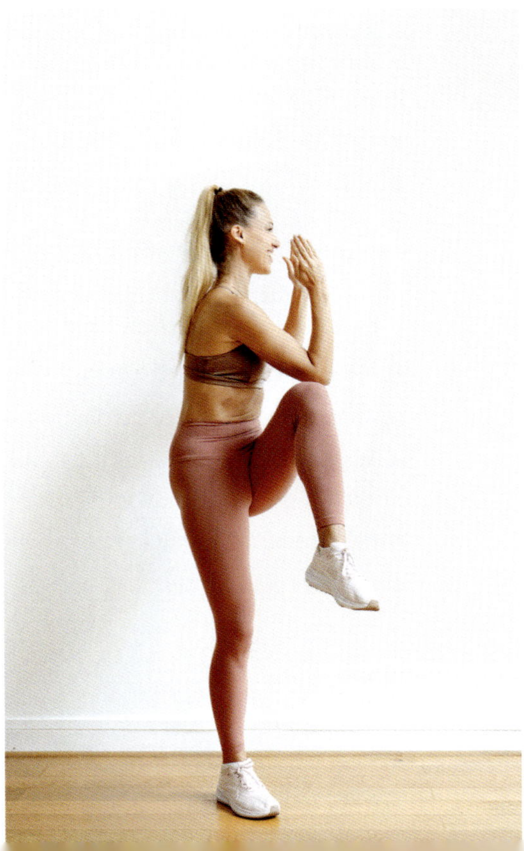

1. Stomach Vacuum

in Rückenlage
3 ×

im Vierfüßlerstand
3 ×

im Stehen
3 ×

In Rückenlage: Führe das Stomach Vacuum 3 Mal aus.

- Deine Arme liegen seitlich neben dem Körper, die Beine sind gestreckt, die Schultern sind locker, der Nacken ist gestreckt und die Wirbelsäule in Neutralstellung. Beginne mit ein paar tiefen Atemzügen, um dich zu entspannen.
- Atme tief ein und strecke deine Wirbelsäule.
- Atme durch den Mund wieder aus, bis deine Lungen völlig leer sind.
- Am Ende der Ausatmung aktivierst du deinen Beckenboden und startest mit dem Stomach Vacuum.
- Halte die Spannung für etwa 10 Sekunden und löse sie dann wieder.
- Atme ein paar Mal tief durch, bevor du die Übung fortsetzt.

Tag 28

Im Vierfüßlerstand: Führe das Stomach Vacuum 3 Mal aus.

- Dein Nacken ist lang, die Hände liegen unter den Schultern, die Knie stehen unter den Hüften. Atme tief ein, deine Rippen gehen auseinander.
- Atme aus, bis die Lungen leer sind und aktiviere deinen Beckenboden. Starte mit dem Stomach Vacuum. Du kannst deinen Rücken runden, um das Stomach Vacuum zu intensivieren.
- Halte die Spannung und Atmung.
- Atme ein paar Mal tief durch, bevor du die Übung fortsetzt.

Im Stehen: Führe das Stomach Vacuum 3 Mal aus.

- Die Füße stehen leicht hüftbreit auseinander, Knie und Schultern sind locker. Heb die Arme und lege die Handrücken auf deine Stirn.
- Atme tief ein und strecke deine Wirbelsäule.
- Atme wieder aus, bis deine Lungen leer sind.
- Am Ende der Ausatmung aktivierst du deinen Beckenboden und startest mit dem Stomach Vacuum. Sauge deinen Bauch möglichst nach innen und nach oben ein.
- Halte die Spannung für etwa 10 Sekunden und löse sie dann wieder.
- Atme ein paar Mal tief durch, bevor du die Übung wiederholst.

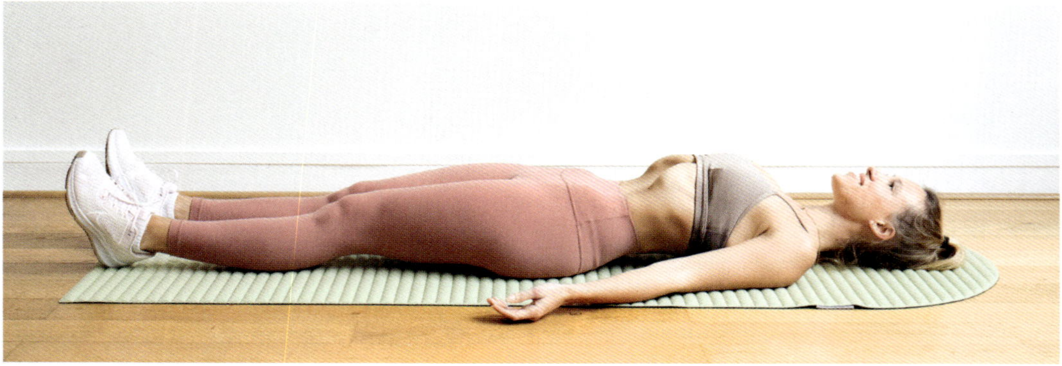

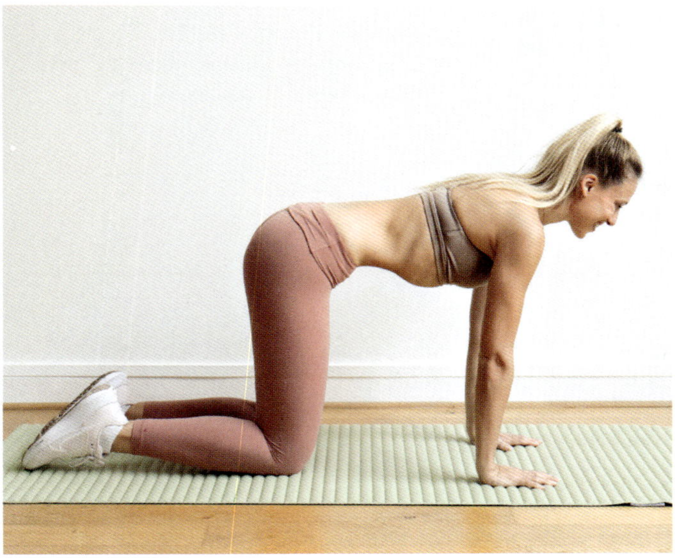

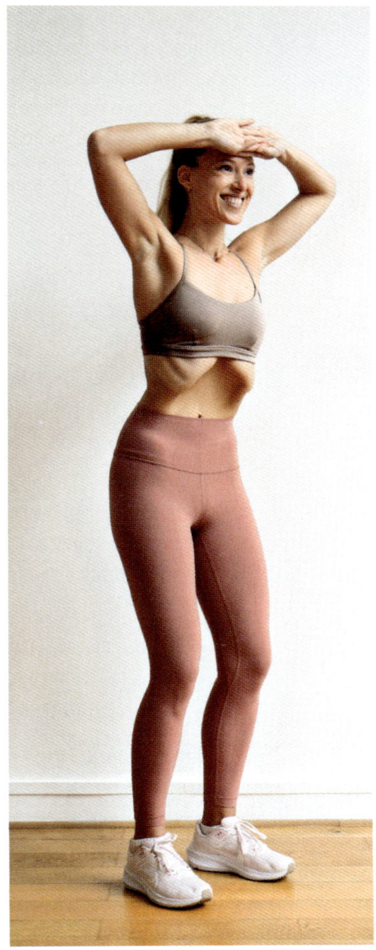

2. Die hypopressive Bauchübung

in Rückenlage

10 ×

- Lege dich in Neutralstellung auf den Rücken, deine Beine sind auf Schulterbreite im 90-Grad-Winkel angehoben, die Füße berühren sich. Die Bauchmuskeln und dein Beckenboden sind in Neutralstellung aktiviert.
- Atme ein und strecke deine Beine im 45-Grad-Winkel zum Boden nach vorn aus, bring dabei die Adduktoren (Muskeln auf der Oberschenkelinnenseite) zusammen und scoope den Unterbauch vom Beckenboden ausgehend immer weiter.
- Atme aus und führe die Beine wieder in den 90-Grad-Winkel zurück.
- Je stärker du die Beine streckst, desto intensiver werden die Aktivierung und der *Scoop*, wenn du in die Ausgangsposition zurückkehrst.
- **Vorsicht:** Solltest du bemerken, dass sich dein Rücken hebt, dann strecke die Beine nicht mehr vollständig aus.
- Führe die Übung 10 Mal aus, um die Bauchmuskeln und die Innenseite der Oberschenkel zu trainieren.

Tag 28

---

3. Das dynamische Krafttraining

Plank

10 ×

- Geh in die Plank-Position, dein Nacken ist lang, die Hände liegen unter den Schultern, die Schultern sind weg von den Ohren. Drücke die Hände in den Boden und sauge deinen Unterbauch ein.
- Atme ein und strecke ein Bein so weit wie möglich zur Seite aus, die Fußspitze berührt den Boden. Das Becken ist weiterhin zum Boden ausgerichtet und hebt sich während der Übung nicht (stell dir vor, wie du ein Glas Wasser auf deinem Rücken balancierst, das nicht herunterfallen darf).
- Atme aus und bringe das Bein wieder in die Ausgangsposition, während du dein Zentrum intensiver aktivierst.
- Wiederhole die Übung abwechselnd mit jedem Bein.
- Führe die Übung 10 Mal aus.

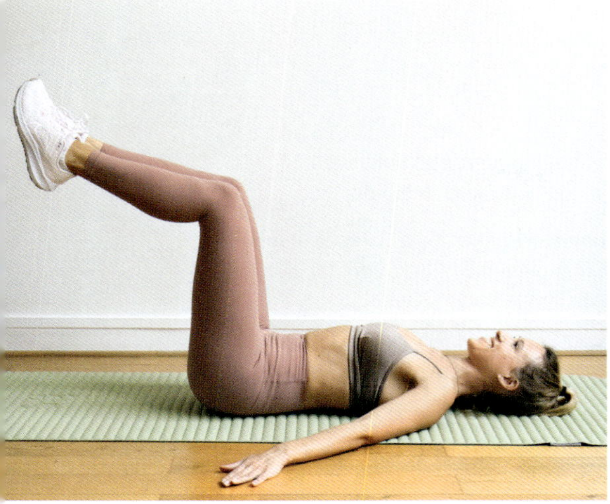

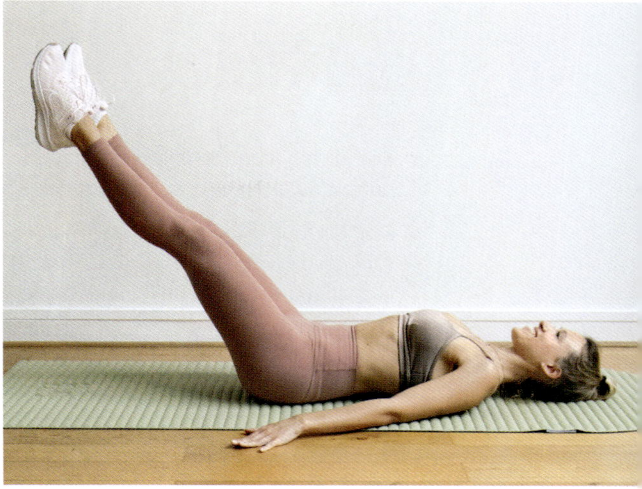

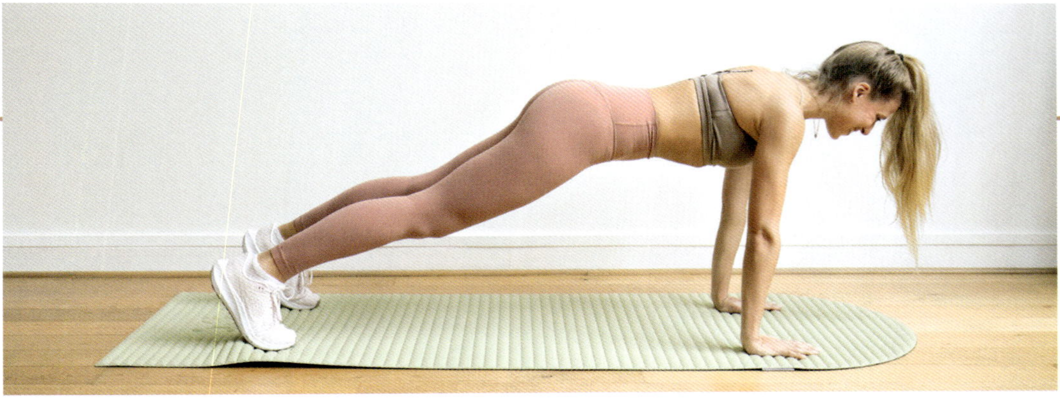

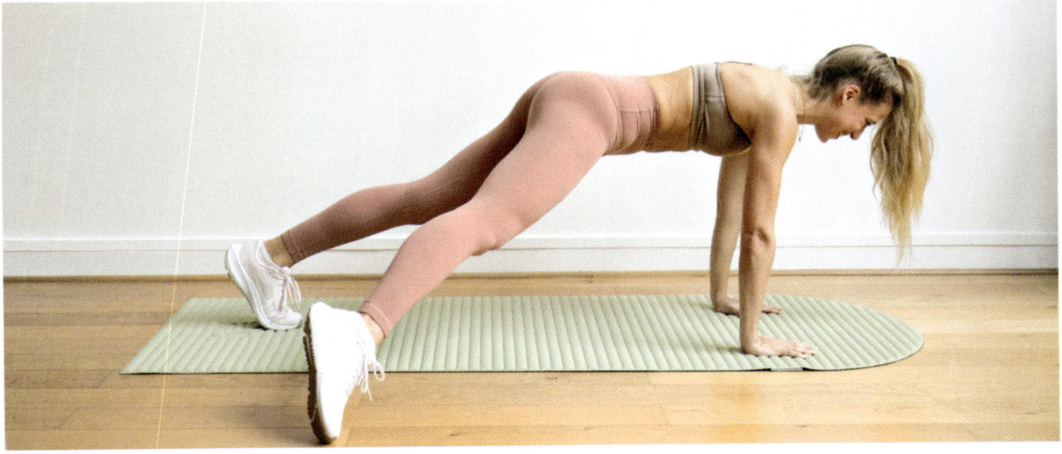

4. Pilates

auf den Knien

10 × auf jeder Seite

- Knie dich hin und setze deine rechte Hand auf den Boden. Das linke Bein bringst du ausgestreckt auch auf den Boden, um eine Linie zu bilden.
- Zieh die Rippen zusammen und mach den unteren Rücken lang. Strecke den linken Arm nach oben. Hebe das linke Bein zunächst angewinkelt hoch, von der Hüfte ausgehend, ohne die Taille zu verkürzen.
- Strecke das linke Bein nun nach vorne aus, bringe es zurück in die Mitte und dann strecke es wieder leicht nach hinten aus, als würdest du Rad fahren. Hole während der Übung weiterhin gleichmäßig und tief Atem. Das aktivierte Zentrum sorgt für eine stabile Haltung.

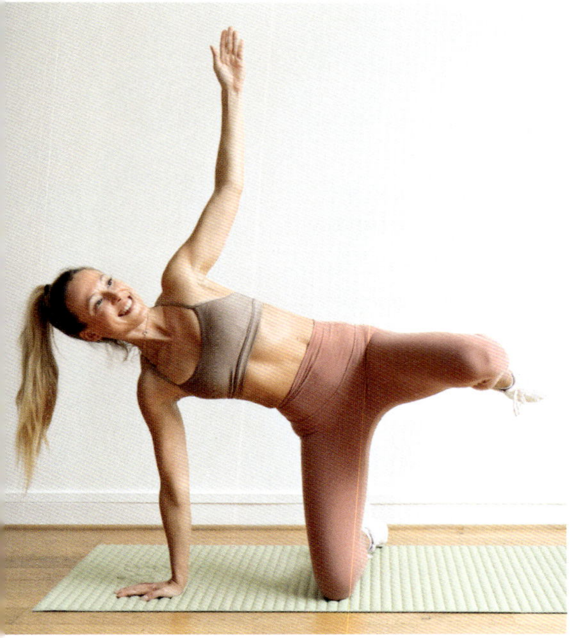

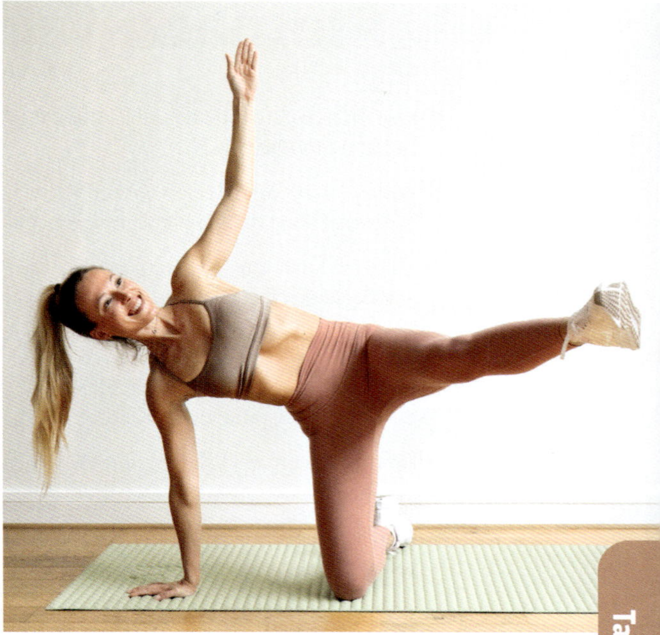

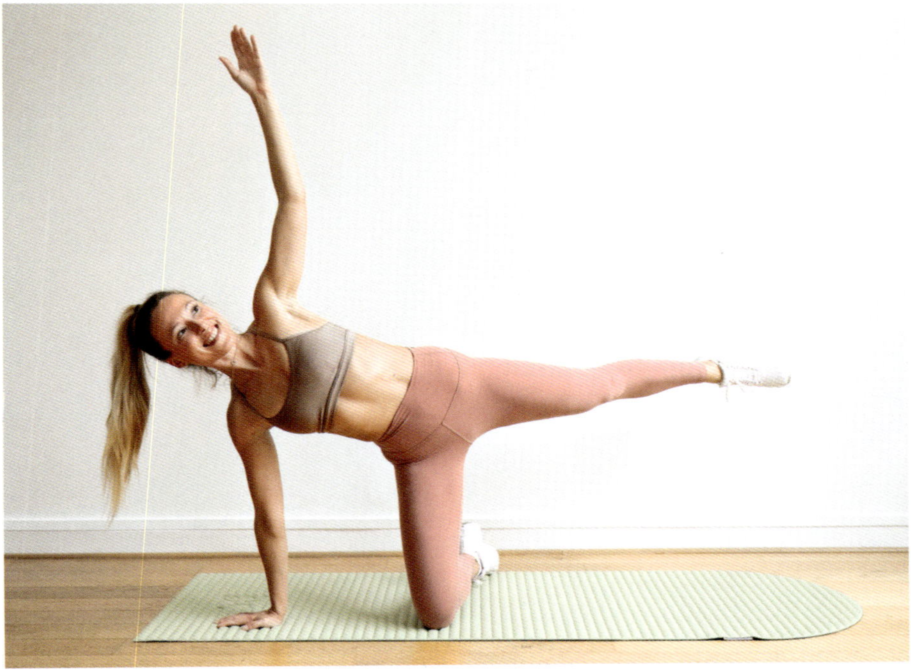

1. Stomach Vacuum

- Knie dich hin, stütz deine Hände auf den Oberschenkeln ab, der Nacken ist lang. Atme tief ein.
- Atme aus, aktiviere deinen Beckenboden und starte mit dem Stomach Vacuum. Sauge deinen Bauch möglichst nach innen und nach oben ein.
- Halte die Spannung für ein paar Sekunden. Drücke deine Hände stärker auf die Oberschenkel, um das Stomach Vacuum zu intensivieren.
- Atme ein paar Mal tief durch, bevor du die Übung fortsetzt.
- Führe die Übung 5 Mal aus. Versuche, sie mit jedem Mal etwas länger durchzuhalten, ohne deine Grenzen zu überschreiten.
- Führe das Stomach Vacuum nun 5 Mal mit kontrollierten kleinen Beckenbewegungen aus.
- Zum Schluss führe das Stomach Vacuum 5 Mal aus, während du dich in die Länge streckst, die Arme hebst und die Handrücken an die Stirn legst.

auf den Knien
5 ×

mit kontrollierten Bewegungen
5 ×

mit Streckung
5 ×

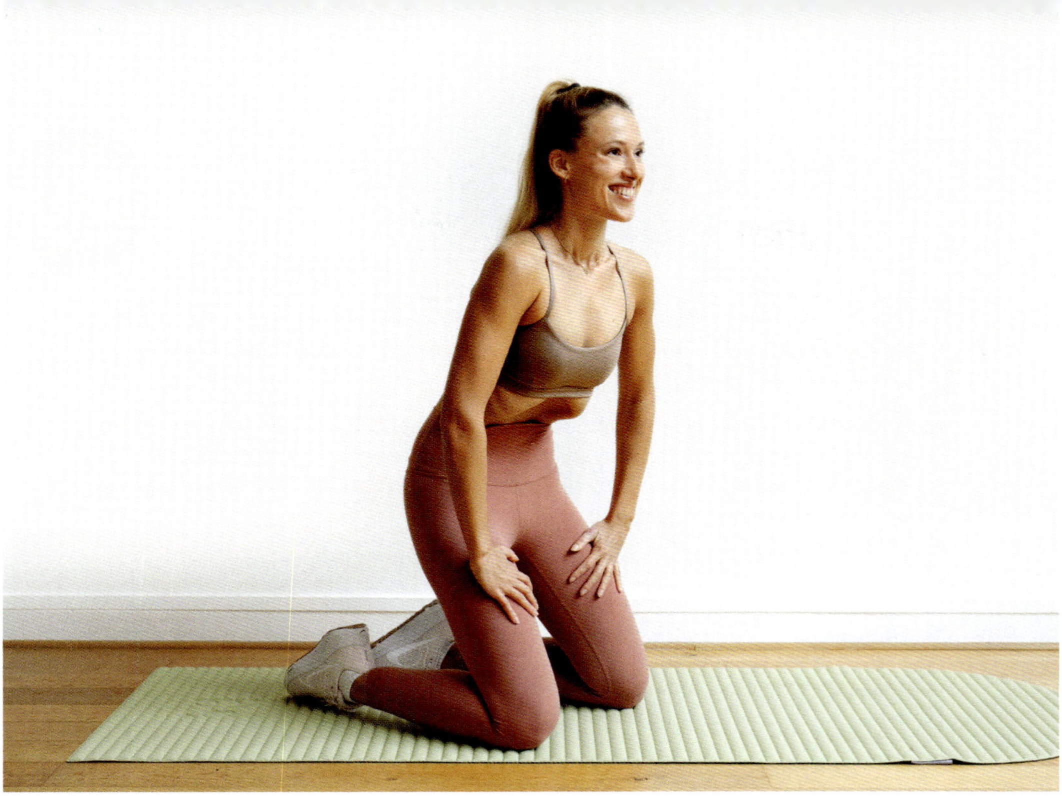

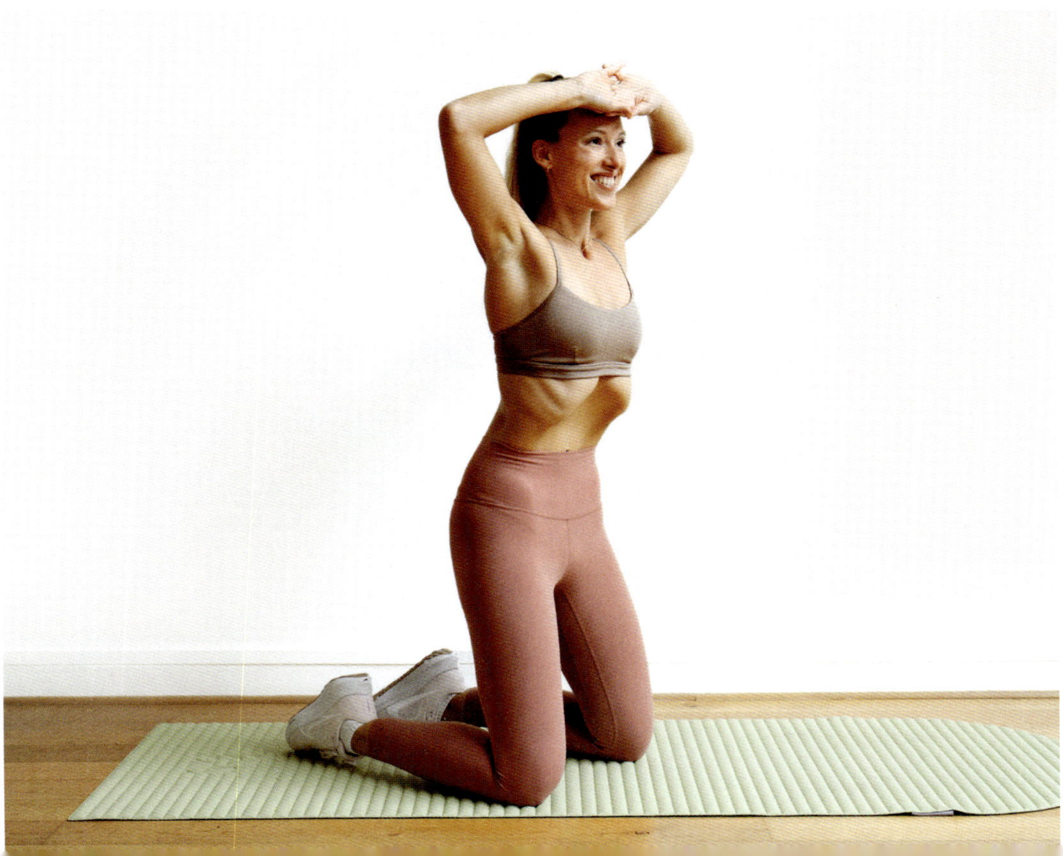

2. Die hypopressive Bauchübung

in Rückenlage

10 × auf jeder Seite

- Lege dich auf den Rücken, dein Becken ist in Neutralstellung, die Arme sind nach oben gestreckt, die Beine sind im 90-Grad-Winkel angehoben. Die Bauchmuskeln sind aktiviert und gescoopt.
- Atme ein und strecke ein Bein aus, es soll einige Zentimeter über dem Boden bleiben. Bring dazu den Arm auf der Gegenseite nach vorn in einen 90-Grad-Winkel zum Körper, während du den Unterbauch zunehmend einsaugst. Die Streckung reicht bis in die Fingerspitzen und Zehen.
- Atme aus und bringe Arm und Bein mithilfe der Bauchmuskulatur kontrolliert wieder in die Ausgangsposition zurück.
- Führe die Übung 20 Mal im Wechsel aus (also 10 Mal pro Bein).

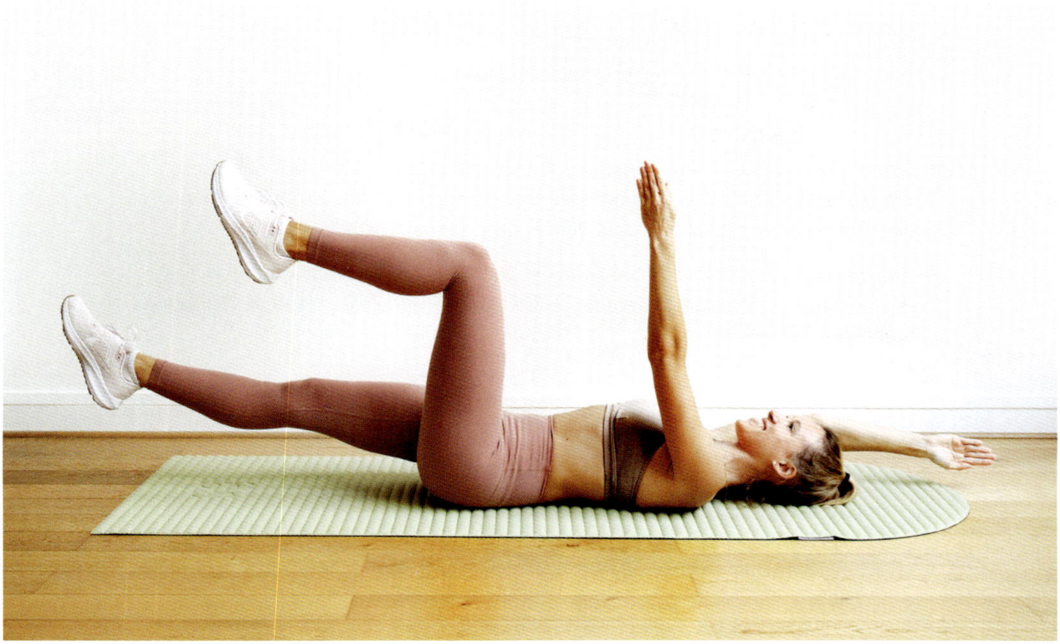

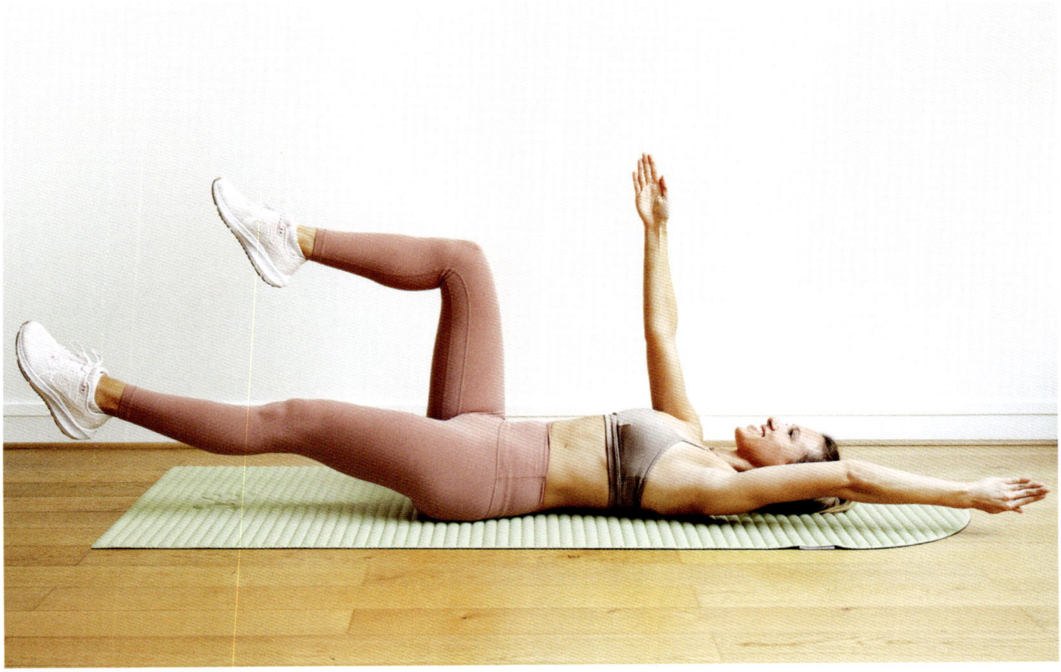

3. Das dynamische Krafttraining

im Vierfüßlerstand

10 × auf jeder Seite

- Gehe in den Vierfüßlerstand, heb die Knie leicht an und stütze dich dabei auf den Zehen ab. Atme aus und aktiviere die schrägen Bauchmuskeln und deinen Beckenboden. Achte darauf, dass dein Rücken lang und stabil bleibt.
- Atme ein und hebe ein Bein angewinkelt an. Atme aus und mach mit dem Knie je eine halbkreisförmige Bewegung auf der Innen- und Außenseite des Ellbogens. Stelle den Fuß wieder ab.
- Wiederhole die Bewegung mit dem anderen Bein.
- Führe die Übung 10 Mal pro Bein aus.

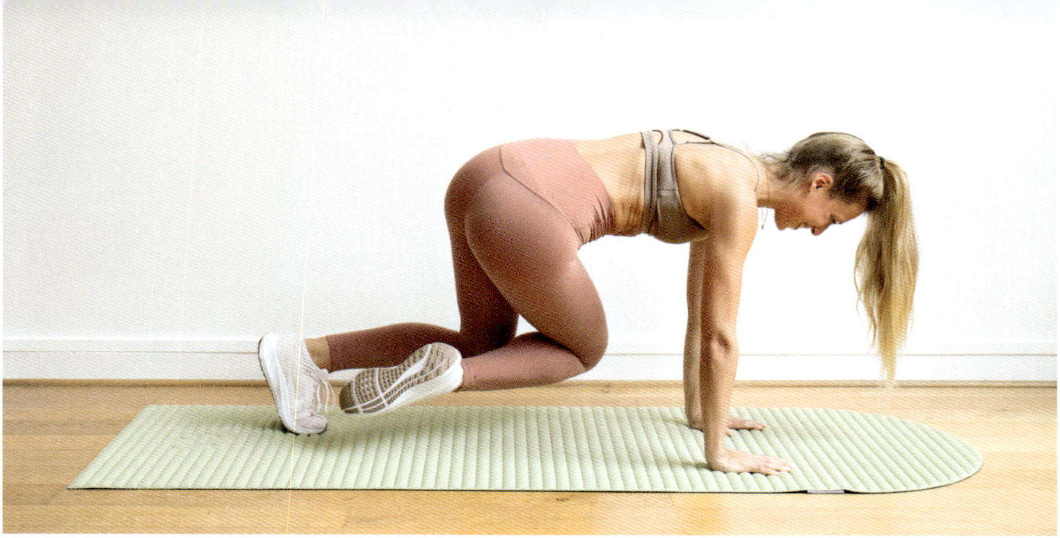

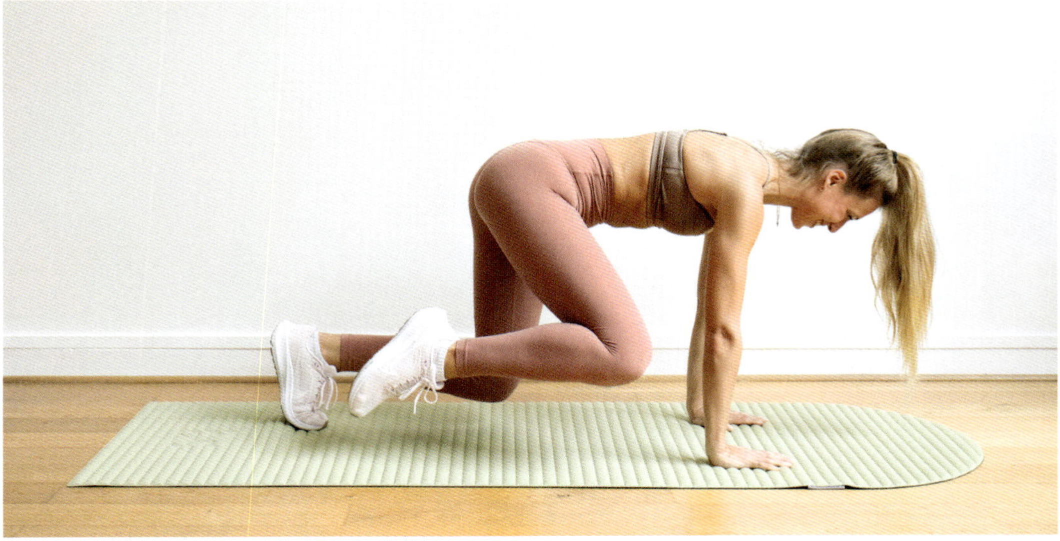

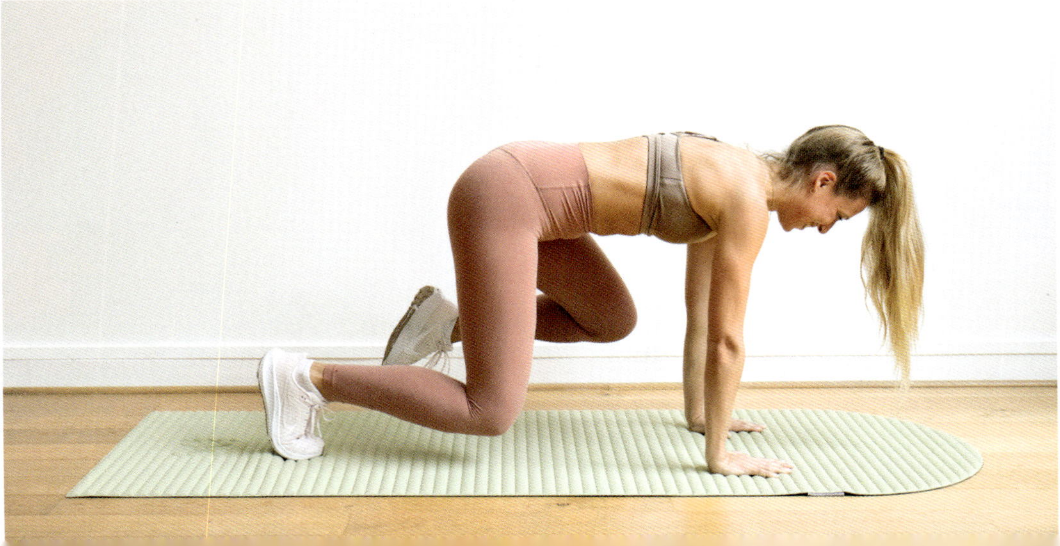

4. Pilates

im Stehen
10 ×

- Stelle dich hin, die Arme hängen seitlich neben dem Körper herunter. Atme ein und mach einen *Squat* und aktiviere dabei dein Zentrum: Beuge deine Knie, der Rücken bleibt gerade und das Sitzbein ist nach hinten ausgerichtet. Führe die Bewegung so tief wie möglich aus, während dein Körpergewicht über die Fersen aufgefangen wird. Du kannst in der Beuge auch die Arme anwinkeln und die Hände auf den Hinterkopf legen. Aktiviere dein Zentrum in der Abwärtsbewegung, intensiviere die Aktivierung, wenn du wieder in die aufrechte Position zurückkehrst.
- Atme aus, während du dich mit deinem aktivierten Zentrum wieder hochdrückst, bringe dabei ein Knie mithilfe der Bauchmuskeln zur Brust.
- Führe die Übung 10 Mal aus, um Bauchmuskeln, Oberschenkel und Po zu trainieren.

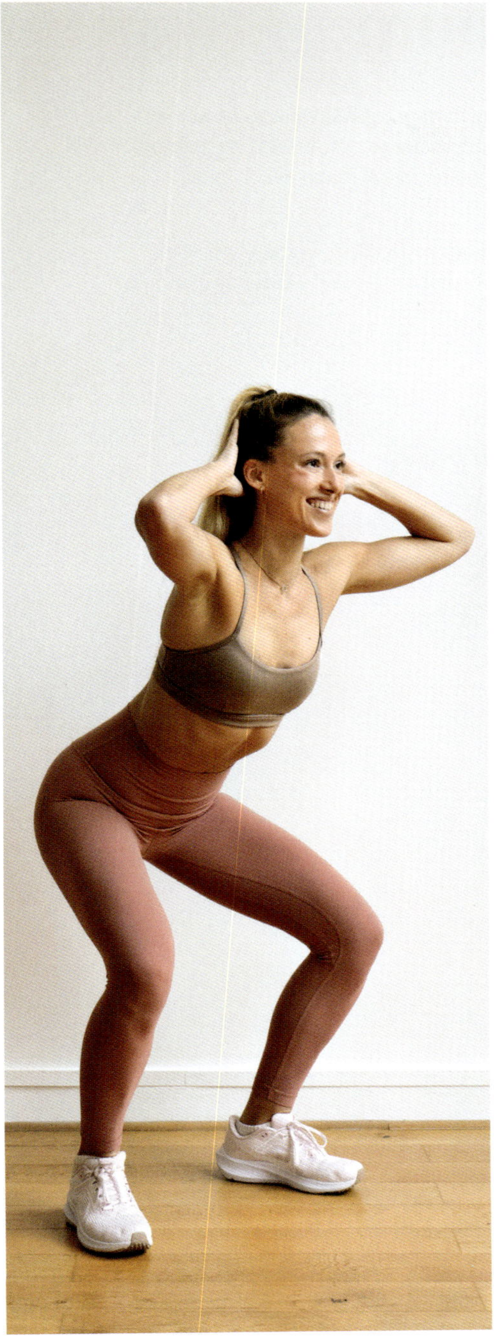
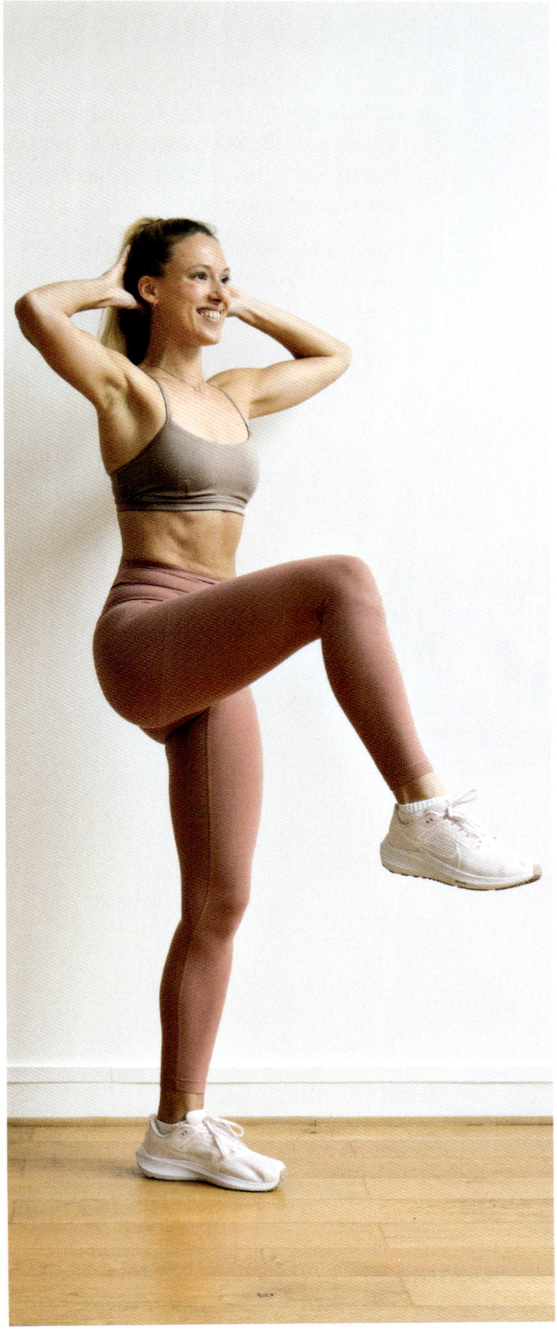

1. Stomach Vacuum

im Stehen

10 ×

- Nach 29 Tagen ist es Zeit für eine neue Herausforderung! Wie wäre es etwa mit der »(Bauch-)Welle«, während du das Stomach Vacuum ausführst? Oder aber du machst wie bisher mit kleinen Bewegungen weiter, die schlussendlich in die Welle münden werden.
- Beim Stomach Vacuum, also während du den Atem anhältst, werden sich deine querverlaufenden Bauchmuskeln im Wechsel entspannen und wieder anspannen. So entsteht eine Bauchwelle.

Keine Sorge!

Das mit der Welle wird schon noch! Und wenn nicht, auch nicht schlimm …

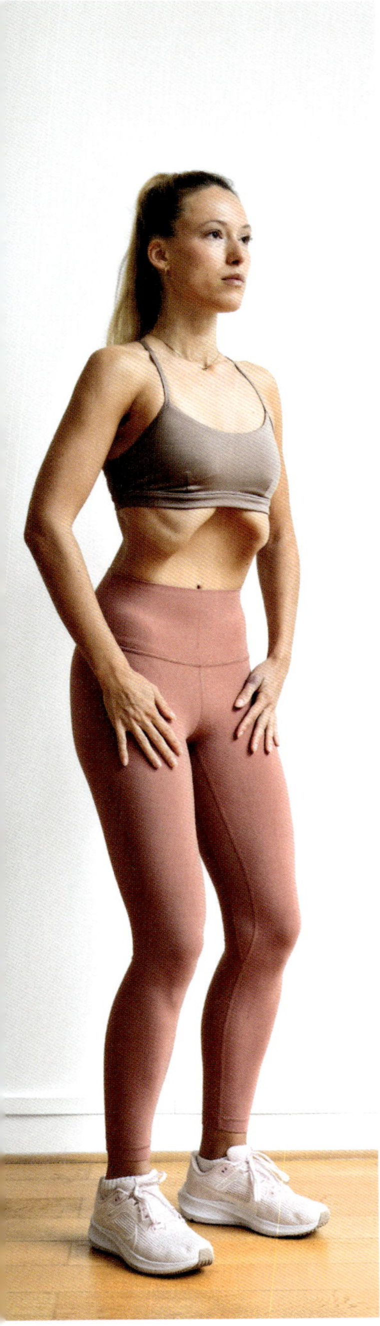

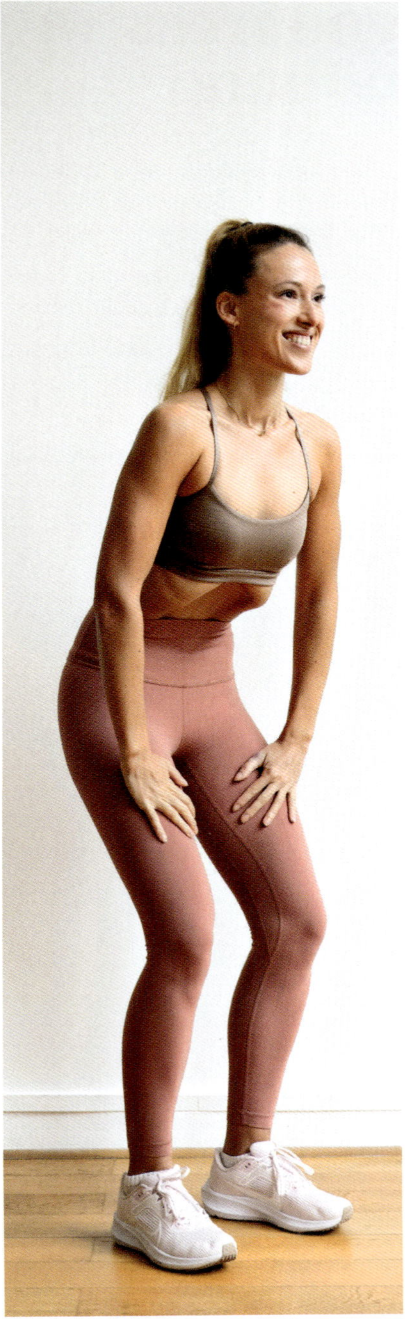

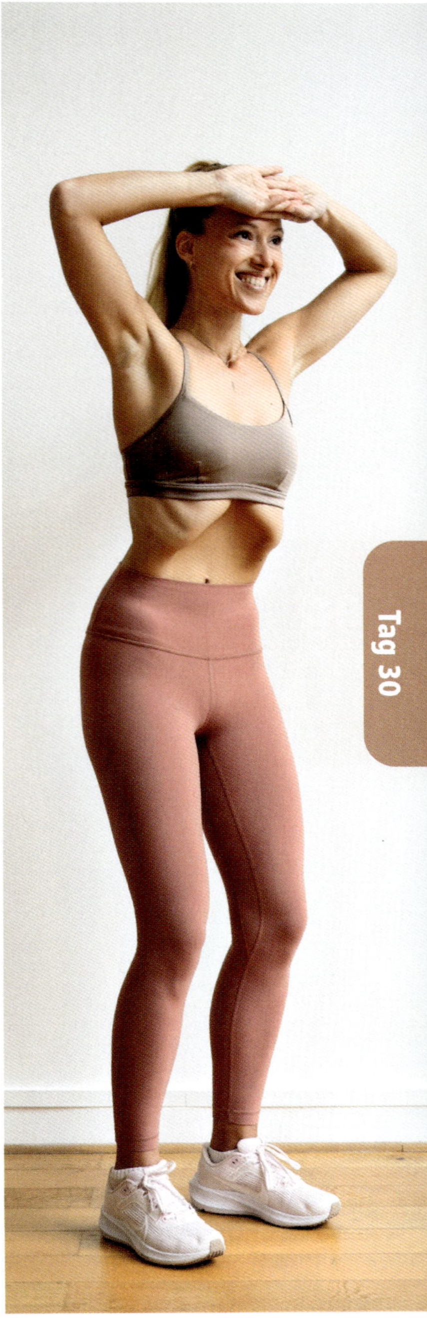

2. Die hypopressive Bauchübung

in Rückenlage

10 × auf jeder Seite

- Lege dich in Neutralstellung auf den Rücken, deine Beine sind im 90-Grad-Winkel angehoben. Führe ein paar tiefe Atemzüge aus, um dein Zentrum zu aktivieren (schräge Bauchmuskulatur, Beckenboden sowie die Taille).
- Atme ein und strecke das linke Bein deutlich über dem Boden aus. Atme aus und drücke mit den übereinandergelegten Händen gegen den rechten Oberschenkel.
- Geh dynamisch mit den Händen mit und presse sie weiter gegen den Oberschenkel, während du ausatmest und dabei jedes Mal das Bein wechselst. Vergiss nicht, dabei auch dein Zentrum zu aktivieren.
- Führe die Übung 20 Mal im Wechsel aus (also 10 Mal pro Bein).

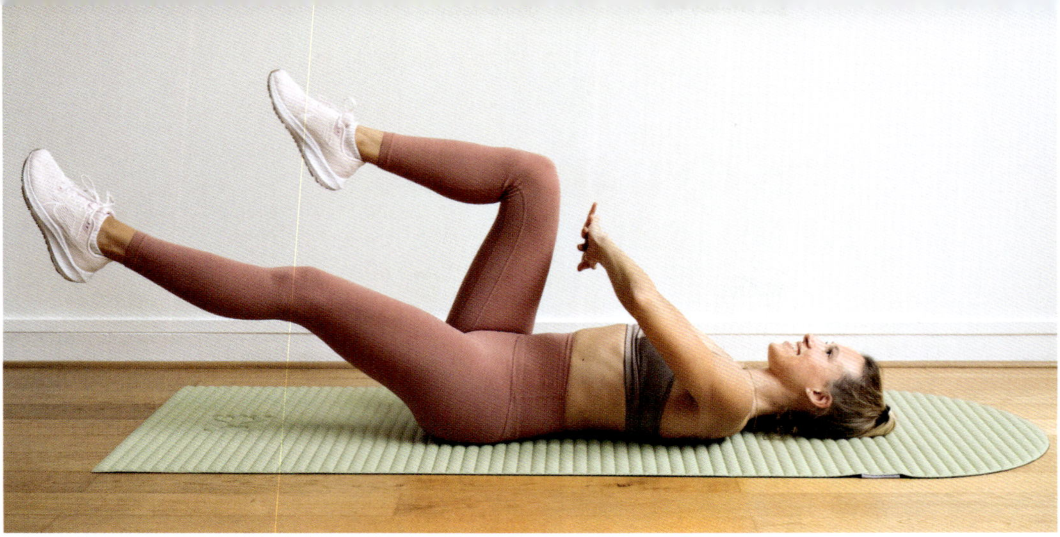

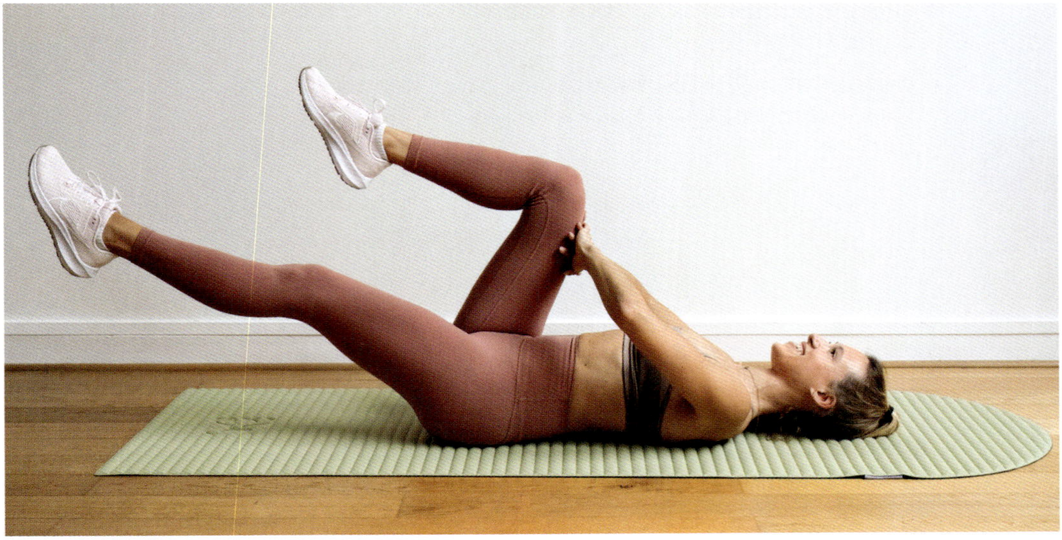

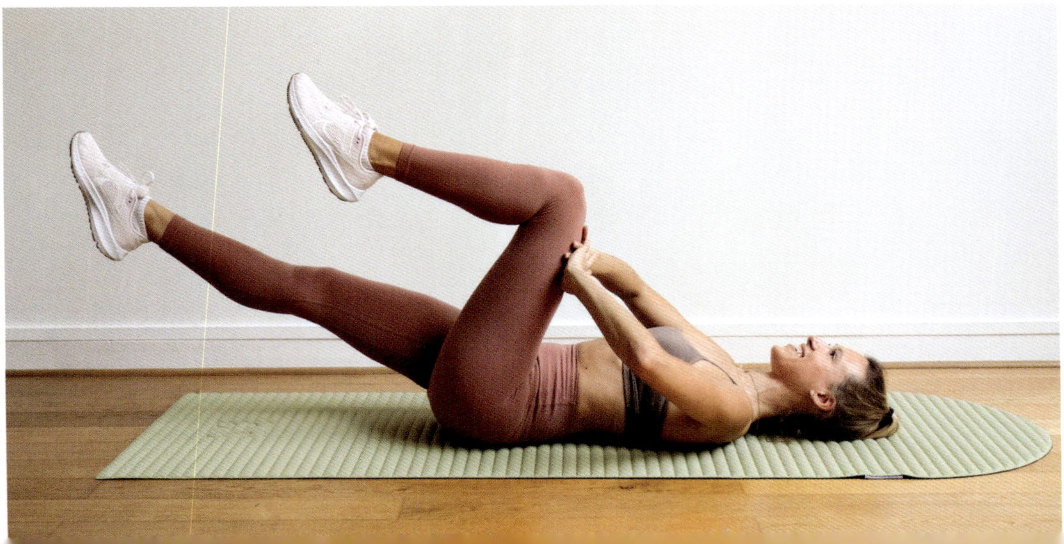

3. Das dynamische Krafttraining

Plank
10 ×

- Geh in die Plank-Position, die Beine stehen hüftbreit auseinander und sind gestreckt, die Hände liegen unter den Schultern.
- Atme ein und drücke dich mit den Händen ab, während du den Po nach oben hebst und den oberen Rücken nach innen drückst. Atme aus und drücke dich auf den Zehen ab, um das Becken und den Oberkörper nach vorne zu bewegen und den Rücken mitsamt dem Kopf einzurollen. Bleibe immer noch in der Ausatmung und senke das Becken mit rundem Rücken.
- Atme ein und hebe zuerst das Becken nach oben. Bewege so die Wirbelsäule 10 Mal in einer Art Welle.
- Wenn du Probleme mit der Wellenbewegung hast, kannst du auch direkt aus der Plank-Position den Po nach oben ausstrecken.

ANOUKS QUICK-TIPP

Vergiss nicht, dein Zentrum während der gesamten Übung beim Atmen immer mehr anzuspannen.

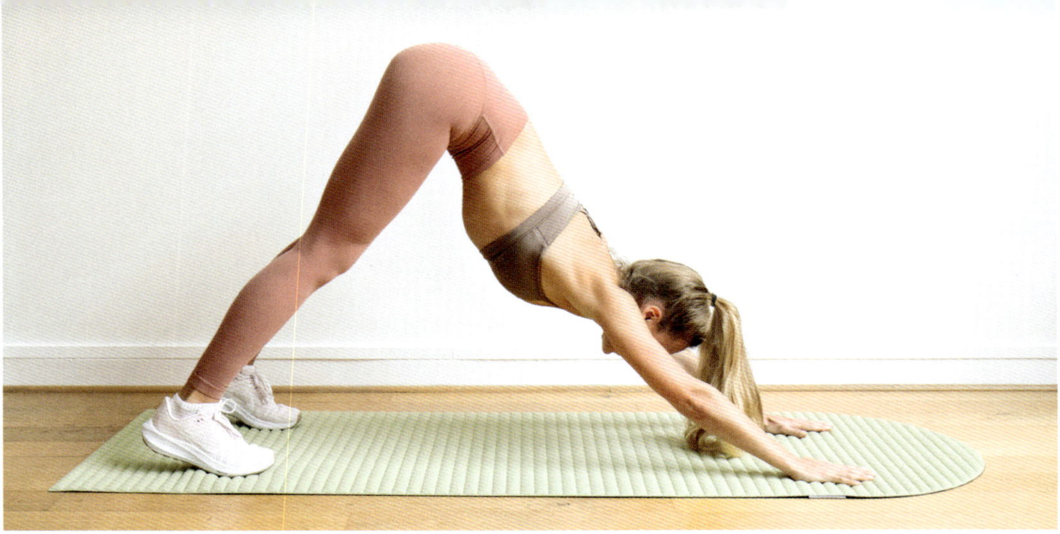

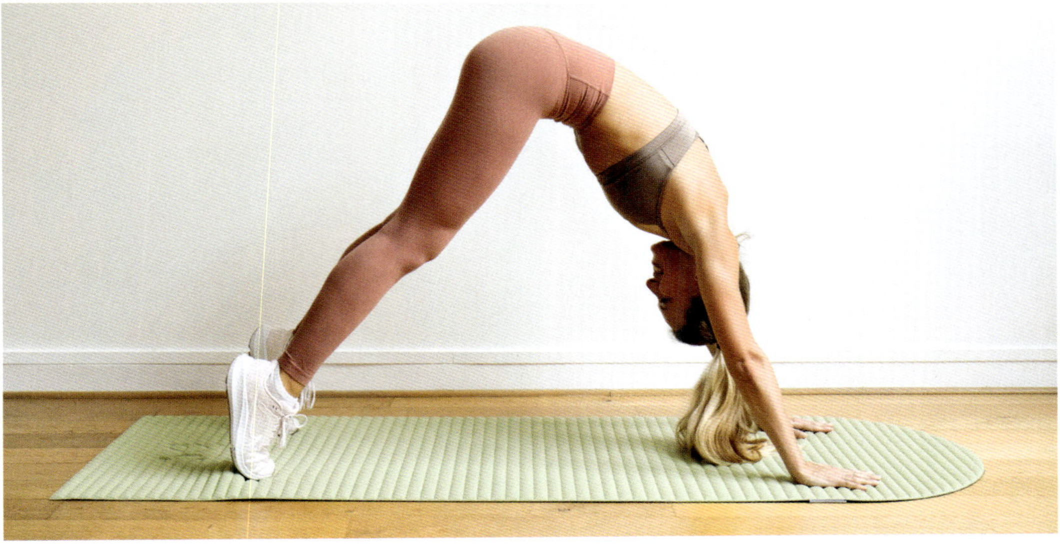

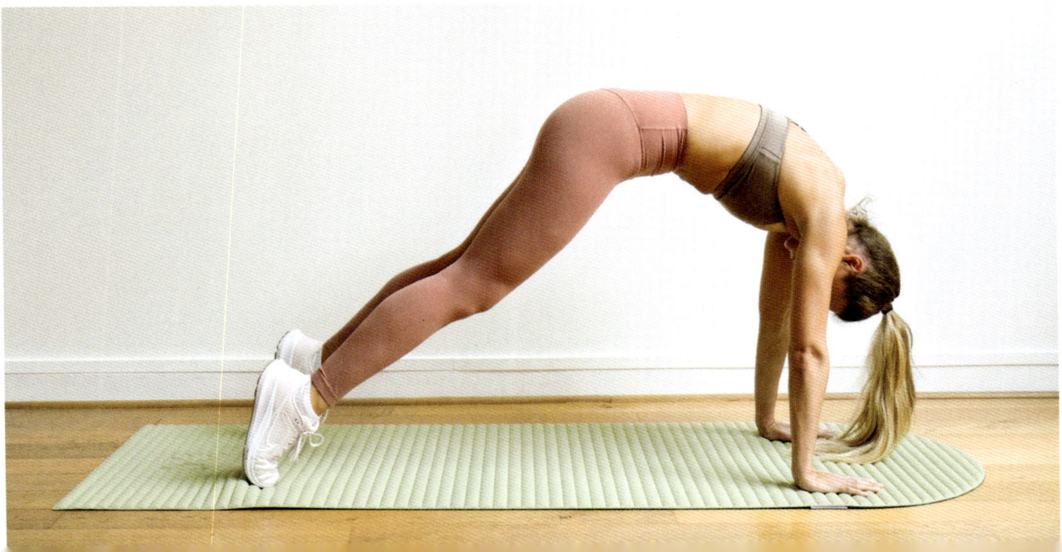

4. Pilates

im Sitzen

10 ×

- Setze dich auf den Boden, dein Rücken ist gestreckt, der Oberkörper sitzt leicht nach hinten geneigt auf dem Kreuzbein, die Beine sind angewinkelt, die Füße berühren nicht den Boden, die Arme sind nach vorne ausgestreckt. Atme ein.
- Atme aus und rolle deinen Rücken Wirbel für Wirbel auf den Boden ab. Die Arme folgen der Bewegung. Die Knie gehen auch mit, bis sie über den Hüftgelenken stehen.
- Atme ein und bringe die Arme über den Kopf.
- Atme aus und rolle deinen Rücken Wirbel für Wirbel wieder auf, sauge dabei den Unterbauch ein, bis du die Teaser-Position eingenommen hast (der Oberkörper ist aufrecht, die Beine berühren den Boden nicht). Arme und Beine sind nach vorne ausgestreckt.
- Mach die Übung 10 Mal. Führe die Bewegungen ausschließlich mithilfe deiner Bauchmuskeln, langsam und ohne Schwung aus.

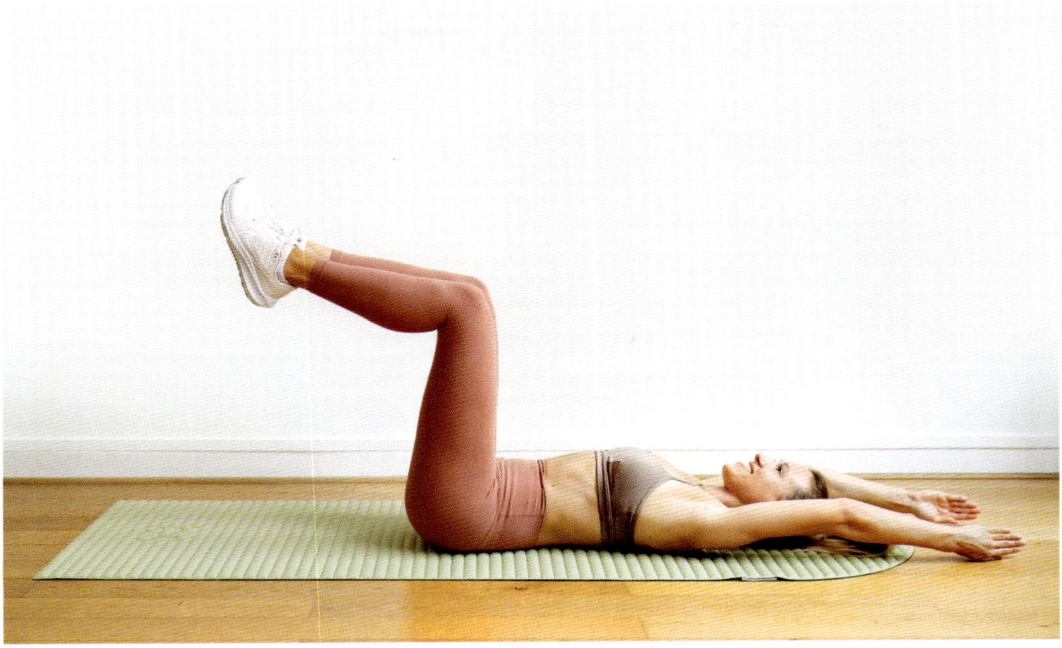

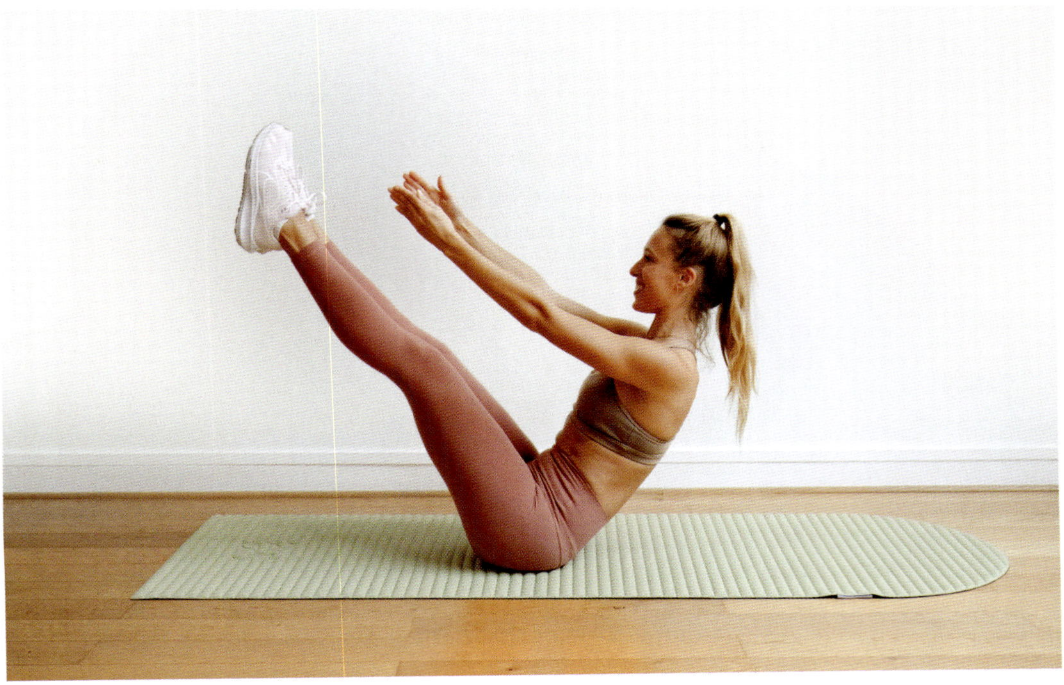

1. Auflage © 2025 by Südwest Verlag, einem Unternehmen der
Penguin Random House Verlagsgruppe GmbH, Neumarkter Straße 28, 81637 München
produktsicherheit@penguinrandomhouse.de
(Vorstehende Angaben sind zugleich Pflichtinformationen nach GPSR)

Die Originalausgabe erschien 2024 unter dem Titel »Stomach vacuum, le secret d'un ventre au top!«, © Larousse 2024

Hinweis: Die Ratschläge/Informationen in diesem Buch sind von Autor*innen und Verlag sorgfältig erwogen und geprüft, dennoch kann eine Garantie nicht übernommen werden. Eine Haftung der Autor*innen beziehungsweise des Verlags und seiner Beauftragten für Personen-, Sach- und Vermögensschäden ist ausgeschlossen.

Gender-Hinweis: Aus Gründen der besseren Lesbarkeit wird in diesem Werk an manchen Stellen auf die gleichzeitige Verwendung der Sprachformen männlich, weiblich und divers (m/w/d) verzichtet. Sämtliche Personenbezeichnungen und personenbezogenen Hauptwörter gelten gleichermaßen für alle Geschlechter. Die verkürzte Sprachform beinhaltet keine Wertung, sondern hat lediglich redaktionelle Gründe.

Projektleitung: Philipp Christ
Übersetzung: Sophie Gamel
Textredaktion und Korrektorat: Claudia Fritzsche

Texte: Anouk Hamel
Seitenlayout: Alain Béthune
Titelbild: Valentine Antenni
Herausgeber der Originalausgabe: Isabelle Jeuge-Maynart und Ghislaine Stora
Redaktionelle Leitung der Originalausgabe: Émilie Franc und Julie Martin
Redaktion der Originalausgabe: Nathalie Cornellana
Korrektorat der Originalausgabe: Laurence Alvado
Künstlerische Leitung der Originalausgabe: Géraldine Lamy

Bildnachweis
© Shutterstock, S. 15, 24, 30, 36 und 41
© Anouk Hamel, S. 6, 10–11, 17, 19, 25, 34, 44–45 et couverture
© Gary Huddlestone, S. 13 et 32
© Marina Contis, S. 28
© Thibaut Nadal, S. 38

Umschlaggestaltung der deutschen Ausgabe: OhJa, München

Satz: Uhl + Massopust, Aalen
Herstellung: Timo Wenda
Druck und Bindung: Pixartprinting, Lavis
Printed in Italy

MIX
Papier | Fördert gute Waldnutzung
FSC® C147178

Penguin Random House Verlagsgruppe FSC® N001967

ISBN 978-3-517-10404-1
www.suedwest-verlag.de

Die in diesem Buch bereitgestellten Informationen zum »Stomach Vacuum« ersetzen nicht die Beratung, Diagnose oder Behandlung durch eine medizinische Fachkraft. Es wird dringend empfohlen, vor Beginn eines Trainingsprogramms, insbesondere bei bestehenden gesundheitlichen Problemen oder während der Schwangerschaft, ärztlichen Rat einzuholen.